本草略言

王绪前 编著

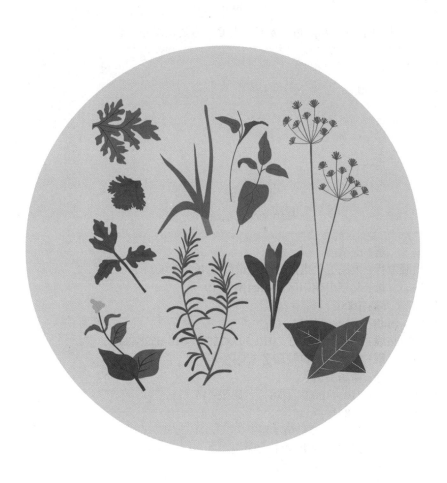

人民卫生出版社
·北京·

图书在版编目（CIP）数据

本草略言 / 王绪前编著. -- 北京：人民卫生出版
社，2025.6. -- ISBN 978-7-117-38187-1

Ⅰ. R28

中国国家版本馆 CIP 数据核字第 2025SL7545 号

人卫智网	www.ipmph.com	医学教育、学术、考试、健康， 购书智慧智能综合服务平台
人卫官网	www.pmph.com	人卫官方资讯发布平台

本草略言
Bencao Lüeyan

编　　著：王绪前
出版发行：人民卫生出版社（中继线 010-59780011）
地　　址：北京市朝阳区潘家园南里 19 号
邮　　编：100021
E - mail：pmph @ pmph.com
购书热线：010-59787592　010-59787584　010-65264830
印　　刷：河北博文科技印务有限公司
经　　销：新华书店
开　　本：710×1000　1/16　印张：16
字　　数：238 千字
版　　次：2025 年 6 月第 1 版
印　　次：2025 年 8 月第 1 次印刷
标准书号：ISBN 978-7-117-38187-1
定　　价：59.00 元

打击盗版举报电话：010-59787491　E-mail：WQ @ pmph.com
质量问题联系电话：010-59787234　E-mail：zhiliang @ pmph.com
数字融合服务电话：4001118166　E-mail：zengzhi @ pmph.com

前　言

　　本草使用历史源远流长，吾崇尚岐黄，偏通本草，长期从事临床中药学教学和中医临床，对于中药的认识有一定的深度和广度，也围绕中药学知识著有多部书籍。现临床常用中药之品种 500 味左右，有的药物功效繁杂，有的药物功效简单，有的药物功效在本草书中记载隐晦，有的功效表述并不准确，似是而非，这给临床应用带来了麻烦。笔者乃探求本草，博采众家，结合己学，认知药物，反复谛审，验证临床，感知心悟，将吾之以前归纳的本草著作简略言之，述为《本草略言》一书。

　　本草者，乃医之肯綮，中药是中医用以防病、治病之利器，正确地应用药物指导临床，一直是人们探讨、研究的重点。读书长知识，令人心旷神怡。临床用药，无论是自己反复实践，结合临床的经验，或是独立思考，另辟蹊径的原创，或是温习经典，悟出的新知，都能光大本草。

　　欲知晓本草药性，需要研读先贤论述，探求精义，深明奥旨，反复实践，领悟精髓，分析病证，验证临床，辨证论治，方可指导临床。只有明辨本草，临证时方能左右逢源，博采众长。笔者临床五十年，躬身践行，从事中医内科、推拿、药房等多方面工作，读书为知而学，临证为践而行，知行结合，多诊识脉，屡用达药，纸上得来终觉浅，临床实践方为上。对于本草，诸家论述常有分歧，或疏证发微，阐述古籍之精义；或搜罗宏富，匡补前修之未逮，其间引申发挥者有之，因循讹误者亦复不少。笔者以为，传国医除疾之根本，承先辈治病之良草，乃传承本草之大端，笔者结合己学，由博返约，精简药物论述，乃略言本草。

　　本书选辑药物 435 味，每味药的字数一般控制在 800 字左右，在继承前人的理论与经验基础上，对于本草，则汲取精华，阐明义理，拾遗补缺，以期创新，希冀做出中肯的评述。本书还结合笔者多年的教学实践、用药体验，将本草按照个人的理解、体会、认识、领悟，对常用本草有关理论、

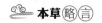

疑似功用、临床应用等方面，进行了一些归纳、总结，并予以发微。人不学医，则不可救人，医不读本草，则不可用药，精于本草，方不致胡乱投药。学医之道，莫先于读本草。医必知药，药为医用，通晓医药，方为上医。学习本草，应用本草，领悟其奥秘，方能彰显应用之真谛。

余著此书，亦望能弘扬岐黄之术，拓展临床用药思路。然书中己见，或有错讹，抛砖引玉，亦不失为幸事矣。

湖北中医药大学　**王绪前**

2025 年 4 月

目 录

九画

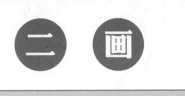

二　画

丁香

为桃金娘科常绿乔木丁香的干燥花蕾，习称公丁香。

丁香乃是治疗呃逆的主药，笔者并不喜用此药，主要是香味过重，病家难以接受此药浓烈的味道。丁香有公、母之分，作用相同，未开放的花蕾称为公丁香、丁子香，成熟的果实为母丁香。公丁香药效迅速，母丁香药力持久。若呃逆可以选用母丁香。

丁香香味浓郁，是治疗口臭的灵丹妙药。若口臭则可用其香口除臭。取丁香1～2粒含口中，疗效甚佳。

丁香对慢性胃炎、胃溃疡、食欲不振、胃脘部闷胀、恶心、时时欲吐者，也有一定的效果，常与白豆蔻等同用。因为温肾阳作用，也有催情之效，用于性无能、冷感。丁香能增进食欲，促进胃液分泌，有利于消化，并有类似于花椒的麻味。作为食物，丁香主要用作配料，尤其是卤菜时加用，使菜肴散发出浓烈的香味，刺激食欲。个人经验，入煎剂时，剂量控制在6g以内。

八月札

为木通科藤本植物木通、三叶木通、白本通的成熟果实。

八月札又名预知子，以疏肝作用为常用，善治胁肋疼痛，胸腹胀痛及痛经等证。若气滞病证，宜理气疏肝，用于气胀疝痛，笔者多选用之。

八月札具有抗癌作用，可以用治多种癌肿，如乳腺癌、胃癌、食管癌等，但较少单味用于肿瘤。笔者对于各种肿瘤多选用之，配伍青皮后散结作用加强。

笔者在临床上尤喜用八月札治疗因肝气郁结导致的乳腺增生,胁内疼痛,癥瘕积聚。凡体内有肿块、赘生物者,尤喜选用之。尤其是对于乳腺增生配伍香附、佛手、青皮效果好,若乳腺癌手术后用来预防其复发,消除肿块也有效果。

人参

为五加科植物人参的根。

人参最大的特点是补气,此补气非他药所能及,故有大补元气之谓,取此功效,一般是单用。人参是所有补气药中作用最强者,有神草之谓,千草之灵,百药之长的说法。人参得天地精华纯粹之气,钟地土之广厚,久而成人形,气冠群草。

使用人参以单用为好。在使用时应防止"滥用人参综合征"。笔者尤其喜将人参用来泡酒应用,这样服用方便,且便于坚持。红参温补作用好,生晒参比较平和,若大补用红参。对于虚损病证,临床体会,配伍黄芪后较单用效果好,因黄芪补益卫表之气,人参补益脏腑之气。红参不能骤然大剂量使用,应循序渐进,防"误补益疾"。

有一种说法,用人参时,不宜吃萝卜,或不宜与莱菔子(萝卜子)同用,认为会降低人参的作用,其实这种说法并不妥当,因为人参的补气与莱菔子的行气是两个不同的概念,当身体虚弱,又有腹部胀满者,二者同用效果非常好,就不存在莱菔子或萝卜降低人参的作用。民间称"十月萝卜小人参",既然是小人参,何以不能与人参同用呢?实际上是说十月的萝卜,补益作用几乎可与人参相媲美。《本草纲目》卷十二"黄芪""人参"条下就有人参配伍萝卜同用的方子。

有认为人参、萝卜不能同吃,说二物在一起为"相恶",中药中许多行气之药常与人参同用,如香砂六君子汤中砂仁、木香、陈皮与人参同用,而并不说这些行气药降低人参的补气作用。笔者将人参和莱菔子同用,治疗身体虚弱,兼有腹胀,矢气不出,效果非常好。笔者认为二者不存在相恶之说。

人参具有补阳作用,笔者的验方人参雄起膏(人参 10g,枸杞子 15g,

沙苑子 15g，菟丝子 15g，五味子 10g，覆盆子 10g，金樱子 10g，莲子 15g，蛇床子 15g，山茱萸 15g，山药 15g，熟地黄 15g，丹皮 10g，泽泻 10g，茯苓 15g，鹿角胶 15g，淫羊藿 15g，巴戟天 15g）对于调理身体，补肾助阳效果良好。

儿茶

为豆科植物儿茶去皮之后的枝、干的煎膏。

儿茶以外用为多，在收敛生肌方面可以促进肌肉生长，达到使疮疡愈合的目的，在外用方面又与乌梅炭有相似之处，但儿茶作用要强一些。若患有疮疡而久不收口者，即可选用之。笔者在临床上常将儿茶、血竭互相代替使用。

今人多用外治，内服甚少。①口疮，《本草纲目》卷七载，牙疳口疮：以儿茶、硼砂等分，研末外搽。治疗口疮，口腔扁平苔藓，以儿茶舌下噙化，有很好的止痛与收敛疮口效果，用儿茶醋磨汁涂于患处，治疗唇风（唇炎破溃流水）有效。②胃溃疡、糜烂性胃炎，内服方中加入儿茶、白及粉各 5g 冲服，对于胃黏膜修复及止痛有很好的辅助作用。③反流性食管炎、食管糜烂，可以藕粉 30g，沸水冲开，稍凉后，调入白及粉 3g、云南白药 1g、儿茶 5g，搅拌均匀，睡前取半卧位，用小勺小口慢慢含咽，使药粉敷布于疮面，以起到收敛止血，生肌收口的效果。④溃疡性直肠炎、结肠炎，此病也可采用内服儿茶，配合中药灌肠较单用内服药效果好。

九香虫

为蝽科昆虫九香虫的干燥体。

九香虫闻起来臭，但经过炒后具有香味，多用治胃脘疼痛，笔者使用此药，多用其作为辅助药物使用，临床可代替丁香用之。九香虫的香味较丁香好闻，不似丁香香味过于浓郁刺鼻，所以治胃病因气滞者，常选用之。

九香虫通过行气作用可以治疗胃脘部气滞胀痛，根据现在应用的情况来看，其对于多种胃病，尤以老年萎缩性胃炎，胃肠疼痛、胆绞痛较为常

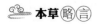

用。《本草纲目》卷三十九李时珍云其治"膈脘滞气,脾肾亏损,壮元阳"。

九香虫在使用方面以入丸散剂为佳,《本草新编》卷五"九香虫"条云:"虫中之至佳者。入丸散中,以扶衰弱最宜。但不宜入于汤剂,以其性滑,恐动大便耳。九香虫亦兴阳之物,然外人参、白术、巴戟天、肉苁蓉、破故纸之类,亦未见其大效也。"按照陈士铎的介绍,云其性滑,动大便,所以不宜多用。

食用九香虫,要经过炒制,先将活虫放入温水盆中,使其不停"打屁"。虫子遭水淹,欲飞不成,欲逃不成,把臭屁放在水里,屁放尽后,虫子也死了,把虫置入铁锅内慢慢翻焙,待焙干冒出油来,香味出,再放入佐料食用,因九香虫具有补阳作用,吃了九香虫后,冬天不怕冷,夜间无夜尿。

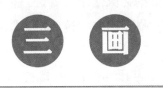

三 画

三七

为五加科植物三七的干燥根。

笔者认为三七具有补益作用，可以治疗虚损病证，同时促进血液运行，特别是适合老年人应用。三七止痛作用好，凡头痛、颈肩腰腿疼痛、胸痹、跌打损伤疼痛、风湿痹痛均可选用。治疗脱发，根据血瘀会导致气血运行不畅，发为血之余，活血即能促进头发的生长，笔者常选用之。笔者认为此药有几大特点，为止血要药，为止痛妙药，为生发良药。

三七止血，对于瘀血所致出血病证效果尤佳，其对于身体各个部位出血均为首选。内服、外用均有良效，单用效果也极佳。又有止血不留瘀的特点。

三七活血，血虚可补，血瘀能行，双向调节，调经美容，抗衰防老。①消瘀痕，现用其治疗瘢痕组织，可用三七研粉，食醋调成膏状，外敷。②化瘀，既为治疗瘀血要药，亦为治疗跌打损伤的常药，有化瘀不伤正的特点，凡瘀血病证多选用之。可将其泡药酒应用。③美白，三七被称为"血管的清道夫"，能祛瘀生新，促进气血运行，起到祛斑美容的效果，同时补充肌肤营养，祛除皮肤瑕疵和色素斑点，焕发皮肤神采，达到美白皮肤的作用。

三七花为生长两年以上的三七尚未开放的花蕾。三七花具备三七的部分功效，但三七性温，三七花性凉，三七花清热，平肝、养颜，不具有补血功效。

三棱

为黑三棱科植物黑三棱的块茎。

三棱为破气破血之品，植物药中，一般将三棱、莪术作为破血猛药，用

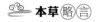

于重症气滞血瘀病证，根据临床使用来看，二药配伍同用作用加强。因醋制可以缓解其峻猛之性，临床用醋三棱、醋莪术。笔者多喜将二药同用治疗癌肿。

三棱能破血中之气，为肝经血分药，既能治疗气分病变，也能治疗血分病变。《本草纲目》卷十四李时珍曰："三棱能破气散结，故能治诸病，其功可近于香附而力峻，故难久服。"三棱的作用远远强于香附。化血之力三棱优于莪术，理气之力莪术优于三棱。三棱从血药则治血，从气药则治气。若癥瘕积聚结块，未有不由血瘀、气结、食停所致，所以三棱能治一切凝结停滞有形之坚积也。三棱破血作用很强，但若配伍黄芪之后，就不会损耗正气。

干姜

为姜科植物姜的干燥根茎。

使用半夏泻心汤需要分清寒热错杂的程度，辨证的要点是舌苔的黄白相兼，而关键药物是干姜、黄连的剂量比例，临床只要见到这种舌苔，若胃脘部不适就可以选用。那么方中此二药的剂量就要灵活取舍。若黄苔多则黄连的量重于干姜，若白苔多则干姜的量应重于黄连，否则就会发生辨证正确而用药错误。干姜、附子配伍同用并不限于回阳救逆，对于虚寒病证寒邪重者，同用较之单用效果更明显。附子通行十二经，能追复散失欲绝的元阳，因干姜可以降低附子的毒性，所以多同用。

生姜具有良好的解半夏、南星、鱼蟹之毒的作用，但干姜是否也具有解半夏之毒的作用？从仲景的方子中可以看出，其用了半夏以后，多同时配伍有姜，包括生姜、干姜、姜汁，既然生姜可以解半夏毒，那么干姜也就应该可以解半夏毒。笔者认为，在无生姜的情况下，可以选用干姜，虽然本草书中未记载干姜解半夏毒，但实际上是可以解半夏之毒的。

干姜主治脾寒证，诸如腹痛、泄泻，由于泄泻病证属于人体下部病证，但一般不云干姜走下，而云治疗部位重在中焦。其不唯对中焦阳虚寒盛之腹痛效佳，对于中焦虚寒所致之呕吐也是常用之品，可使脾胃升降得序，胃气得降而呕止，脾气得升而泄止。现用其治疗食凉贪冷之胃肠病，其中属于中焦虚寒、寒热错杂者恒多，只要有中阳不足者，干姜效果好。干姜对于中焦虚寒之口水多甚效。干姜温脾，故脾气不足或脾阳虚失于统摄所致的诸证出血，如仲景治吐血不止之柏叶汤、治便脓血之桃花汤均用了干姜。现多用干姜炭以止血。

土木香

为菊科植物土木香或藏木香的干燥根。

土木香主要作用是治疗脾胃气滞病变，若脾胃功能欠佳，可以随证配伍之，其主要是治疗脘腹疼痛。古代有木香耗气一说，但不说土木香耗气。

土木香始载于《本草图经》卷四"木香"条下："伪蜀王昶苑中亦常种之，云苗高三、四尺，叶长八、九寸，皱软而有毛，开黄花，恐亦是土木香种也。"《证类本草》卷六也有此记载。"土木香"作为正名，最早收载于1959年《中药志》："土木香，本品为常用中草药。商品为菊科植物土木香的根。"1985年版《中国药典》始有收载。青木香（马兜铃根）有毒，但土木香无毒，所以现在临床应用土木香是安全的。

土木香的主要作用是行气，用于脾胃病变，如气滞胸胁，脘腹胀痛，岔气作痛，恶心呕吐，泻痢后重，胎动不安，但行气力量并不强。临床可代木香使用。

土牛膝

为苋科植物牛膝的野生种及柳叶牛膝、粗毛牛膝钝叶土牛膝的根及根茎。

土牛膝与牛膝是两种不同的药物。牛膝（现多指的是怀牛膝）主要作用是补益肝肾，活血化瘀，利尿通淋，引血下行，土牛膝功专破血下降，与怀牛膝同功而无补性。

土牛膝乃是治疗咽喉肿痛的要药，能清热解毒、利咽，对于热毒、实热、虚热等所致病变均为常用之品。治疗咽痛，土牛膝为首选之品。笔者的验方土牛膝利咽汤（土牛膝15g，玄参15g，桔梗10g，麦冬10g，山茱萸15g，丹皮10g，山药15g，茯苓15g，生地黄15g，泽泻10g，青果15g，甘草

6g, 肉桂 3g) 效果良好。临床上见到咽喉肿痛, 将土牛膝配伍利咽之品如青果、玉蝴蝶、射干同用, 作用会更好。若将土牛膝捣烂, 其渣和醋调敷肿处也有作用。根据古今本草记载, 其治喉风等证大效。现代认为土牛膝有抗肿瘤, 预防白喉的作用。

土荆皮

为松科植物金钱松的根皮或近根树皮。

土荆皮为治疗疥癣的药物, 作用强, 传统将其制成酊剂使用, 笔者使用此药, 喜将其煎水外洗局部以达到止痒作用, 临床体会, 此药止痒作用好。

土荆皮的毒性较强, 在止痒方面对于多种瘙痒均有较好的效果, 只宜外用, 多制成酊剂或醇浸出物, 对多种致病真菌有不同程度的抗菌作用。对体癣、手癣、足癣、头癣, 可用土荆皮酊, 或用土荆皮与白酒浸 7 天滤过加入樟脑, 溶解后, 涂擦局部。痔疮肿痛, 大便脱肛等, 可用土荆皮煎水熏洗。一般用酊剂或醇浸剂。有毒, 切勿入口。

土茯苓

为百合科多年生植物光叶菝葜的块茎。

土茯苓作用平和, 祛湿作用不强, 可治疗因湿热导致的诸如小便不畅, 尿涩, 头痛, 痛风。痛风多属于湿热毒邪, 停着经隧导致骨节肿痛, 应予搜剔湿热毒邪, 使湿祛毒消。土茯苓善祛湿毒, 笔者常首选之。一般需配伍清热凉血, 解毒通络之药应用。现用其治疗痛风性关节炎效佳, 具有明显的降低尿酸, 消除关节肿痛之效。

土茯苓所治湿毒, 包括小便湿浊之毒, 也包括湿浊在皮肤的湿痒、湿疮、湿疹等。此药的特点是祛除湿邪以止痒。土茯苓配伍萆薢、薏苡仁可降尿酸治痛风石, 三药均有淡渗利湿、通利关节、祛风除湿之功, 用于湿毒郁结之关节肿痛, 促进尿酸排泄, 在饮食控制下, 久服可消痛风石。亦用治肾病蛋白尿、血尿。土茯苓配忍冬藤、连翘、白薇可治红斑性狼疮, 四药皆清热解毒, 配伍应用具有搜风通络, 解毒利湿的作用, 并有很好的拮抗激素不良反应的特点。①淋浊，土茯苓治疗热淋、血淋有效，现临床用其治疗尿路感染，急慢性前列腺炎效果满意；②带下，土茯苓治疗带下，以及白浊、白淫时，取其利湿之功；③湿疮痒疹，土茯苓对于湿毒内蕴，发于肌表所致的湿疮痒疹效佳；④湿阻痹证，土茯苓通利关节，能祛风湿，利关节，祛湿热，利筋骨，常用于湿阻痹证。

临床使用土茯苓，笔者认为需要大剂量方能取效，剂量多在 30g 以上，亦有认为可用 100g 以上者。因其作用较为平和，利湿作用不强，解毒作用也不强，此药量小则作用甚微，若常规剂量往往效果并不明显。凡小便浑浊，不畅，以及湿浊明显者，土茯苓乃是要药，配伍草薢后作用增强。

土鳖虫

为鳖蠊科昆虫地鳖或冀地鳖的雌虫全体。

土鳖虫亦名䗪虫，擅长治疗跌打损伤，《神农本草经疏》卷二十一"䗪虫"条云"治跌扑损伤，续筋骨有奇效"。传统均认为其接骨作用佳，可以单味药研末吞服。临床治疗跌打损伤常用䗪虫、续断、自然铜、苏木、血竭、骨碎补诸药。

动物药有一个特点，即介类潜阳，虫类搜风，就是说虫药多有入络搜剔之功，有血者走血，无血者走气，飞者可升，走者能降，治疗有形之癥瘕包块，非虫药不能奏功，而土鳖虫对此乃是常用之品。由于腹部肿瘤多与血瘀有关，所以用土鳖虫治疗肿瘤乃是常选之品。临床上笔者尤喜用土鳖治疗瘀血病证。治疗骨折，早期宜攻，中期宜和，后期宜补。骨折根据不同部位用药有区别，四肢骨折伤损以活血为主，胸腹部位以理气为主，所以治疗骨折损伤，土鳖更长于用于四肢病变。若闭经、月经延期因血瘀者，土鳖虫为常选之品。

土鳖虫虽为破血之品，但较水蛭平和，大黄䗪虫丸、鳖甲煎丸、下瘀血汤、土瓜根散四方用之，均以其破瘀血，其主要作用的部位是肝经，若瘀血重证可以选用此药。老年人若前列腺肥大，导致小便不利，这是因为尿道受压致排尿不畅，而土鳖虫具有化瘀散结作用，促使瘀阻消除，进而达到小便通畅的效果。

大血藤

为木通科木质藤本植物大血藤的藤茎。

大血藤通络作用平和，风湿痹痛不作为首选，因其性寒。其活血作用不强，只用于瘀血轻证，乃是治疗肠痈常用之品，剂量要求大一些。若肠痈可配伍紫花地丁、当归、大黄等同用。因具有活血作用，现也用治胸痹心痛病证，现认为大血藤可以扩张冠状动脉，增加冠脉流量，提高耐缺氧能力，防止血栓形成。

中药中带有"藤"字药物多能通经活络，主要用治风湿筋骨疼痛，也用于经闭、痛经。具有"藤"字的中药如大血藤、鸡血藤、忍冬藤、天仙藤、络石藤、常春藤、夜交藤、海风藤、青风藤、丁公藤、雷公藤等，这些药物均能祛除风湿。藤类药物除雷公藤、丁公藤作用猛烈外，其余药性多较平和，治疗风湿病证适当选用藤类药物有利于通经活络。但钩藤例外，不能通络。

大青叶

为十字花科植物菘蓝的叶片。

大青叶苦寒之性较重，清热解毒作用强，虽与板蓝根作用相似，但远不及板蓝根多用。笔者临床使用此药，比较慎重，因太苦，病家难以接受，在需要使用大青叶时，也多以板蓝根代之。大青叶的凉血作用强于板蓝根，所以血热病证盛者则选用之，大青叶外用治疗热毒病证则不用虑其味苦。

大青叶凉血作用较好，主要用于血热病证。临床上也有用其治疗温病初起者，也就是能够治疗表证，但在功效表述方面不能云其解表，这是因为大青叶主要还是治疗血分病证，凉血消斑才是大青叶的主要功效。

大枣

为鼠李科乔木植物枣的成熟果实。

大枣以枣色深紫、油润、肉厚、肥美、细腻、皮薄、纹细、饱满、形大、核小、味甜者为佳。有五谷加大枣,胜过灵芝妙的说法。大枣是营养丰富的滋补果品,同时具有美容作用。其补脾胃作用好,既可作为药物也可作为食物应用,主治虚损病证。与生姜同用,乃是仲景传下来的宝贵经验,具有调理脾胃、调和营卫的作用。大枣在缓解其他药物毒性方面,具有良好的作用,历来医家在应用剧毒药物时,也常以大枣来解毒。大枣治疗过敏性疾病有效果,笔者常将其配伍仙鹤草同用。李时珍认为,枣为脾之果,脾病宜食之。大枣养血,历来作为治疗脏躁的要药。若心血暗耗导致神不守舍可选用之。

大黄

为蓼科植物掌叶大黄、唐古特大黄、药用大黄的根及根茎。

大黄的功效较多,中药书中对其功效归纳比较乱,且难以记忆,总结大黄的功效,笔者将其功效总结为两清(清热解毒、清利湿热)、两泻(泻下攻积、泻火凉血)一活血(活血化瘀)兼止血。大黄通便只是其中之一的作用,但通便又是其主要特点。大黄不仅可通大便,也可利小便,其作用明显。笔者认为茵陈蒿汤、八正散中所用大黄就是取其利尿之功,也云利湿。也就是说大黄具有通利二便的作用,但以通大便为主。大黄利湿,通便,使用范围广,其清除肠中毒素,利尿退黄以排毒,但有生用、制用之别。若上部病变也常选用,即所谓上病下治。

大黄药性峻烈,俗有"将军"之称,其性沉而不浮,其用走而不守,夺土郁而通壅滞,定祸乱而致太平。服用大黄后会产生泄泻,这正是其"推陈出新"调畅人体气机的作用。六腑以通为补,大黄是泻药,但可以泻为补。气血流畅,百病不生;气血呆滞,百病丛生。大黄可畅通恢复人体气机,气机一通,可以起死回生,所谓一窍通,诸窍皆通。

适量服用大黄,以通为补,谚云:若要长生,肠中常清;若要不死,肠中无屎。保持大便畅通,可使体内废物及时排出,减少机体的中毒机会。大便通畅之人,有利于疾病的康复。民谚有云:"人参杀人无过,大黄救人无功。"实际上临床上只要药证相符,大黄也补,药不对证,参茸也毒。

大黄外用具有良好的解毒作用,笔者的验方大黄润肤油膏(生地黄

50g，栀子 50g，大青叶 50g，升麻 50g，大黄 50g，黄柏 50g）清热凉血，活血解毒，主治多种皮肤病变，如皮肤瘙痒、湿疹、乳头裂、溃烂、肛裂、牛皮癣、慢性湿疮、流水、冻疮、痔疮、皮肤皲裂等。大黄润肤油膏制法：将上述药物一起置入麻油或猪油 500g 的锅中熬炸，直至药材炸枯，过滤，去除药渣，将所用的油浓缩，加入黄蜡 15g，冷却，装入瓷器中，密封，将药物埋入地下 7 天后，取出，外用。

大蓟

为菊科植物大蓟的地上部分或根。

大蓟止血部位偏重人体上部，其止血作用不强，可以用治吐血、鼻衄，多只作辅助药物使用。若阴部瘙痒可用其煎水外泡，因有解毒之效。其止血作用既可以生用，也可以炒炭使用。大蓟的凉血止血作用稍广泛一些，但不及小蓟多用。

《医学衷中参西录•药物•鲜小蓟根解》云小蓟"活血解毒"，应视为一家之言，不可宗其说。也有中药书中云大蓟、小蓟具有散瘀作用，但从临床应用来看，一般是不用其来散瘀的。

大蓟清热解毒，其治疗漆疮、汤火烫伤、疔疖、疮疡、红肿疼痛，可以用大蓟新鲜根，用冷开水洗净后捣烂，外敷。大蓟的解毒作用并不强。

大腹皮

为槟榔科植物槟榔的干燥果皮。

大腹皮主治腹部以及皮肤水肿兼有气滞者为好，根据其利水作用，笔者认为其治疗肥胖症者有效，通过行气、利水以减轻体重，笔者常配伍茯苓皮、冬瓜皮同用。现临床少有用其瘦身者。大腹皮主治尤以大腹水肿兼有气滞者为好。笔者经验方山楂瘦身汤（见山楂条）选用了大腹皮。

大腹皮棕毛状，黄白色或淡棕色，疏松质柔，内果皮硬壳状，黄棕色至棕色，内表面光滑，无臭，体轻，质松柔韧，味淡。药材以质坚结不松散，色黄白、丝细者为佳。

小茴香

为伞形科植物茴香的干燥成熟果实。

小茴香所治的病变部位在于肝、胃病证,对于气滞证一般是作为辅助药物使用,若慢性溃疡病患者多面色少光泽,食欲较差,或天冷时发作,或偶有反酸,在临床上可以适当配伍小茴香使用,有助于溃疡的愈合。若脘腹部胀痛,嗳气或矢气后略为减轻,可选用之。

小茴香在止痛方面可以外用,如治疗痛经,而月经来潮时小腹冷痛,可将小茴香炒热后熨在腹部,达到止痛。若胃脘、腹部疼痛,也可以将其炒热后,用纱布包裹后温熨患部。治疗虚寒痛经,内服方中可以选用之。

小蓟

为菊科植物刺儿菜的地上部分或根。

小蓟的凉血止血,以主治尿血最为多用,从凉血作用来看,一般是不炒炭的,生用止血作用更好,但止血作用不强。笔者认为小蓟、白茅根配伍应用,治疗尿血、血淋效果更好。临床使用小蓟剂量应稍大一些方能发挥作用。

小蓟、大蓟既可内服,又可鲜品捣烂外敷,根据传统的用药习惯,小蓟、大蓟能清热解毒,通过解毒亦能消散痈肿,但临床少用,只作为辅助药物使用。

嫩刺儿菜可炒吃,一般是将其作为野菜食用,因味道不太佳,现人们很少食用此菜。

山豆根

为豆科植物越南槐的根及根茎。

山豆根的清热解毒作用强于射干,远不及射干多用,虽能治疗咽喉肿痛,由于寒性太重,苦味太甚,容易败胃,病人不太愿意接受,故临床并不常用。山豆根使用时剂量不能太大,笔者对于此药的应用向来谨慎。通常所谓山豆根乃是广豆根,而北豆根作用与山豆根相似,但有毒,过量服用会损害肝脏。取抗癌作用时多用北豆根。

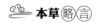

《神农本草经疏》卷十一"山豆根"条记载其"入散乳毒药中，能消乳岩"。乳岩相当于乳腺癌，而现在的研究认为山豆根具有抗癌作用，可以治疗多种癌症，因苦寒，要防止伤正气。

心律失常最多见于病毒性心肌炎，临床上若针对此病证配伍山豆根有稳定心律的作用，多与旱莲草、苦参同用。

北豆根为防己科多年生藤本植物蝙蝠葛的干燥根茎，有小毒。能清热解毒，祛风止痛。用于热毒壅盛，咽喉肿痛，泄泻痢疾及风湿痹痛。较山豆根更少用。

山茱萸

为山茱萸科植物山茱萸的成熟果肉。

山茱萸为补益肝肾的常用之品，治疗小便白浊，现临床作为治疗遗精、滑精要药，但要去核。其补益的特点是不寒、不热、不燥、不腻，平补阴阳，尤对于肝肾不足所致多种病证均有良好的效果，偏重补肾，侧重于补阳。为补益虚损病证常用之品，亦用于不孕不育症。凡肾虚多以其为首选。

山茱萸收敛之性不强，可以用治汗证、血证，其虽收敛但并不敛邪，其在六味地黄丸中使用，而六味地黄丸并不敛邪即其特点。在治疗汗证方面笔者尤喜用之。

古方中用山茱萸治疗小便白浊，其机制乃是取其补益肝肾之功，现临床将其配伍石韦用治虚实夹杂的慢性肾炎蛋白尿，二药配伍以后具有摄精泄浊，开和互济之妙。

山药

为薯蓣科植物薯蓣的根茎。

笔者通过多年的临床，总结一个诊断上消化道溃疡的方法：若患者舌头正中心有一条前后裂纹者，多提示有溃疡病，若裂纹在舌头中心的前端，可能有胃溃疡的病变，若裂纹在舌头后端，可能有十二指肠球部溃疡的病变。一般在患者背部的敏感穴位也会有相应的表现，若膈俞穴有敏感点，而位于右侧可能是胃溃疡的病变，若位于左侧可能是十二指肠球部溃疡。若此处敏感点不明显，在位于 11 胸椎棘突下旁开 1.5 寸部位的脾俞、12 胸椎棘突下旁开 1.5 寸的胃俞穴有压痛点，右侧多为胃溃疡，左侧多为十二指肠球部溃疡。此种情况即可以用山药治疗。将山药研末后用温开水冲服，坚持应用有效，这是因为山药具有收敛作用，能促进溃疡面的愈合，也可以少佐白及同用。山药药性平和，因其同时也是食物，故临床可以大剂量使用。

本草书中记载山药具有涩味，认为具有收敛作用，云其治疗遗精、滑精，就取其收涩之功，结合莲子、芡实所主治病证与山药相似，而此二药具有涩味的特点，说山药具有涩味也是可以的，但因为从口感来说，山药的涩味并不明显，故不云其具有涩味。

山奈

为姜科植物山奈的干燥根茎。

山奈主治部位主要在中州，能行气温中，通过散寒祛湿及辟秽的作用，用于胸膈胀满，脘腹冷痛，纳谷不香，不思饮食，肠鸣腹泻者。其主治心腹部病变。

山奈作用与木香相似，但山奈的香气不及木香正，临床可以山奈代木香使用，此药可以作为钓鱼的诱饵。食物中将其作为香料的配料使用，能增进食欲，笔者用其治疗脾胃虚寒病证者。

山奈在烹调中是一味重要的调料，气香特异，味辛辣，具有开胃消食作用。作药用不及作食用多，如用于配制卤汁，或作五香料的配料。

山奈以根茎干燥、肥壮、粉性足、片大、饱满、色白、气辛香，辛辣刺鼻，味浓厚者为佳。作食用，其香而不腻，饶有风味，以其作配料，菜肴特别美味可口。

山楂

为蔷薇科植物山里红或山楂的成熟果实。

山楂乃是消食要药，主要是消肉食积滞，由于消积作用，现用来减肥瘦身。《本草纲目》卷三十"山楂"条载："煮老鸡、硬肉，入山楂数颗即易烂。"就是说山楂具有极好的消肉食积滞的作用。山楂有几个特点：①消肉食积滞，单用即有效果，家庭中在烹调肉食食品时，适量加点山楂，会使肉类味道更鲜美，更易烂；②治疗痛经，因有活血作用，对因瘀血所致月经不通、痛经效果尤好，笔者尤喜用之，单用山楂水煎服就有效验，治疗痛经可将山楂、红糖适量，一同装入开水瓶中，以开水浸泡 1 小时后饮用即可；③减肥瘦身，可以单独使用之，因为生山楂减脂作用好。

除用于消食时用炒山楂或焦山楂外，其他情况笔者皆用生山楂。减肥瘦身可将生山楂和荷叶泡水代茶饮，有降低血脂的作用，改善血管粥样病变。山楂的降脂作用是脂质的消除，具有调节全身循环作用。笔者的验方山楂瘦身汤（生山楂、橘络、决明子、茯苓皮、莱菔子、大腹皮、虎杖、生首乌、茵陈各 15g，玉米须、冬瓜皮、薏苡仁、荷叶各 30g，泽泻 10g）可以治疗肥胖。此方瘦身作用良好，亦用治高血脂、高血压、动脉硬化。

山楂能助脾健胃、促进消化，为消油腻饮食积滞要药，但不能食用太多，《随息居饮食谱·果食类·山楂》中说："多食耗气，损齿，易饥，空腹及羸弱人或虚病后忌之。"意思是山楂吃得太多容易损耗正气，尤其是儿童，正处于牙齿更替时期，长时间贪食山楂或山楂片、山楂糕等，对牙齿生长不利。又因为有消食作用，使人容易饥饿，所以空腹的时候和身体虚弱的病人不能食用。

脱力劳伤是指身体突然受到重力后导致的损伤，表现为气短，乏力，精神萎靡。本草书中记载，山楂具有治疗此病的作用，方法是将鲜山楂果洗净破碎，装瓶加入白糖适量，加盖，以后常摇动，使之均匀，经 1～2 月后，以纱布绞榨，过滤去渣即可饮用，每次 1 小杯。但此方法治疗脱力劳伤不及仙鹤草的作用好。

山慈菇

为兰科植物杜鹃兰独蒜兰或云南独蒜兰的干燥假鳞茎。

山慈菇具有良好的解毒散结，消肿抗癌作用，广泛用治乳腺癌、宫颈癌、食管癌、肺癌、胃癌、皮肤癌等多种癌症，尤其是对于食管癌、胃癌更为常用。笔者认为取抗癌之功，应大剂量使用。用量通常在15g以上，甚至用到50g，若平时吞咽不利，也是可以使用山慈菇的。山慈菇可治疗痛风证，其所含秋水仙碱对痛风急性发作有特别显著的治疗效果。笔者的验方山慈菇解毒汤（山慈菇、当归、玄参、紫草、凌霄花、川牛膝、地龙、延胡索各15g，赤芍、丹皮各10g，紫花地丁、蒲公英、丹参各20g，忍冬藤、薏苡仁各30g）具有清热凉血，活血止痛作用，对于痛风病证以及各种热毒病证引起的肢体红肿热痛有效。

有认为山慈菇有小毒，但从临床来看，其毒性不大。此药价格较贵，临床使用，需要根据疾病特点，灵活选用代用品。

千年健

为天南星科植物千年健的干燥根茎。

千年健在强壮筋骨方面作用不强，其对于腰脚病变较为多用，笔者尤其喜用其来治疗腰腿疼痛，尤宜于风湿痹痛，下肢拘挛麻木，筋骨痿软无力，配伍五加皮后作用更好一些，其性质平和，一般不会因服用以后出现上火的现象，对于风湿痹痛，筋骨无力，行走困难，具有较好的疗效。现在所云腰椎间盘突出症笔者常选用之。《本草纲目拾遗》卷五"千年健"条载："风气痛老人最宜食此药。"其性质较为平和。《本草正义》卷二"千年健"条认为"宣通经络，祛风逐痹，颇有应验"，此说较恰当。

千金子

为大戟科植物续随子的干燥成熟种子。

千金子由于毒性大，以外用较安全，内服时在剂量上应予控制。根据《本草纲目》记载，将其捣烂，外敷治疗赘疣有效。使用时将正常皮肤覆盖，千金子捣碎后外用于赘疣表面即可。根据清代黄宫绣的经验，用千金子治疗赘疣的方法是将千金子捣烂以后，时时外涂或者外敷有效。

千金子峻下作用很强，主要用治水肿重证。《本草图经》卷九"续随子"

条云:"下水最速,然有毒损人,不可过多。"千金子泻下作用强,凡积聚胀满,痰饮诸滞等症,服之最宜,以其以毒攻毒故也。若脾胃虚寒泄泻,服之必死。根据临床应用来看,千金子、甘遂、大戟、芫花、商陆、泽漆这6味药的峻下作用相似,其作用强弱力度也以上述顺序依次递减。

使用千金子时,一次性的用药剂量不能太大。在使用时若认为峻下作用太强,可以去油用,是将千金子捣烂,用草纸包裹后挤压,使草纸吸去部分油脂,以减轻泻下作用。千金子种子的脂肪油对胃肠黏膜有强烈刺激作用,可产生峻泻,若误服千金子会出现持续腹痛,恶心呕吐,精神不振,嗜睡等毒性反应。所以临床使用千金子多入丸,散剂。

川贝母

为百合科草本植物川贝母的鳞茎。

川贝母乃治疗咳嗽要药,临床一般将其研粉单用即有良好的疗效。此药虽可入煎剂,但不提倡,因价格昂贵。若治疗燥咳,可以取梨子去核,将川贝粉置于梨的空腔中,入适量冰糖蒸后吃梨子,饮汤。在止咳药中,川贝母作用佳,由于受价格因素的影响,亦可以浙贝母代替使用,但浙贝母乃苦寒之品,若肺燥咳久而不愈者,应选用川贝母。

川贝母虽然治疗热咳是其主要的特点,但也可用于其他原因的咳嗽,临床一般是将其研末冲服。在止咳化痰润肺方面,无论痰多痰少均可选用,特别是用于热痰、燥痰,肺虚劳嗽、久嗽,痰少咽燥,痰中带血等最为对证。临床上许多止咳方多以川贝命名,如川贝止咳露、川贝清肺膏、川贝枇杷膏等,因其药性和缓,气味不浓,故小儿与年老体弱病人久服亦不伤胃,但其清火散结之力则不及浙贝母。

川乌

为毛茛科植物乌头的母根。

川乌散寒作用很强,俗称逐寒湿,止痛,主要用于风湿痹痛重证,通常谓之治疗寒痹要药。尤其是善于祛除骨节间寒湿,也就是风湿性关节炎而以寒邪偏盛,冷感明显者。

有认为三国时期华佗所用的麻沸散主要用的就是川乌、草乌,清代的一些麻醉止痛方中也以川乌为主药。从临床观察来看,的确具有麻醉的特点,现内服已不用其作麻醉药使用。

川乌毒性大,为保证安全用药,内服时必须制用,但外用时,笔者常大剂量使用,并未见副作用。取其止痛,笔者临床体会,以生用作用好,也可与半夏同用,虽违反了十八反的用药原则,但外用是安全的。笔者的验方六生液(生川乌、生草乌、生半夏、生南星、生狼毒各 30g,生马钱子、樟脑各 10g)煎水外用,具有散寒止痛,消肿散结作用,主治风湿痹痛,骨质增生,寒性疼痛。

服用乌头、附子,并亦冷服,这是因为大热之品,取热因寒用。阴寒在下,虚阳上浮,治之以寒,则阴气益甚而病增;治之以热,则格拒而不纳,热药冷饮,冷体既消,热性便发挥出来,此乃反治之法。

川芎

为伞形科植物川芎的根茎。

川芎乃是治疗瘀血的要药,凡身体各部位所致瘀血病证均可使用,其特点是上达巅顶,下及血海,内入脏腑,外走皮毛,旁开四肢,辛温行散,直入病所,走而不守,一往直前。所以凡是有瘀血者,此药为首选。活血祛瘀兼能行气,为血中之气药,主治血瘀所致多种病证,如胸胁刺痛、跌打肿痛、闭经痛经、月经不调、风湿痹痛、寒痹痉挛、痈疽疮疡以及产后瘀阻腹痛等病证。笔者尤喜用此药治疗风湿痹痛,西医学所说的颈椎病、腰椎病,川芎为首选,临床配伍延胡索后,止痛作用增强。

川芎的止痛部位很广,全身的各个部位疼痛均可选用,以治疗头痛为常用,所谓风寒、风热、风湿、血瘀、血虚等多种头痛均将其作为首选,对于治疗血虚头痛,《医学启源·药类法象·川芎》认为其为“治血虚头痛之圣药也”。有头痛不离川芎之说。现有人认为川芎具有麻醉大脑的作用,故能止头痛。笔者的验方止痛效神汤(延胡索、当归、白芍、生地黄、菊花、桑叶、葛根各 15g,桃仁、红花、赤芍、川芎、蔓荆子、藁本、白芷、荆芥、防风、

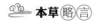

羌活各 10g）能祛风止痛，活血通络，治疗多种头痛。

应用川芎时剂量不能太大，量大后会导致脑血管突然破裂，出现中风而死亡。有人认为川芎可用于肝阳上亢所致头痛，结合古代的用药经验，对此应持慎重态度。笔者使用此药，根据前人的认识，剂量一般应限制在15g以内，若量大以免导致不测。

川楝子

为楝科植物川楝的果实。

川楝子苦寒之性较重，故临床所用川楝子是经过炒制的，可减轻其苦寒特性。其疏肝解郁，一贯煎中用之，笔者认为其太苦，不喜用之。将川楝子外用治疗癣疾虽作用弱于苦楝皮，但可代之。

川楝子杀虫，可用于四方面：①内服治疗蛔虫证。②外用治疗癣疮，以川楝子焙干为末，用猪油或凡士林调成油膏，涂于患处，每日1次，用于治疗头癣效果明显。③皮肤瘙痒可以之煎水外洗、外泡。④驱蚊，《普济方·杂录门·祛蚊法》载："辟蚊子及诸虫：以苦楝子、柏子、菖蒲为末。慢火烧之。闻者即去。"这是将上药燃烧达到驱蚊、驱虫的作用。

女贞子

为木犀科植物女贞的成熟果实。

女贞子为平和的补益肝肾之品，更多的是治疗肾的病变，与女贞子的药材形态有关，中医有似形治形之说，就是说药材的形态像某个脏腑的形态，则治疗这个形体的病变。笔者治疗诸如脱发、白发，若使用内服药物时，则常选用此药。在治疗肝肾虚损病证时，将其熬膏服用效果好。女贞子补肝肾的最佳配伍当属名方二至丸。二至丸配方最早载于《本草纲目》卷三十六"女贞"条。其通过不同的配伍广泛应用于阴虚所导致的诸如高血压、失眠、慢性肝炎、慢性肾衰、更年期综合征、脱发等。对于其乌发之功，为历代医家所推崇。

女贞子因其性凉，补中有清，属于清补退热之品，通过补益肝肾精血，达到滋阴退阳，虚热自除之目的，治疗阴虚内热所致的五心烦热，骨蒸劳热，盗汗遗精等效果可靠。对于更年期妇女出现的心烦、烘热汗出，配伍滋水清肝饮与旱莲草，疗效更为突出。笔者在治疗不孕症时常选用"子"类药，笔者的验方八子种子汤（枸杞子、沙苑子、菟丝子、蛇床子、熟地黄、山药、茯苓、山茱萸各 10g，车前子、五味子、覆盆子、王不留行、丹皮、泽泻各 10g）补益肾精，种子调养具有较好作用，方中还可加用女贞子、莲子、楮实子等。

马齿苋

为马齿苋科一年生草本植物马齿苋的茎叶。

马齿苋的主要作用是治疗痢疾，以赤白痢疾为好，因有止血作用。对于湿热痢疾应选用清热解毒燥湿之品，而马齿苋非燥湿药，具有酸味，从中医理论来分析，湿热痢疾、热毒血痢是不宜选用酸味药物的，因酸味具有能收能涩的特点，但马齿苋虽具酸味，并无收涩作用，这是药性理论中的特殊性。在治疗痢疾方面，以新鲜者效果较佳。

马齿苋清热解毒，将其内服或外用，治疗带状疱疹作用明显，具有缓解疼痛，促进痊愈的效果，可以取马齿苋煎水饮服，或者用鲜马齿苋捣烂，加花生油调成糊状，敷于患处，干后再涂，直至痊愈。

根据本草记载，马齿苋具有减肥瘦身作用，笔者临床治疗肥胖症，常选用之。

马勃

为灰包科真菌脱皮马勃大马勃或紫色马勃的干燥子实体。

马勃的药材为粉末状，质轻而宣散，如煎剂需包煎，其利咽解毒作用不强，但其外用时止血作用好，使用方便。在治疗咽喉肿痛方面，笔者更喜用射干而少用山豆根、马勃，主要是病人难以接受山豆根、马勃。因山豆根极苦，容易伤脾胃，而马勃不便于应用。

古代本草谓用马勃敷诸疮甚良，今人用治金疮出血亦效。马勃的止血作用，类似西医的淀粉海绵或明胶海绵，对口腔、鼻腔出血的患者，以去皮膜之马勃，取内部绵绒样物，塞入鼻腔或口腔牙龈，可起到止血作用。另外，马勃的孢子粉与蜂蜜调和，敷患处可治疗痈疽疮疖。

马勃的止血作用，对于其作用机制，多数教材中记载是凉血止血，还有认为是收敛止血。笔者认为马勃的止血机制既非凉血止血，亦非收敛止血，而是清热止血。清热止血主要针对气分热邪而言，凉血止血主要针对血分热邪而言，笔者认为二者作用机制并不相同，不能将清热止血与凉血止血混为一谈。

马钱子

为马钱科植物云南马钱或马钱的成熟种子。

马钱子的通络作用尤佳，凡经络阻滞导致多种疼痛病证，此为首选。其开通经络，透达关节之力，实远胜于他药，凡顽固性的风湿痹痛非此不能除，故为风湿顽痹要药。现用于风湿痹痛，无论是湿热还是寒湿，气血亏虚还是气滞血瘀，或肝肾亏虚，均可在辨证的基础上加入少许马钱子以加强其止痛功效。若马钱子使用过量或久服可致肌肉抽搐强直，牙关紧闭，直视。现用其治痿证（即西医学之重症肌无力），亦治胃下垂，中风后遗症，颈肩腰腿痛，以及软组织损伤等。

马钱子有大毒，但《本草纲目》卷十八记载时误以为无毒。为了减缓毒性，作为内服药时必须炮制。2020年版《中国药典》规定的每日量为 $0.3 \sim 0.6g$，如果将其外用，则可使用常用量。笔者使用生马钱子 $10g$，配伍其他药水煎半小时后，以其热敷，对于诸如风湿痹痛、骨质增生等具有良好的止痛效果，尤其是对于跟腱炎、膝关节炎效果好。只要不入口、眼，笔者临床体验外用是安全的。

由于马钱子有剧毒，凡用马钱子应将其单独用处方书写，以避免药肆给错药。笔者过去多将马钱子与其他药物一同开入一张处方中，一次因药师配药马虎，将 7 剂药物中所用马钱子的量分配不匀，结果导致患者出现严重反应，所以后来笔者一律将马钱子单独开处方，剂量用汉字大写。

根据临床应用来看，麝香、延胡索可增强马钱子的毒性，故不宜同用，而赤芍可降低马钱子毒性，马钱子配伍赤芍，随着赤芍用量增大，马钱子毒性减小。甘草对马钱子毒性亦有影响，马钱子与倍量以上的甘草同煎，可减少或解除马钱子的毒性作用。笔者曾治疗一例腰椎间盘突出患者，误将马钱子、延胡索二药同用于一张处方中，且均为常用量，而导致病人出现惊厥，肌肉麻木，后经抢救而脱离危险。应用马钱子宜从小剂量开始，可逐渐增大剂量，并随时调整剂量。

马鞭草

为马鞭草科植物马鞭草的全草或带根全草。

马鞭草民间常用来治疗痢疾、腹泻一类的疾病，此药虽药典有记载，临床使用不多。笔者时有将其作为益母草的代用品使用。

马鞭草具有良好的清热解毒作用，可以用治热毒所致的痈肿疮毒，如红、肿、热、痛，内服、外用均有良效。若咽喉肿痛，用鲜马鞭草茎叶捣汁，加人乳适量，调匀含咽。若乳痈可用马鞭草 20g，酒适量，生姜 1 块，共捣汁内服，以渣敷患处。治疗黄疸，可用马鞭草水煎服。

马鞭草能治疗跌打损伤，具有活血化瘀的作用，如急性外伤疼痛可用新鲜马鞭草茎叶捣碎，加白酒适量调敷患处，每日 1～2 次。此法消肿止痛效果很好。

寻常疣俗称刺瘊、千日疮，其特点是肤生赘疣，初如赤豆，状似花蕊，日久自落。将鲜马鞭草洗净捣汁，装瓶备用，使用时用药汁直接涂搽疣体，每日 2 次，直至疣体萎缩脱落消失为止。也可用干品马鞭草浸泡 75%酒精中，7 天后以药液涂擦 2～3 次，直至疣体萎缩脱落消失为止。

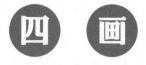

四 画

王不留行

为石竹科植物麦蓝菜的成熟种子。

笔者临床体会王不留行通淋作用极佳,尤其是治疗小便不利配伍冬葵子、牛膝后通淋作用加强,对尿道阻滞所致小便不利,淋沥涩痛,如热淋、血淋、石淋,作用很好,单用不及配伍作用好。现尤多用治前列腺炎,对尿路结石亦有非常好的效果。植物药中,以王不留行通淋作用最佳。笔者的验方通淋汤(金钱草、鸡内金、茅根各 30g,滑石 20g,海金沙、车前子、石韦、小蓟、延胡索、川牛膝、王不留行、冬葵子各 15g,枳壳、萹蓄、甘草各 10g)能化石止痛,利湿通淋,用于泌尿道结石,腰部疼痛,小便不畅,或淋沥不尽,或尿有中断,下腹不适。

王不留行治疗产妇缺乳效果好,俗有穿山甲、王不留,妇人服了乳长流,其性行而不住。与穿山甲合用,增强疗效。因其通乳,也可用治乳痈。产妇乳汁的有无和多少,与多种因素有关,王不留行对气血阻滞经络引起的乳汁少有效,对于其他原因引起的缺乳,应另外选药,如产妇身体虚弱造成缺乳,就要从补肝肾、补气血治之。缺乳由营养不良造成,要从调理脾胃入手。

王不留行在通经方面,可用于两个方面病证,一是治疗痛经,取活血通经之功,并且力量强。二是治疗经络阻滞的痹证,一般不作为治疗痹证的主药。

天冬

为百合科植物天冬的块根。

天冬补益肺肾之阴，用于阴伤较重的病证，但药性滋腻，容易碍脾，所以笔者使用此药，向来剂量不大，以防损伤脾胃。三才汤由天冬、地黄、人参组成，此方具有养阴益气，润肺止咳之功，作用明显，但较为滋腻，为防止腻胃，可以加用行气之品。

本草书中记载天冬能止咳，祛痰，如《本草蒙筌》卷一"麦门冬"条云："痰之标在脾，痰之本在肾。又曰，半夏惟能治痰之标，不能治痰之本。以是观之，则天门冬惟能治痰之本，不能治痰之标，非但与麦门冬殊，亦与半夏异也。"强调了天冬祛痰作用，不能过量、过久，因为天冬很滋腻，配伍半夏后可以减少滋腻的特性。

天冬具有强壮作用，《神农本草经·上品》记载天冬具有"久服轻身，益气延年"之说，《千金翼方·草部上品·天门冬》云其"养肌肤，益气力"。《日华子本草·草部》云："镇心，润五脏，益皮肤，悦颜色，补五劳七伤。"均讲到天冬具有较好的补虚强壮作用，根据现在应用的情况来看，天冬主要还是用于阴虚病证。

天花粉

为葫芦科植物栝楼或日本栝楼的块根。

天花粉有美容的作用，如《新修本草》卷八载栝楼根（天花粉）能"悦泽人面""作粉如作葛粉法，洁白美好"。笔者临床体验，如面部晦黯，皮肤颜色不白，或者面部长有痘疮，脓包者，常选用之。作内服药可配伍冬瓜仁、薏苡仁等同用。笔者常用天花粉治疗痤疮、面色晦黯等，其美白作用好。

天花粉具有良好的活血之功，治疗跌打损伤以达到消散瘀血的作用，如复元活血汤、仙方活命饮等配伍之，《日华子本草·草部》载："排脓，消肿毒，生肌长肉，消扑损瘀血。"这就是说天花粉是通过活血达到消瘀血的。临床上治疗跌打损伤将其作为常用之品。在治疗外科疮疡方面，此药作用较好，有促进排脓作用。谚语云"打在地下滚，要用天花粉"，是谓天花粉能治跌打损伤。凡疮疡肿毒，乳痈发背，痔疮、跌打损伤均可用。

天花粉可以治疗各种口渴病证，《本草汇言》卷六云："其性甘寒，善能治渴，从补药而治虚渴，从凉药而治火渴，从气药而治郁渴，从血药而治烦渴，乃治渴之神药也。"天花粉可以治疗多个部位的热邪病证。笔者认为，天花粉主要还是治疗肺热、胃热病证。现在所说的糖尿病可以重用天花粉，能缓解三多（饮多、食多、尿多）的症状。《医学衷中参西录》玉液汤中就配伍有天花粉，取其生津止渴之功。

天竺黄

为禾本科植物乔木青皮竹等秆内分泌液干燥后的块状物。

天竺黄用的是竹的分泌液干燥后的块状物，是竹笋或竹子被昆虫咬断竹的纤维，竹茎将地下吸收的水分、养料上输时不能上达，液体就流到了竹子的节间，久之液体干燥，凝结成固体状物质。也有云此药为"天竹黄"者，如6版教材。有的本草书籍用"竹黄"的名称，如《本经逢原》，今从《中国药典》使用"天竺黄"一名。天竺黄化痰作用比较强，主要是治疗广义之痰，如治疗痰阻心经、痰迷心窍的癫痫、神志异常等。对于热痰病证，也可选用之。

天南星

为天南星科草本植物天南星的块茎。

天南星在化痰方面作用较强，有祛除风痰之专药的说法，但毒性也较大。风痰，多指痰扰肝经的病证，所谓痰动于肝，多眩晕、头风、眼目昏花，若风痰者，痰多青而多泡，故天南星所治之痰多为青色。其辛燥而烈，与半夏略同，而毒则过之。从对"痰"的认知来看，天南星主治广义之痰，而半夏则偏于主治狭义之痰。因为呼吸道所现之痰多为狭义的痰，而通常所云经络之痰，多为广义的痰。笔者使用天南星，尤多用其治疗顽痰，为开涤风痰之专药。临床体会天南星外用治疗诸如乳腺增生、皮下囊肿效果明显。治疗肿瘤方面，笔者常选用之。天南星治寒痰，而胆南星能清热化痰，为治疗热痰常用之品。

天南星研末后以醋调敷治疗疣子，民间也称瘊子，西医学称为寻常疣，乃是发于手背、头面皮肤上的一种赘生物，大如豆子，小如黍米，天南星对此作用较好。笔者的验方结肿外敷散（姜黄、白蔹休、黄药子、延胡索、大黄、三棱、莪术、天花粉、乳香、没药各 50g，细辛 30g，肉桂 20g，樟脑 10g，天南星 100g）活血化瘀，散结止痛，主治痰核、包块、瘰疬，将上述药物研粉，醋调，外敷。天南星抗癌，用治食管癌、肺癌、子宫颈癌，在古代的本草书中亦有破坚积的记载。

天麻

为兰科寄生草本植物天麻的块茎。

天麻乃是治疗风证的要药，主要是治疗内风证。笔者的验方天麻祛风汤（天麻、茯苓、山药、僵蚕、合欢皮、钩藤、鸡内金、莲子、夜交藤各 15g，太子参、白术、陈皮、地龙、蝉蜕、炙甘草、炙远志、防风各 10g，黄芪、枣仁各 20g，砂仁 6g，）健脾调肝，祛风止痉。主治小儿多动症有效。

笔者认为天麻治疗脱发效果尤佳，因为头居于高巅之上，唯风可达，而天麻乃是治疗风证要药，祛风作用好，故脱发、白发可选用之。一般祛风药多具燥性，但天麻甘润不燥，此为临床常用之依据。笔者也常用天麻治疗颈椎病伴随有手指发麻者。若高血压、头痛，可以将天麻适量泡水服。现有用其治疗痴呆病证者。笔者的验方天麻降压汤（天麻、钩藤、菊花、杜仲、决明子、白芍、牛膝、桑叶、夏枯草、桑寄生各 15g，枣仁、龟甲各 30g）具有滋养肝肾，平抑肝阳，主治高血压所致头痛眩晕，烦躁易怒，腰膝酸软，睡眠不佳，降压作用明显。

天麻乃是养生上药，对于虚损病证可以选用，尤其是治疗眩晕，效果极佳，视为要药。在民间有用其作食疗治疗眩晕者，可以将天麻与鸡炖吃。要注意的是，一定要先将鸡炖烂以后，在吃之前再将天麻放入鸡汤中，略炖 5 分钟后就可食用。这是因为鸡很难炖烂，需要长时间炖，而天麻只需要炖几分钟就可以了。若将天麻与鸡同炖，必降低天麻的药效，因为天麻的有效成分遇高温极易挥发，不宜久煮。若久炖将损失天麻的有效成分，降低效果。也可以将天麻研末吞服或用煎好的药汁服。从补益的具体脏腑来说，乃是补益肝肾，对高血压、头痛，可以将天麻适量泡水服。现有用其治疗痴呆病证者。

天麻可以治疗多种头痛。①肝阳上亢头痛，《本经逢原·山草部·天麻》谓其："肝虚不足，风从内生者，天麻、芎䓖以补之。诸风掉眩，眼黑头旋，风虚内作，非天麻不治。"天麻养液以息内风，故有定风草之名，能治虚风，血虚眩晕，及儿童热痰风惊，皆有捷效。②外感头痛，临床治疗外感头痛，首当祛风，天麻祛风作用好，若头痛，面红目赤，即可选用。③颈椎病引起的头痛，因颈椎病骨质增生可压迫血管导致供血不足，血压升高而出现头痛，天麻有降压作用，常用于此种头痛。④痰浊头痛，半夏白术天麻汤为治疗痰浊头痛之方，其中选用了天麻，以天麻通经络，进而达到止痛作用。

天葵

为毛茛科多年生草本植物天葵的块根。

天葵在清热解毒方面作用较为突出，尤其是五味消毒饮中配伍有本品，其解毒作用加强，笔者在应用天葵时，常于方中加用连翘，用治痤疮、痛风等病证。《滇南本草》卷三"紫背天葵草"条记载天葵："散诸疮肿毒，攻痈疽，排脓，定痛。治瘰疬，消散结核。治妇人奶结，乳汁不通，红肿疼痛，乳痈、乳岩，坚硬如石。服之，或溃或散。"

天葵具有良好的散结作用，主要用于肿块之类的疾患，现用其抗癌。如《百草镜》云："清热，治痈疽肿毒，疔疮，瘰痹，跌扑风火伤，七种疝气，痔疮，劳伤。"（引自《本草纲目拾遗·千年老鼠屎》）现认为其能主内伤痰火，消瘰疬恶疮，浸酒佳。使用时多配伍散结之品同用，如浙贝母、夏枯草等。

木瓜

为蔷薇科植物贴梗海棠的成熟果实。

《中药学》本科教材在记载木瓜时并没有明确谈到其可以祛风湿，甚至2020年版的《中国药典》也无此记载，只云"舒筋活络"，笔者近50年临床体会其祛风湿作用并不强，加之其具有酸味，并不利于风湿痹痛病证，所以笔者治疗风湿痹证一般不选用木瓜。有认为与配伍有很大关系，要加用温通之品，但实际上木瓜主要还是治疗湿浊病证，即李时珍所说治疗脾胃病证。另外木瓜煎汤洗发，可增加头发的光泽。用木瓜汁擦在皮肤的溃疡上，可以使溃疡加速愈合。

《医说》卷六引《名医录》"附船愈脚气痛"记载："顾安中，广德军人久患脚气，筋急腿肿，行履不得，因至湖州附船，中有一袋物，为腿酸痛，遂将腿阁袋上，微觉不痛，及筋宽而不急，乃问梢人袋中何物，应曰宣瓜，自此脚气顿愈。"这是说有一个叫顾安中的人久患脚气，因乘船偶尔将脚搭在装有木瓜的袋子中，脚不痛，筋急缓解，自此知道木瓜善治腿足痉挛肿痛。

木瓜作为果品食用，其含有一种消化酶，能消化蛋白质，可以助消化，对消化不良和患胃病的人，吃之有益。木瓜主要是消肉食，其所含一种酵素，不仅可分解蛋白质，糖类，更可分解脂肪，可以去除赘肉，促进新陈代谢，及时把多余脂肪排出体外，从而达到减肥的目的。

木香

为菊科植物广木香或川木香的根。

临床使用木香剂量不能过大，因为木香虽行气，但同时也耗气。根据先师经验，用木香时剂量限制在 6g 以内。先师熊魁梧曾治 1 例胃溃疡患者，前医投以香砂六君子汤，并无效果，后延熊师诊之，仍投以香砂六君子汤竟有奇效，病家不解，我等学生亦不解，乃求教于师，师云：诸医皆以木香行气，而不知亦耗气耳，若妄用之，剂量偏大，非但无效，反致疼痛更甚。胃溃疡者，病程多长，木香量大，非行气实乃耗气耳，气耗则疼痛更重，由此形成恶性循环，故切不可急功近利。熊师有时又将香砂六君子汤中木香改为香附，因香附不耗气之故。在治疗月经疾病时，老师的经验一般也只用 6g，因此笔者在临床中严格遵循老师的用药经验，控制木香的用量。

木香的行气作用较好，其香气浓，善走脾胃，习惯上认为主治脾胃、大肠病证。从临床来看，木香也善治肝胆病变，如胁痛、口苦、黄疸。也有认为木香统治一身上下内外诸气者。《本草汇言》卷二"广木香"条云："《本草》言治气之总药，和胃气，通心气，降肺气，疏肝气，快脾气，暖肾气，消积气，温寒气，顺逆气，达表气，通里气，管统一身上下内外诸气，独推其功。然性味香燥而猛，如肺虚有热者，血枯脉燥者，阴虚火上冲者，心胃痛属火者，元气虚脱者，诸病有伏热者，慎勿轻犯。"因此现在临床用木香治疗全身各种气滞病证。

木贼

为木贼科植物木贼的干燥地上部分。

古代本草认为木贼能治疗汗斑，粉渣，即是说具有美容作用。通过多年的临床实践，笔者认为木贼的确能美容，从现在的应用来看，木贼对于面部疾患如扁平疣、痤疮、蝴蝶斑、眼眶发黑有较好作用，其配伍香附、板蓝根、薏苡仁作用更好，笔者尤喜用之。因其走上，祛风，现在认为有抗病毒作用。

木贼为治疗眼疾常用药物，但作用并不被人们所重视。《本草纲目》卷十五"木贼"条云："与麻黄同形同性，故亦能发汗解肌，升散火郁风湿，治眼目诸血疾也。"应该是木贼与麻黄同形而不同性。

木贼可以外用，治疗脱肛历年不愈，将其烧存性，为末，掺肛门上。

木通

为木通科植物木通、三叶木通或白木通的藤茎。

木通有川木通、关木通之分，均味苦，由于川木通无毒，而关木通有毒，所以临床不用关木通。笔者临床不喜用木通，若用导赤散、八正散、龙胆泻肝汤诸方时，笔者多将其中的木通用少量，或改为路路通。

木通的作用可用"三通"进行总结，即通淋，通经，通乳。①通淋，治疗各种淋证，主要表现为小便淋沥不尽，有疼痛感，热感，八正散中之木通，以其配伍萹蓄、瞿麦、车前子、滑石等同用，治疗湿热下注所致的小便疼痛。②通经，治疗月经不通，经闭，经络阻滞的肢体关节疼痛。但由于风湿痹痛多为寒证，而木通寒性很重，所以临床极少用其治疗痹证。又由于此药很苦，口感差，很少使用。③通乳，治疗产后乳汁少的病证，但由于木通很苦，性寒，而产后的妇女应采用温补之品，所以此作用也少用。木通的真正作用是通淋，若因心火上炎又有小便异常者可选用川木通。

木蝴蝶

为紫葳科植物木蝴蝶的干燥成熟种子。

木蝴蝶主要作用是利咽,治疗声音嘶哑,一般是将其单独泡水服。从泡的水来看,木蝴蝶有一股清香味,若需要经常用嗓子的人,如演员、教师,可将木蝴蝶直接泡水饮用,以润肺开音,保护嗓子。

笔者在临床上尤其喜欢用木蝴蝶治疗声音嘶哑,一般是单独应用,若平时讲话多,伤气,导致不愿意讲话,可以将木蝴蝶与西洋参交替应用,既能提气,又能防止声音嘶哑。笔者认为木蝴蝶治疗声音嘶哑作用较胖大海要好。

木蝴蝶尚能促进新陈代谢,有效消脂,以达到瘦身效果。由于木蝴蝶的颜色是白的,故有认为木蝴蝶可以美白肌肤,用于肌肤颜色较黯,但需要剂量加大,并坚持应用。木蝴蝶的疏肝作用很弱,临床极少将其作为疏肝药使用,但配合香附、柴胡后作用可加强。当情绪比较低落时就可以用木蝴蝶泡水饮用。

木鳖子

为葫芦科植物木鳖的成熟种子。

临床将单味木鳖子仁嚼服,治疗腰腿疼痛者,有良好的效果,尤其是对于腰椎间盘突出症作用明显,但一次一般只用1粒,服用后有通气的特点。

木鳖子作内服药时,不能过量食用。本草书中记载治一切诸毒,外用可治疗痈肿,疔疮,瘰疬,痔疮,无名肿毒,癣疮,风湿痹痛,筋脉拘挛,效果很好。木鳖子和鸡蛋一起用,可以抑制其毒性,古代本草记载不宜与猪肉同用。在外用方面可以将其研碎使用,治疗瘀血病证。

五加皮

为五加科细柱五加的根皮。

笔者认为五加皮的两大作用(祛风湿、补肝肾)均强于桑寄生,尤其是对于腰腿疼痛效果良好,尤喜用之,因其强壮作用好。临床体验,配伍威灵仙祛风湿作用增强。

五加皮除作为煎剂使用外,常常用其泡酒服用治疗风湿痹证。风病饮酒能生痰火,《明医杂著·风症》云:"酒温行气活血,故饮少觉好,但湿热之味生痰助火,实能增病,又此等病多有因酒后毛窍开、气血热,因为寒风凉气所袭而成,惟五加皮一味浸酒,日逐服数杯,于此病有益。诸浸酒药,惟五加皮与酒相合,且味美。煮酒时入五加皮于内,泥之盈月后可服。"这是认为,酒能生痰,但在制作酒剂时,若加用五加皮后,所制作的酒剂不生痰,也更好饮用,因此酒剂中一般需加用五加皮。根据此记载,笔者在给病人用药酒方的时候,一般是加用五加皮的,但由于五加皮味苦,在使用中剂量不宜过大,以免影响口感。若在酒中同时加用甜药以后,如熟地黄、枸杞、黄精等后,此酒会越喝越甜。

五加皮有南、北之分。南五加皮是五加皮的正品,通常所说的五加皮指的是南五加皮。北五加皮为萝摩科植物杠柳的根皮,药典命名为香加皮。二者均能祛风湿,强筋骨,利水。然南五加皮长于祛风湿,补肝肾、强筋骨;北五加皮长于利水消肿,有一定毒性,不能过量使用。五加皮的补益作用好,所以有"宁得一把五加,金玉再多不拿"的说法。

五灵脂

为鼯鼠科动物复齿鼯鼠的干燥粪便。

五灵脂止痛作用好,可单味服用,但并不多用,主要是因为有一股腥味和臊味,治卒暴心痛,不可忍者,用五灵脂为末,热酒或醋汤下。若与蒲黄相须为用,治血滞心痛,胃痛及产后恶露不下,少腹作痛,其效益彰,如失笑散。近来用治冠心病心绞痛者,亦有良好效果。

五灵脂具有活血作用,而通过活血能祛除脂浊,进而达到降脂作用,用治高脂血症,据此亦用于冠心病心绞痛,特点是其入血分促进血行,祛浊气而和阴阳,临床可以配伍姜黄等同用。五灵脂有解毒之功,治疗蛇、蝎、蜈蚣咬伤,可研末以酒调服,单用也有效果,但配伍雄黄后作用更好。

五灵脂入煎剂时混于水中,汤液难看。现临床上以动物粪便作为药用的有五灵脂、蚕沙、夜明砂、望月砂，人们在感情上难以接受这些药物，故笔者在临床上少用之。

五味子

为木兰科植物五味子或华中五味子的成熟果实。

五味子有南北之分，一般认为北五味子作用更好，粒大，肉厚，味浓，光泽油润。南产者色红，入滋补药必用北产者乃良。

五味子的主要作用就是收敛，其特点就是治疗各种滑脱病证，包括汗、尿、精、便、带，如自汗、盗汗、遗尿、尿频、遗精、滑精、久泻、久痢、带下过多等，也就是说，除了出血证外，均可以选用之，因此其收敛的范围实际上是很广的。古方中将其作为治疗汗证、滑精、泻痢的主药。对于上述五味子功效（敛肺止咳、涩肠止泻、固精止遗、固表止汗）的表述，可用收敛固涩简言之。张仲景用五味子治疗咳喘多配伍干姜同用，一开一阖，互相牵制，正好符合肺的生理功能，如小青龙汤、苓甘五味姜辛汤。亦可以五味子配伍麻黄同用。

五味子可以安神，主要是治疗因为体虚导致的失眠，在古代的方药中应用的例子很多，如天王补心丹，并认为具有补气安神之功的特点，若因为体虚可以选用五味子治疗失眠。

五味子生津止渴作用好，但由于酸味重，一般不宜量大，笔者对于体虚病者若现口干口渴，多选用之。西医学之糖尿病，将五味子、乌梅配伍同用能缓解口干症状。在治疗体虚失眠方面，笔者尤喜用之。

五倍子

为漆树科植物盐肤木、青肤杨或红麸杨叶上的虫瘿，主要由五倍子蚜寄生而成。

五倍子的收敛作用广泛，凡汗、血、尿、精、便、带，因虚损所致病证均可选用。如果用功效术语进行表述，那么五倍子的作用就是敛肺止咳，收敛止汗，涩肠止泻，固精止遗，收敛止血，收敛止带，收湿敛疮，但如此一

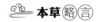

来,就将五倍子的功效复杂化了,但可以用收敛固涩、敛肺降火两个功效术语概括其全部。五倍子的收敛作用不及五味子的作用强,故内科病证方面五倍子较少用。

五倍子有染发致黑发的作用,《本草求真·寒涩·五倍子》载"染须皂物最妙"。所谓皂物就是染黑物体的意思,古代的用法是将五倍子研末,可以加入茶叶等待长出白霜后晒干,用来洗发。现也用五倍子研末煎水洗头,以促使头发变黑者。

笔者临床体验将五倍子外敷肚脐眼可以治疗多种滑脱病证,如遗尿、尿频、遗精、滑精、久泻、自汗、盗汗等。对于滑脱病证,除应用内服药物以外,采用外用的方法来治疗,效果很好,笔者在临床上对于此病,一般结合外用之法以提高疗效。如治疗小儿遗尿、口疮病证,在肚脐眼周围先抹点麻油以防对皮肤产生刺激,将五倍子研成细粉,以食醋调成糊状,外敷肚脐眼,外面再用不透气的胶布等覆盖,以利于药物向体内内注。外敷时间不能太长,以免损伤皮肤。一般是于晚上用,第二天清晨去掉。

太子参

为石竹科植物异叶假繁缕的块根。

笔者在临床上,根据古方中所用人参,多用党参代替,但发现党参具有长胖的特点,若气虚不甚者,则多以太子参来代替党参。太子参补气力量不强,多用于小儿患者。若气虚者可以直接用其泡水饮服。

补气的参类药(人参、党参、西洋参、太子参)以太子参作用最平和,太子参更适合慢性病人需补气生津者,可长期服用,且副作用也比上述参类小。如果脾胃虚弱之人初用补剂,服用其他参品恐药力过猛,改用太子参则大可放心。若在夏季服用补气药,用太子参扶正补气,无副作用。壮年患者服用太子参不用担心引发上火,小儿患者服用太子参不会引发早熟之嫌。由于太子参的作用与西洋参相似,一般情况下可以太子参代替西洋参使用。

太子参是补气药中的清补佳品,具有益气不升提,生津不助湿,扶正不恋邪,补虚不峻猛的特点,特别适合儿童气阴两虚之证,对儿童消瘦,身体虚弱时,太子参药力缓和,可代人参进补。

车前子

为车前科植物车前的成熟种子。

车前子具有良好的利尿通淋作用,性专降泄滑利,通淋作用好,可治疗多种淋证,但主要是治疗热淋。车前子功用似泽泻,泽泻专去肾之邪水,车前子则兼去脾之积湿。车前子虽利尿,但作用较平和。临床上笔者对于车前子、滑石这两味药,更喜用车前子,主要是因为滑石呈粉末状,煎出的汤液混浊,病家不太适应。《妇科玉尺》卷一"治男女求嗣方"有"惯遗精者,去车前,以莲子代之"。认为五子衍宗丸中的车前子可以莲子代之,则不损肾气。笔者常以莲子代车前子治疗不孕不育。

车前子在治疗泄泻方面很常用,取其利小便,实大便之效,就是使后阴的水湿从前阴排出,这种作用称为"开支河",就好像洪水泛滥,将主干道的水从另一支河道泄洪,以减轻主河道的压力,故古今治疗泄泻的方中多配伍有车前子,乃治泻不利小便,非其治也,以治湿盛引起的水泻为宜。车前子能升清利水而不动气,味甘可祛脾之湿滞,清浊分,则泄泻自止。故以车前子利小便而实大便属常用之法。湿盛则濡泻,用车前子仿古急开支河,分消水势,此正治之法。笔者的验方车前止泻汤(车前子、白术、白芍、陈皮、党参、茯苓、莲子、山药、扁豆、大枣各15g,薏苡仁30g,砂仁6g,防风、桔梗、甘草各10g)具有健脾祛湿,治疗泄泻便溏的作用。

对于五子衍宗丸中所用车前子,有认为乃是通过补虚之功,达到治疗目的,对此笔者认为不能这样解释,因为车前子主要还是利尿,寓补而兼泄,寓闭而兼利,使精窍通,水窍开,精神健,达到益肾种子之效。

瓦楞子

为蚶科动物毛蚶的贝壳。

瓦楞子的制酸止痛作用很好,凡胃痛反酸,胃痛嘈杂为首选之品。笔者临床体会,其制酸作用强于他药,如牡蛎、乌贼骨、海蛤壳、珍珠母等,并习用。对于胃痛反酸、吞酸、吐酸,笔者常将此药为首选之品,一般需要20g以上的剂量。

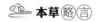

瓦楞子可以治疗癥瘕痞块，多认为同时能消痰软坚，据此认为具有活血化瘀的作用，现用治肝脾肿大及消化道肿瘤等。临床不作为治疗瘀血的常用药。如《本经逢原》卷四"魁蛤壳"条云瓦楞子："其壳煅灰，则有消血块，散痰积，治积年胃脘瘀血疼痛之功。与鳖甲、䗪虫，同为消痞母之味。"此处所谓痞母就相当于肝脾肿大。《本草求真·下血·瓦楞子》也是这样认识的："此与鳖甲、䗪虫同为一类，皆能消痞除积。但䗪虫其性最迅，此与鳖甲其性稍缓耳。"瓦楞子虽有活血作用，但力量不强。

水牛角

为牛科动物水牛的角。

水牛角药材坚硬，药肆多将其镑片，由于其口感不佳，将水牛角装入胶囊使用。根据现在的认识，笔者多用其治疗肝病以及血热病证。

水牛角镑片或粗粉煎服，大剂量 60～120g，宜先煎 3 小时以上。研末，每次 3～10g。现多用水牛角浓缩粉冲服，每次 1.5～3g，每日 2 次。《本草从新》卷十六"牛"条载，老病及自死之牛，服之损人。所以临床所用水牛角，应是宰杀的无病之水牛角，有光泽，透亮，若晦黯，当为病死者。

水牛角色黑褐，质坚硬，剖面纹细而不显，气腥。形状弯曲呈弧形，根部方形或略呈三角形，中空，一侧表面有多数平行的凹纹，角端尖锐。一般多用其角尖部。

水蛭

为水蛭科动物蚂蟥、水蛭、柳叶蚂蟥的干燥体。

水蛭在内陆淡水水域内生长繁殖，其破血作用较莪术更强，主要用于瘀血重证。抵当汤、大黄䗪虫丸等均用之，从活血作用来看，如动物药具有活血作用，一般多较植物药要强。

水蛭尤对于凝血因素过强所致瘀血效果好。在实践中，人们发现被蚂蟥叮咬以后会导致局部出血不止，这是因为蚂蟥所含水蛭素是一种抗凝血蛋白质，其破坏了血小板的作用，影响了凝血机制而导致出血，据此，根据其破坏凝血机制的特点,笔者常用此药治疗中风后遗症引起的半身不遂,肢体麻木,活动不利。既可入煎剂,亦可将水蛭研末装入胶囊后内服,还可治疗因输卵管炎性阻塞导致输卵管不通的病证。笔者的验方补阳通络汤(生黄芪 50g,当归、白芍、茯苓、丹参、半夏、天麻、钩藤、菊花、龟胶各 15g,赤芍、川芎、桃仁、红花、地龙、水蛭、胆南星各 10g,龟甲、鳖甲各 20g,鸡血藤 30g)补气活血,化痰通络,主治中风后遗症气虚血瘀半身不遂,口眼歪斜,语言謇涩,口角流涎,小便频数或遗尿失禁。

临床所用水蛭是用砂炒后入醋炮制成干制品后入药的,但张锡纯认为"最宜生用,甚忌火煅"。对此张锡纯的认识并不正确,因炒后可以祛除蚂蟥的腥味,改变其外观形体,既便于服用,也便于患者在感官上、感情上能够接受此药,同时有效成分更易被人体吸收。

本草书中载水蛭有毒,药典规定剂量为 1～3g,导致其临床用量偏小。从张仲景抵当汤中水蛭用量为"三十个"来看,本品毒性很小。《医学衷中参西录·药物·水蛭解》认为:"凡破血之药,多伤气分,惟水蛭味咸专入血分,于气分丝毫无损。且服后腹不觉疼,并不觉开破,而瘀血默消于无形,真良药也。"并认为"破瘀血而不伤新血"。水蛭毒性并不大。

牛黄

为牛科动物牛的胆结石。

牛黄的清热解毒作用极佳,凡热毒疮疡,壮热神昏,惊厥抽搐,中风惊风,口噤痰鸣,咽喉肿痛,丹毒痈疽等均视为要药,临床上以牛黄命名的成药有许多,如牛黄上清丸、牛黄解毒片、牛黄清心丸等。最著名的当是安宫牛黄丸。若初生的婴儿,在离开母体后的 3 天之内,吃点天然牛黄,以后在其人生旅途中就少患热毒病证。用的方法是将 0.1g 天然牛黄涂在母亲的乳头上,让婴儿吃奶时顺带吃进去。此方法源于《汤液本草》卷中"黄连"条,原文为"海藏祖方,令终身不发癍疮:煎黄连一口,儿生未出声时,灌之,大应;已出声灌之,癍虽发,亦轻。"根据实践,将黄连改为牛黄更佳。

牛蒡子

为菊科植物牛蒡的成熟果实。

牛蒡子通过解表达到治疗外感咳嗽作用，有透发与清泄两种功效，既能疏散风热，又能清解热毒，但透发的力量较弱，并无明显的发汗作用，故在用于外感风热或透发麻疹时，须与薄荷等同用，始能收到透发之效。笔者认为其主要作用是解表兼能解毒，用于头面部疾患。若咽喉肿痛，将牛蒡子作为常用之品。临床报道将牛蒡子、苎麻根、生甘草水煎，用浓缩液以酒精沉淀，回收酒精后以药液含漱治疗鼾症，此法可供临床选用。笔者治疗鼾症多选用牛蒡子，治疗鼾症的葶苈止鼾汤（葶苈子、牛蒡子、半夏、炒白术、炒杜仲、竹茹、合欢皮各15g，丹参20g，茯苓20g，焦神曲30g，泽泻、黄芩、苍耳子、辛夷、石菖蒲各10g）效果良好。

牛蒡子功能主要概括为：疏散风热、宣散透疹、解毒消肿、清利咽喉、通导大便、祛风止痒。其能升能降，升能解表，降能通便，清泄之中，自能透发，最为麻疹要药。对于其通便作用，本草书中少有记载，笔者喜用之。

牛膝

为苋科植物牛膝的根。

牛膝既是祛邪之药，如活血化瘀、利尿通淋，又是扶正之品，如补益肝肾、强壮筋骨。补益作用主要是用于腰膝疼痛等。牛膝分为怀牛膝、川牛膝、土牛膝。通常所说的牛膝指的是前二种，其中怀牛膝补益肝肾作用好，川牛膝活血化瘀作用好，而下行之功更好。现也有认为牛膝就是怀牛膝者。2020年版《中国药典》所载牛膝指的是怀牛膝。牛膝、川牛膝现作为两种不同药材而分别使用。

对于腰腿疼痛，笔者喜将怀牛膝、川牛膝同用，这是因为川牛膝以活血见长，下行作用好，怀牛膝具补益作用，同用加强下行作用。由于高血压常伴随头昏头痛，牛膝亦能降压，对于眩晕病证有较好的效果，常喜用之。

《本草衍义补遗》云："牛膝能引诸药下行。"所以筋骨疼痛在下者，宜加用之。牛膝的最大特点是下行作用：①引热、引火下行，主治人体上部的火热病证，如口舌生疮、咽喉肿痛等。②引药下行，主治诸如上部的头痛、眩晕等，亦能够引导其他药物更好地发挥潜降的作用，尤其是治疗肝阳上亢病证常选用之，如镇肝熄风汤中配伍有牛膝。③引血下行，主治人体上部的血热病证，如吐血、衄血、咯血、牙龈出血等，玉女煎中配伍有牛膝。治乳蛾（扁桃体肿大）用新鲜的牛膝根取汁，加入人乳汁滴入鼻孔，不一会儿痰涎从口鼻流出即愈，如无人乳汁加醋亦可，就是取牛膝的下行作用。中医所说的"上病下治"，有"头痛医脚"之妙。

根据牛膝的下行作用，有无牛膝不过膝的说法，意思是说，凡治疗腰、膝关节以下的病变，不配伍牛膝，其治疗效果就差。临床上凡腰膝以下病证笔者将其作为首选之品。

毛冬青

为冬青科植物毛冬青的根。

毛冬青活血化瘀，能有效溶解动脉闭塞性血栓，减少或阻止动脉粥样硬化，治疗血栓闭塞性脉管炎、静脉曲张、动脉硬化闭塞症等。

血栓闭塞性脉管炎由于早期动脉血管硬化，管腔变窄，血液循环障碍，供血及回流不好，病人出现怕冷、麻木、足部皮肤干燥、趾端皮肤萎缩发硬或肌肉萎缩，小腿酸胀，发凉、发冷在夜间加重，以至剧痛。若下肢肢体肿胀，疼痛，寒冷，将毛冬青作为妙药，临床配伍当归、丹参、三七等同用效果会更好。

根据其活血作用，毛冬青对心绞痛也有较好疗效，大部分病人服药后胸闷痛、头痛、头晕、四肢麻木等临床症状消失或显著改善，能降低血清胆固醇，降低血压。临床治疗心血管方面的病变，需要大剂量应用。现有将其制成成品便于患者长期坚持使用。

升麻

为毛茛科多年生草本植物大三叶升麻、兴安升麻或升麻的根茎。

升麻发表力弱，表证较少应用，因有透发作用，故多用于麻疹透发不畅，常与葛根配合应用。笔者临床体会升麻退热作用不强，虽可以治疗热毒病证,主要是治疗上部病变,取火郁发之之义。笔者一般用 6g 左右,但对于气虚下陷的病证则又可稍大剂量。取升麻治疗面部疮疡时,若少佐沉降药物,有相反相成之妙。蛋白尿、血尿是慢性肾病的两大病症,常选用六味地黄丸加味,配伍固涩之品,如金樱子、仙鹤草等,效果常不佳,若在固涩药中加入升麻治疗蛋白尿和血尿,疗效明显提高。

升麻升提,能升阳,主治气虚下陷病证,剂量不能太大,肝阳上亢者不宜使用,以免导致阳升风动。升麻的升举阳气作用与柴胡相似,故二药常相须为用,并多配补气药党参、黄芪以升阳举陷。①升脾胃清阳上行,补中益气汤中配伍升麻升提中气,主治气虚下陷病证,如胃下垂、肾下垂、子宫脱垂等,若配伍枳实则取欲升先降的作用特点。在升提药中,以升麻作用最强。②气虚发热,《脾胃论》卷下之升阳散火汤配伍以升麻、葛根等,治疗四肢发热倦怠,或骨蒸发热。③气虚头晕、头痛,《东垣试效方》卷五"眼目"条之益气聪明汤治疗中气不足,清阳不升之头痛、头晕、耳鸣、耳聋、视物昏花。④气虚下陷而喘,《医学衷中参西录·医方》之升陷汤,配伍以升麻治胸中大气下陷,气短不足以息而喘。⑤气虚不运便秘,升麻对于气虚便秘者,可升清降浊以治之,如《景岳全书》卷五十一"补阵"条之济川煎治老年肾虚之大便秘结。⑥气虚癃闭,《医学衷中参西录·医方》载升麻黄芪汤,治疗气虚小便淋沥不畅。⑦气虚下陷崩漏,《景岳全书》卷五十一之举元煎配伍升麻治疗气虚下陷之月经量多或崩漏。笔者常用黄芪止崩汤(黄芪 60g,三七 20g,地榆炭 30g,炙升麻 10g)治疗崩漏,效果很好。

月季花

为蔷薇科植物月季的花。

月季花在活血方面,尤善治疗妇科疾患,以女子月月行经,月季月月开花,取象比类而常用于月经不调、痛经、闭经或月经稀薄、色淡而量少、小腹痛,兼有精神不畅和大便燥结等。若经前用月季花泡水饮服,每次 5g 左右,或加鸡蛋 1 个同煮服,其效可靠,是调经、理气、活血的妙剂。

根据其通经的特点,又可用于因月经不调导致的面部黄褐斑、晦黯,笔者常将玫瑰花、月季花配伍同用。

丹参

为唇形科植物丹参的根。

笔者认为丹皮活血作用较丹参要强，所以古今治疗癥瘕病证更多选用丹皮，丹参、丹皮同用加强活血作用。现临床丹参更多用于心脑血管疾病，剂量可以稍大一些。丹皮更多用于肝经病变。笔者的验方丹参活血汤（黄芪30g，丹参20g，生山楂、葛根、当归、延胡索、瓜蒌、生晒参各15g，赤芍、桃仁、红花、川芎、桂枝、薤白、枳实、炙甘草各10g）行气化瘀，益气通脉。用于胸痹心痛，痛如针刺，心悸怔忡等。

《本草纲目》卷十二载："按《妇人明理论》云：四物汤治妇人病，不问产前产后，经水多少，皆可通用，惟一味丹参散，主治与之相同。盖丹参能破宿血，补新血，安生胎，落死胎，止崩中带下，调经脉，其功大类当归、地黄、芎䓖、芍药故也。"这是说丹参有类似于四物汤的作用，四物汤具有直接的补血作用，丹参通过活血，达到祛除瘀血以生新血，即"以通为补"，其本身并无直接的补益作用。丹参的作用机制离不开"祛瘀"。

所谓"丹参养血"是对血阻瘀滞，新血不生而言，瘀血既祛，新血可生，即"祛瘀以生新"之理。其他凡因"瘀"所致的疾病中应用也极为广泛。诸如用于月经不调、经闭、痛经、癥瘕积聚、胸腹刺痛、心烦不眠、疮疡肿毒等。

对于丹参的安神作用，有两种解释：①认为丹参具有直接的安神之功，如天王补心丹中配伍有此药；②通过清热凉血，清除血分中热邪，使热邪不扰乱心神而达到安神之功。笔者认为丹参的安神作用应该是后一种情况。因为丹参所谓的清热除烦就是用治神志病变的。治疗失眠病证，笔者喜用丹参。

乌药

为樟科植物乌药的块根。

乌药的行气作用较广，其上入肺，中走脾，下通膀胱与肾，若气滞病证凡胸、腹、阴部病变者，均可选用之。笔者认为其主要还是治疗下腹部病变，兼治肺部气滞。在治疗气滞病证方面，配伍香附、枳实、木香以后作用加强，此四药尤对于妇科气滞病证多用。乌药的行气作用强于香附。乌药对于客寒冷痛，胸腹胀满，或肾经虚寒、小便滑数者，用之最为合拍。

乌药治疗上、中、下三焦气滞病证，笔者尤其喜用其行气止痛，治疗胸腹部位的疼痛病证。治疗妇科的月经不调，笔者多将其为首选。结合前人的经验，根据其行气作用，可用于泌尿道结石，取其解痉作用，但需要剂量大一些。

乌药可以治疗遗尿、尿频，取其温肾缩尿之功，配伍益智仁、山药即缩泉丸，其治疗小便异常以肾阳不足、膀胱虚冷者为宜，若小便次数多，笔者一般多选用乌药，因为其温性并不强，且不燥，故而常用。

乌梢蛇

为游蛇科动物乌梢蛇除去内脏的全体。

乌梢蛇祛风作用虽不及蕲蛇强，但对于风湿痹痛也为常用之品。因货源充足，价格便宜，故用之较多。乌梢蛇的祛风作用好，而瘙痒与"风"有密切的关系，所以为治疗瘙痒常用药。笔者对于顽固性的瘙痒病证常选用之。

乌梢蛇可入煎剂，也可入丸散剂。由于蛇类药的祛风作用好，常用其泡酒饮服，一般泡酒时用 45° 左右白酒，以能淹过蛇体为度，浸泡半月后可以饮用。每日服 10ml，一日 2 次。因乌梢蛇有异味，泡酒时，应加用甜味之品，如熟地黄、黄精、枸杞等。要注意的是，若用活体蛇泡酒时，一定要将整个蛇体淹没透，尤其是用毒蛇泡酒时，饮用前注意仔细检查毒蛇是否已死，以防发生意外。

乌梅

为蔷薇科植物梅的未成熟果实（青梅）。

乌梅在生津止渴方面尤多使用，现生活中所制作的酸梅汤，就是以梅子作为主要食材来达到生津止渴作用的。临床上见到口干、口渴常选用之。乌梅具有很好的抗过敏作用，并且需要大剂量使用。过敏性疾病笔者常选用之。

乌梅治疗疮疡的效果非常好，《本草纲目》卷二十九"梅"条记载：古代有一位医家叫杨起，臂上生一疽，脓溃百日方愈，中有恶肉突起，如蚕豆大，月余不消，各种方法医治不效，因阅本草书，偶得一方，用乌梅肉烧存性，研，敷恶肉上，一夜立尽，就试用，一昼夜病去大半，再用药一日病就愈了。杨起深感奇方功效无比，于是留心搜集各种方治，著《简便方》一书，正是从乌梅治病而得到启发的。《本草纲目》就收录了该书的内容，说明乌梅的收敛作用是很好的。在使用时一般是将其制成炭剂，研末外用。

若唾液过多，古方中常用乌梅配伍大枣同用，以乌梅治疗唾液过多，具有一定效果，一般是用于体虚而胃有热者。从临床来看，如虚寒证则多用益智仁，湿浊阻滞者则多用佩兰。

笔者的验方黄芪降糖膏（黄芪、山药各 30g，天花粉 20g，阿胶、山茱萸、生地黄、茯苓、苍术、玄参、枸杞、菟丝子、乌梅、淫羊藿、黄精各 15g，泽泻、丹皮、鹿角霜、肉苁蓉、地骨皮各 10g）补气生津，滋肾降糖，用于糖尿病口干舌燥，疲倦乏力，腰膝酸软，怕冷畏寒。其中配伍有乌梅。

火麻仁

为桑科植物大麻的果实。全国各地均有栽培。

火麻仁有滋养补虚的作用，最宜于老人、产妇及体弱者由于津枯血少导致的肠燥便秘。笔者认为火麻仁具有良好的润肠通便作用，但麻仁丸却不能用于习惯性肠燥便秘，这是因为方中大黄具有泻下和收敛的双重作用。麻仁丸中含有大黄，因此有的人服用麻仁丸后，不但不能通便，反而导致大便更加秘结，这就是因为大黄的原因，笔者临床体会，对于肠燥便秘的患者，不要轻易服用麻仁丸，但可以使用火麻仁。笔者的验方子仁润肠膏（火麻仁、郁李仁、杏仁、瓜蒌仁、柏子仁、决明子、胡麻仁、莱菔子、生地黄、当归、肉苁蓉、生首乌各 15g，桃仁、枳实各 10g）润肠通便，生津除燥，主治津枯肠燥便秘，口干舌燥，舌红少津等。

火麻仁具有滋养性，但补养力较弱，能养肝血而平肝风，治疗阴虚阳亢所致的中风病和阴血亏虚所致的瘛疭拘挛，如炙甘草汤、加减复脉汤、大定风珠等皆用火麻仁滋阴养血。根据火麻仁的特点，其油润体滑而能养溺窍，也有用其治疗淋证者，宜于既有小便频数又大便干结即"脾约证"者，尤其是对于习惯性便秘效果良好，所以有营养性润肠通便之说。临床多不将火麻仁作补益药看待，因为毕竟是通便之品，只是通便的作用较平和而已，虽作用平和也不宜多用。《神农本草经·上品》说"多食，令见鬼狂走"，就是多食会产生幻觉。

巴戟天

为茜草科植物巴戟天的根。

巴戟天温补肾阳作用平和，配伍淫羊藿后作用加强，若阳痿者，二药配伍应用较单用效果好。治疗风湿痹痛方面，以下肢冷痛常选用之，尤宜于老年人病证。

巴戟天无燥性，作用温和，大凡肾阳虚病证均可以选用。根据补肾作用，用于肾虚所致的腰腿无力，现也用于支气管哮喘。有认为将巴戟天配伍山茱萸同用后，治疗肾病以其代替可的松有效。

《本草衍义》卷七载巴戟天："有人嗜酒，日须五七杯，后患脚气甚危，或教以巴戟天半两，糯米同炒，米微转色，不用米。大黄一两，锉，炒，同为末，熟蜜为丸，温水服五七十丸，仍禁酒，遂愈。"这是讲用巴戟天可以解酒，并能治疗因饮酒导致脚气的病证。

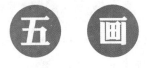

五　画

玉竹

为百合科植物玉竹的干燥根茎。

玉竹的作用和黄精、山药有些相似。相对山药而言，玉竹养阴作用稍强，相对黄精而言，滋补作用稍弱，玉竹益气作用不如黄精，而黄精清热作用不如玉竹。玉竹不滋腻，所以也用于感冒病证。其养阴作用的部位在肺胃。久服不会伤害脾胃。《本草新编》卷三"葳蕤"条云："其功甚缓，不能救一时之急，必须多服始妙。用之于汤剂之中，冀目前之速效，难矣。"就是讲玉竹的作用平和。

《神农本草经·上品·女萎》载玉竹"久服，去面黑䵟，好颜色，润泽，轻身不老。"结合临床应用来看，玉竹确有美容作用。常服玉竹可抗衰老，延年益寿。笔者认为，玉竹具有美白作用。玉竹养肺胃之阴除燥热，补而不腻。《神农本草经·上品》亦载："主中风暴热，不能动摇。"是说玉竹能治疗中风肢体不遂。《本草新编》卷三"葳蕤"条亦载："中风之症，葳蕤与人参并服，必无痿废之忧。"但现在临床以其治疗中风后遗症尚少。

玉米须

为禾本科植物玉蜀黍花柱及柱头。

玉米须作用平和，具有减肥、消除蛋白尿、利胆作用，还能降压、降糖，治疗诸如黄疸、水肿、小便淋沥、黄疸、胆囊炎、胆石症、高血压、糖尿病等。笔者使用玉米须，一般是大剂量使用，也常嘱咐病家自行搜集玉米须直接泡水饮服。

玉米须具有减肥作用,既可以单用,也可以配伍应用,其作用较平和,淡而无味,病人容易接受,若减肥取玉米须30g,开水冲泡代茶饮,常饮有效。笔者常用其治疗肥胖症,并且大剂量使用无明显副作用。如果夏季吃玉米,可以将玉米与玉米须一起煮,饮用此汤水,有泻热的作用,可去体内的湿热之气。

玉米须具有利尿的作用,可以治疗水肿,小便不利,尿路结石,并可以单味大剂量应用,若肾病水肿,将玉米须直接以开水泡服,每次50g以上。因显效慢,需要坚持应用方能达到效果。对改善肾功能,消退或减轻浮肿,消除尿蛋白作用好,连续服用无毒性、副作用。

甘松

为败酱科植物甘松或匙叶甘松的根及根茎。

甘松为醒脾开胃要药,凡思虑伤脾或脾胃虚寒之食欲不振、饮食无味、食多腹胀、倦怠气短,多用。《本草纲目》卷十四"甘松香"条李时珍曰:"甘松芳香能开脾郁,少加入脾胃药中,甚醒脾气。"在治疗脾胃气滞方面乃是常用之药。其行气止痛,消除胃痛、胸腹胀满效果尤佳。笔者对于脾胃功能不佳,食少纳差,脘腹胀满者多喜将甘松配伍佛手同用,此二药的功效也有相似之处,同用作用更好一些。

甘松尚有疏肝的特点,对于胸襟怫逆,肝失条达,自觉腹内有气冲逆,胸闷如窒,或经期乳胀,善太息,无端悲伤流泪者,可以选用。与香附相伍,治疗胸阻脘满,反酸,食欲不振,腹内胀痛。其理脾胃之气,而脾胃为气机上下交通之枢轴。现有用治心律不齐,甚至心房扑动,在辨证论治的基础上加用之,配伍苦参、枳实、柏子仁等,有一定作用。

甘草

为豆科植物甘草的根及根茎。

甘草在所有中药中是使用频率最多的,以味甘而得名。所谓十方九草,离不了甘草,有"朝中国老,药中甘草"的说法,意思是说甘草就像国老一样，是一种近乎完美、作用好、使用广泛的药物。主要是因为有调和诸药的作用，故称"国老"。《本草纲目》卷十二"甘草"条李时珍曰："协和群品，有元老之功，普治百邪，得王道之化。赞帝力而人不知，敛神功而己不与，可谓药中之良相也。"《汤液本草》卷中"甘草"条云，"甘者令人中满""中满者勿食甘"。《本草备要•草部•甘草》记载："甘草得茯苓，则不资满而反泄满。"所以四君子汤将此二药配伍同用。一般来说，甘草的使用剂量不宜过大。

甘草因其性缓味甘，确有生湿助满之嫌。对于寒湿壅滞中焦而胃脘部胀满者不宜使用，因甘草会助湿邪难解，导致胀满加剧，古有云，中满不食甘，乏酸毋多甜。因甘草甘甜会助胃酸增多而嘈杂吐酸更重，否则，轻者碍掣他药，滞留邪气，重者实邪不祛，久则伤正，若临证酌情加减，还能获得奇效。

甘草的特点是味至甘，得中和之性，有调补之功，故毒药得之解其毒，刚药得之和其性，表药得之助其升，下药得之缓其速，所以甘草的特点是热药得之缓其热，寒药得之缓其寒，攻下药用之缓其泻，峻猛药用之缓其烈，寒热相杂者，使之得平。甘草随所配伍之药，治疗多种病证。所谓"十方九草，离不了甘草"。①甘草具有矫味作用，因其含有甜味素，味道甜，口感好，患者容易接受；②具有解毒作用，甘草所含的甘草酸在体内可水解生成甘草次酸和葡萄糖醛酸，甘草次酸具有皮质激素的作用，能增强肝脏的解毒作用；③缓和药性，能缓解和降低方中其他药物的毒性、副作用，达到安全用药的目的；④增强方中其他药物的疗效，具有协同作用。笔者在临床上使用甘草，一般是控制剂量的，多不超过10g，一般用量为6g，但炙甘草中之甘草例外。

甘遂

为大戟科植物甘遂的块根。

将甘遂外用，如敷肚脐，既有很好的利水作用，也不会出现明显的副作用，若将其外敷肺俞穴，治疗咳喘，取冬病夏治法，亦无明显的副作用。因此外用是安全的。笔者多将甘遂等峻下药同用外敷，治疗肝硬化腹水效果明显。笔者的验方腹水消肿散（甘遂、大戟、芫花、延胡索、细辛各10g，麝香 0.5g,樟脑 5g)是将其研粉醋调外敷肚脐眼以峻下逐水,通利二便,用于肝硬化腹水,肢体浮肿。

甘遂泻下作用尤强,故称为峻下之品,因为其有效成分不溶于水,所以一般是不入煎剂的。《本草新编》卷四"甘遂"条云:"破癥坚积聚如神,退面目浮肿,祛胸中水结,尤能利水。此物逐水湿而功缓,牵牛逐水湿而功速,二味相配,则缓者不缓,而速者不速矣。"其实甘遂泻下逐水力大大强于牵牛子,陈士铎所论是不对的。

张锡纯认为甘遂"为下水之圣药。痰亦水也,其行痰之力,亦百倍于他药"(《医学衷中参西录·医方·荡痰加甘遂汤》)。并以其治疗癫狂。如果是痰涎很重者,可以选用甘遂。所以说甘遂可以祛痰。

从传统的用药来看,内服时使用甘遂剂量不能过大,因其可能产生剧烈腹痛,水样大便,并有恶心、呕吐、头痛、头晕、心悸等多种病症,故要严格控制剂量。

艾叶

为菊科植物艾的叶。

临床上出血病证以热邪多见,所以清热止血药和凉血止血药多用,而温经止血药物不多,艾叶虽能温经止血,有时也用于热性病证,如四生丸。艾叶可以驱蚊,若夏季蚊子叮咬,将其置放在室内,或者做成香包,驱蚊效果良好。

艾叶常被用来做艾灸。艾灸就是将艾叶捣搓成艾绒后做成艾炷或艾条,在人体的穴位处熏灸,借助艾火的热力透入肌肤,从而达到治病和保健作用。凡用艾叶,以陈久者为佳。

艾叶既入药治病也防病健身,以艾叶煮水洗头能去头油、止痒、去屑、防脱发。以艾叶水洗脸可协助治疗面部皮炎、湿疹。艾叶水泡脚,能够加快血液循环,具有保健作用。也治疗由风寒引起的感冒。

艾叶具有止痒作用,本草书籍记载其止痒者很少,古代楚国地区就有在农历的端午节将艾叶、菖蒲悬挂在门口的习俗,就是取其辟秽作用,此习俗一直沿用到现在。当艾叶放置久后,就用其煎水洗来止痒。将其捣成绒状，垫于鞋内，预防脚气、足癣、冻疮等。笔者常嘱病人将艾叶置于鞋内防足癣。

石韦

为水龙骨科植物庐山石韦、石韦或有柄石韦的叶。

石韦乃是治疗淋证要药，由于具有止血之功，尤对于血淋、尿血多用。治疗尿血可配伍小蓟、白茅根。若小便疼痛多选用石韦。

《神农本草经·中品》载石韦"主劳热邪气，五癃闭不通，利小便水道"（注：五癃闭，《时方妙用·五淋 癃闭》解释，"淋病，小便滴沥涩痛，欲去不去，欲止不止是也，古人分为五种，石淋：下如沙石。膏淋：下如膏脂。劳淋：从劳役而得。气淋：气滞不通，脐下闷痛。血淋：瘀血停蓄，茎中割痛。皆为热结膀胱所致"）。从临床应用来看，石韦乃是治疗多种淋证的主药，如石淋、热淋、气淋，尤为治疗血淋的要药，单用即有效。其止血也用治崩中漏下，将其研末服。虽然具有清肺止咳作用，但并不多用。

石见穿

为唇形科植物华鼠尾草的全草。

现在认为石见穿具有良好的抗癌作用，可用于多种癌肿，抑制肿瘤生长，具有调节免疫功能的活性，为目前临床上治疗癌肿的首选药物。根据临床体验，配伍菝葜后增强抗癌作用，笔者尤喜用之。一般剂量在30g以上。

石见穿有清热利湿作用，药理证实利尿，退黄，有降低谷 - 丙转氨酶作用，临床用于急慢性肝炎或肝损伤、妇女带下，多只作辅助药物使用。2020年版《中国药典》未记载石见穿。

石决明

为鲍科动物杂色鲍（光底）石决明、皱纹盘鲍（毛底石决明）、羊鲍、澳洲鲍、耳鲍或白鲍的贝壳。

石决明主要是治疗阳亢证和视物昏花。《医学衷中参西录·药物·石决明解》说："善治脑中充血作疼作眩晕，因此证多系肝气肝火夹血上冲也。"据此亦为治疗肝阳上亢所致高血压的主要药物，具有降压作用。同时石决明具有很好的明目作用，视物昏花，头昏脑涨笔者常选用之。

《海药本草》卷五"石决明"条记载石决明治疗"骨蒸劳极"，也就是说具有退虚热的特点，可以治疗虚热不退的病证，而从临床应用来看，现很少将其用于虚热的病证。

石菖蒲

为天南星科多年生草本植物石菖蒲的根茎。

石菖蒲治耳鸣，是因能开窍，宜于清窍闭塞证。前人认为菖蒲有九节者良。菖蒲能利九窍，故除用于耳鸣以外，也用于心窍闭塞之神志昏乱癫狂，痴呆，言语不畅，后阴病变的噤口痢，前阴病变的小便不利以及目暗等。

笔者认为石菖蒲是治失音的要药，因其开窍祛痰，其通九窍、明耳目、出声音，凡寒饮闭塞，肺气不宣，令人音暗，可以选用。此药专治金实不鸣失音，临床配伍蝉蜕作用更佳，笔者临床上治疗失音一般多将二药配伍同用以加强作用。石菖蒲、茵陈均化湿，石菖蒲偏于通，使败痰腐湿从人体孔窍排出，而茵陈偏于清，通过清利肝胆之枢，牵一发而动脏腑，清升浊降，流清源洁。石菖蒲通九窍，上可达眼、耳、口、鼻七窍，下可至前后二阴窍，且药性平和无毒，用之则无处不到、无窍不通。①心窍闭塞的神昏、癫痫，如菖蒲郁金汤治疗痰热蒙蔽，高热，神昏谵语。湿浊蒙蔽清窍，健忘，耳鸣，嗜睡，如《医学心悟》卷四之安神定志丸（茯苓、茯神、人参、远志、石菖蒲、龙齿）。②肾窍闭塞的耳鸣耳聋，凡耳窍不通，加用石菖蒲作用明显。临床体会，可以与郁金同用。③肺窍闭塞的鼻塞不通、咽喉不利、声音嘶哑，鼻塞不闻香臭。④大肠不利的水谷不纳，痢疾后重等，如《医学心悟》卷三之开噤散。⑤膀胱不利的小便浑浊，膏淋，现用其治疗乳糜尿。上述通窍方面，临床上尤以治疗声音嘶哑作用好。根据应用来看，其达到祛痰化浊，用于痰湿或阻于气道、或瘀于心络、或蒙闭心包、或着于鼻道、或黏于咽喉、或塞于耳窍、或痹于肢体经络、或滞于胃肠诸疾，临床均广泛用之。传统认为菖蒲以九节者为佳，故有九节菖蒲之谓，现在临床是将石菖蒲、九节菖蒲分别应用的。

石菖蒲益志，也云益智，以其治疗痴呆，或增强记忆力，《神农本草经·上品·菖蒲》云："久服轻身，不忘、不迷惑、延年。"这里讲的不忘就是增强记忆力，不迷惑就是头脑清晰，从临床来看，石菖蒲是治疗记忆力减退的常用药。人参、远志亦能益志，可以配伍应用。

石斛

为兰科植物环草石斛的茎。

石斛为滋养胃阴之药，作用平和，虽能养肾阴，但临床少用。其养阴不滋腻，多只用于轻微的胃阴伤者，笔者认为较麦冬力量弱。至于将石斛视为仙草，有过度宣传之嫌。由于胃阴虚与脾阴虚在表现形式上相似，主要表现为不思食，口干不欲饮，手足心热等，故现在认为石斛主要用治脾阴虚证。

《本草正义》卷七"石斛"条云："古人惟以色黄如金，茎壮如钗者为贵。"并认为以"川产最良"，而实际上以安徽霍山石斛最佳，乃道地药材，其性不甚寒，不会导致碍胃凝脾之弊，对于虚人，胃阴不足尤为适宜。

铁皮石斛因表皮呈铁绿色而得名，将其扭成螺旋状或弹簧状，晒干后称为耳环石斛，又名枫斗、铁皮风斗。按照药典介绍的名称，以金钗石斛为最好。《药品化义》卷六述石斛："长肌肉，厚益肠胃，诚仙品也。"将石斛列为仙草，其实，《本草正·水石草部》载石斛："有二种，力皆微薄，圆细而肉实者，味微甘而淡，其力尤薄。"也就是说，石斛并非仙草之类药材，作用平和。《本草衍义》卷七载其"治胃中虚热"，《本草纲目拾遗》卷三"霍石斛"条载其"清胃除虚热，生津，已劳损，以之代茶，开胃健脾。"其清胃火，除心中烦渴，疗肾经虚热，安神定惊，解盗汗，能散暑。虚热病证多用。

石榴皮

为石榴科植物石榴的果皮。

石榴皮可以治疗多种肠道寄生虫，如绦虫、蛔虫。由于中医所云"虫"，也包括导致皮肤瘙痒的癣疾，据此也治疗脚部黄水浸淫，痒痛溃烂，可用石榴皮煎水泡洗。对于久泻选用石榴皮比较适合，因其收敛之故，若新起病证，不宜选用，否则会导致肛门坠胀，欲大便而不能者。外用治疗癣疾，笔者多选用之。

石榴皮以个大、皮厚实、棕黄色、外表整洁、陈久者佳，治疗久痢不瘥，暴下不止，便血，脱肛，古代均强调用酸石榴皮。石榴花亦作药用，有乌发之功，还可止血。民间有用石榴花晒干研末，吹入鼻孔，一日数次，治疗鼻出血。亦可用石榴花、白及等分晒干或烘干，研末混匀，外敷伤口，可止外伤出血。石榴花有很好的止带作用，妇女黄白带下用白石榴花煎服有良好的效果。

将石榴皮着疮上，可治疗疔疮肿毒。若牛皮癣，用石榴皮蘸极细明矾粉搓患处。治汤火烫伤，石榴皮研末，麻油调搽患处。化脓性中耳炎用石榴皮炒焦研粉，撒布耳内。治疗脱肛可用石榴皮等煎熬，趁热熏洗。治疗烧伤用石榴皮煎水，将纱布块用药液浸湿，贴于患处。治疗蛲虫病，石榴皮煎水熏洗肛门。

石膏

为含水硫酸钙纤维状结晶聚合体的矿石。

石膏是清凉退热、解肌透表之专药，伤寒阳明病或温病邪在气分，症见壮热汗出重用石膏寒凉清热，除热盛之烦躁。石膏两擅内外之能，既能清泄肺热而透疹，又能清泄气分实热以解肌，凡肺热喘嗽，风寒化热，热邪壅肺，肺气闭塞者，石膏视为要药。为发斑、发疹之要品。生石膏主要用于内服，治疗热病之壮热不退，心烦口渴，神昏谵语，肺热喘息，胃火头痛，牙痛，口舌生疮，热毒壅盛发斑等，取效颇著。煅石膏则以外用为主。

石膏虽用于热证，但配伍后也可用于寒证。笔者认为石膏寒性较重，容易伤阳，故对于阳虚、胃寒者使用持慎重态度。石膏配伍知母以后其退热作用加强，石膏无知母不寒，从仲景所创立白虎汤应用二药之后，后来的退热方中多是将其同用的，根据现代研究，认为二药配伍以后，其钙的溶解度显著增大。在清热方面，临床上石膏若配伍诸如天花粉则不及配知母作用强。

生石膏煅用以后，大寒之性大减，也不宜作为内服药使用。中药教材中均笼统地说石膏大寒，其实煅石膏是不能说大寒的。如果按照煅石膏在临床上的应用情况来看，煅石膏的性味为甘、涩，寒。

龙骨

为古代哺乳动物象、牛、马等动物骨骼的化石。

龙骨应用的历史较久，《伤寒论》中有多首方子用到了龙骨，其平肝作用较好，但由于具有收敛固涩作用，笔者对于颈椎病、腰椎病等，使用此药向来谨慎。对于湿热病证也应慎重。因其质重，若应用时，剂量一般较大。

龙骨具有收敛作用，主要是治疗体虚滑脱的病证，从临床应用来看，多用治遗精，滑精，如金锁固精丸。根据其收敛作用，有认为可以止血，如治疗尿血，肠风下血等，不过从使用来看，一般不将其作为止血主药使用。笔者的验方龙牡涩精膏（煅龙骨、煅牡蛎各 20g，莲子、山茱萸、芡实、沙苑子、菟丝子、桑螵蛸、熟地黄、山药、茯苓各 15g，莲须、莲子心、丹皮、泽泻、五味子、金樱子、覆盆子各 10g）能收敛固精，培补肾气，主治遗精早泄，腰膝酸软，精液较清稀，疲倦乏力，小便频数。

龙骨最大的特点是安神，尤其是可以治疗烦躁失眠病证。在安神方面常与牡蛎配伍同用以加强作用。由于其重可镇怯，涩可固脱，故仲景用龙骨治惊狂，烦躁。龙齿镇惊安神作用强于龙骨。生龙齿功专镇惊安神，煅龙齿则略兼收涩之性。

龙胆草

为龙胆科多年生草本植物龙胆、三花龙胆或条叶龙胆的根及根茎。

龙胆草的苦味尤为突出，主要是用治肝胆湿热疾患，取其苦能燥湿之功。将龙胆草外用，因其燥湿也有很好的止痒作用。其清热作用，对于火热病证可以选用。笔者认为其止牙痛的效果也很好。

龙胆草为肝胆湿热郁火所致诸病之要药。①湿热黄疸，治肝胆湿热内蕴黄疸可与茵陈、大黄、栀子同用。对初起之水湿黄疸，用之不得不亟，久病之水湿黄疸，用之不可不缓，消湿除瘅之灵药也。黄疸实不止湿热之一种。龙胆草泻湿中之热，只治疗湿热黄疸，不能治疗寒湿黄疸。②阴肿阴痒，若湿热下注所致的阴囊红肿，甚则肿大如瓜，亮如水晶，坠胀疼痛，小便赤热者，乃为必用之品，内服如龙胆泻肝丸。亦可与苦参、黄柏等煎水坐浴。③湿热带下，若湿热下注，白带色黄腥臭，可与白芷、黄柏、蛇床子等同用。④湿疹湿疮，若见皮肤瘙痒难耐，甚则破溃出黄水，龙胆草为清利湿热之佳品，亦为要药。可内服或外用。⑤肝热炽盛，治肝经热盛热极生风，现高热惊厥，手足抽搐，可与牛黄、钩藤等配伍同用。治肝火炽盛、胁痛、头痛、口苦、目赤、耳聋，常与柴胡、黄芩、栀子等同用。⑥带状疱疹，中医称为缠腰火丹，多由于肝火上炎或夹湿热所致。此病初起之时，疱疹嫩红，疼痛难耐，多伴有大便秘结，小便黄赤，口苦等，当重剂清泄肝胆火热之邪，用大剂龙胆草、栀子、大黄、连翘等，再配合外治，能明显提高疗效。

龙眼肉

为无患子科常绿乔木龙眼树的成熟果肉。

龙眼肉以补血为主，凡血虚病证视为要药，入汤剂不如膏剂补益作用强，若老年人也可以配伍入酒剂，既能改善口感，又有良好的滋补作用，只是每天不能饮酒过多。根据王孟英的认识，以食品蒸吃更好。

龙眼肉主治因心脾虚损，气血不足所致心悸，失眠，多梦，健忘，是一味性质平和的滋补良药，单用就有效。若因年老体弱，大病之后，身体虚弱，吃龙眼肉有非常好的作用。对病后体虚，脑力衰退以及产后虚弱均为调补佳品。《本草纲目》卷三十一"龙眼"条李时珍曰："食品以荔枝为贵，而资益则龙眼为良。盖荔枝性热，而龙眼性和平也。"

龙眼虽然补益心脾，治病而无壅气之弊，其味甘性温类于大枣、荔枝，但补虚力却胜之。民间常用龙眼作为补剂的配料，炖鸡或羊肉时，放入一些桂圆肉，显得别有风味。谚云："心虚气不足，桂圆煨米粥。"

龙葵

为茄科茄属一年生草本植物龙葵的全草。

龙葵目前在临床上主要用治多种肿瘤,如肝癌、胃癌、食管癌,笔者习惯上多将山慈菇、菝葜、龙葵配伍使用以增强抗癌作用,在剂量上一般不要太大,以免伤胃。将龙葵单用可治疗癌性胸腔积液、腹腔积液。龙葵的作用与半枝莲很相似。

《新修本草》卷十八"龙葵"条载:"食之解劳少睡,去虚热肿。"意思是说,若平时多睡,用此药可以解除时时欲睡的现象,其特点正好与安神药物对应使用,睡不着者用安神药,而多睡则用龙葵治之,此说可供临床选用。本品作为避倦防睡药,有一定疗效。

北沙参

为伞形科植物珊瑚菜的根。

北沙参为养阴之品,可用于肺胃阴伤病证,其养阴作用平和,但因为使用历史较晚,在古方中应用较少。笔者使用此药,凡肺胃阴伤证将其作为常用之品。此药特点是不滋腻,不敛邪,不碍胃,较麦冬药性要平和。

北沙参主要作用于肺,可以用补肺阴、清肺热、润肺燥的术语来总结其功效,这三者主要是补肺阴,肺阴伤又主要表现为肺热、燥热咳嗽。笔者认为其止咳不用于喘证,临床也极少有用北沙参治疗喘息的。再就是养胃阴,清胃热,润胃燥,由此又引申出益胃生津。

田基黄

为藤黄科植物地耳草的干燥全草。

田基黄一名地耳草,乃是治疗黄疸的常用药物,其退黄作用好,可以单独应用,若湿热黄疸可以直接将其泡水饮服或煎汤服,根据其清热解毒的作用,也用于其他热毒病证。

笔者使用地耳草治疗湿热黄疸,多大剂量煎汤服,或与金钱草、白鲜皮、茵陈、郁金、虎杖等同用。从治疗黄疸病证来说,根据李时珍的经验,白鲜皮作用很好,将田基黄与其同用作用更佳,而秦艽退黄的效果也很好,可以同用。田基黄对肝病有较显著疗效,用药后肝功能、自觉症状及体征能很快得到改善。

田基黄的活血化瘀作用不强，所以云其活血，是因为黄疸病证多有瘀阻，此作用机制与大黄、虎杖很相似，所以此三药常配伍在一起使用治疗黄疸病证。对于其他的瘀血病证则极少使用。

田基黄在清热解毒方面，可以治疗疮疖肿毒，可用鲜草煎服，另用鲜草适量，洗净，捣烂外敷。其外用可以治疗热毒疮肿、阑尾炎、乳腺炎、外伤积瘀肿痛、毒蛇咬伤、带状疱疹。以适量鲜品捣烂敷患处。

生地黄

为玄参科植物地黄的块根。

生地黄乃是甘药，口感佳，在清退虚热方面常用，但由于其滋腻，使用时剂量不能太大，以免泥膈。此药为凉血要药，故血分有热为首选之品。生地黄的特点是"内专凉血滋阴，外润皮肤荣泽"(《本经逢原·隰草部·干地黄》)。对于皮肤干燥等又可以加大剂量使用。在凉血药中，此药作用佳，故古代凉血方中将其作为首选之品，如清营汤、犀角地黄汤。

从止血部位来说，生地黄可用于多部位出血症。①吐衄咯血，对于血热妄行，上行灼伤血络所致吐血、衄血、咯血，生地黄通过凉血止血而取效，如四生丸中用之；②尿血便血，对于血热妄行，出于下焦尿血便血者，生地黄亦为常用之品；③热毒斑疹，如犀角地黄汤不仅对温病发斑有效，而且治疗杂病中因血热妄行，发于皮肤之肌衄，有良好的疗效，现用治结节性红斑、红斑狼疮、过敏性紫癜、皮肤红斑等。

生地黄清热可用于多部位病证。①气分热证，温热之邪由卫入气，热伤津液，此时生地黄最适宜，如加减生脉散(生脉散加丹皮、生地黄)、增液汤(生地黄、玄参、麦冬)。生地黄是温病气分阶段养阴生津清热之要药。②热入营血，温邪深入营分，症见身热夜甚，心烦口渴，舌质红绛，脉来急数，亦选用生地黄，如清营汤；如热入营血，气分热邪未罢，气血两燔，症见发斑发疹，亦选用生地黄。③邪入心包，温热邪气内陷心包，症见高热持续，神昏谵语，抽搐瘛疭，舌绛脉数，亦选用生地黄，如清宫汤。④温病伤阴，其对于热病后期，余热未清，症见夜热早凉，热退无汗，舌红少苔者，可与清热养阴之品如青蒿、鳖甲、丹皮同用，以清透余热、养阴生津，如青蒿鳖甲汤。

生姜

为姜科植物姜的新鲜根茎。

生姜为呕家圣药，治疗多种呕吐，无论寒热虚实所致呕吐均可选用。在家庭中也可将其作为食疗来治疗和预防呕吐，尤其对于胃寒证效果良好。若晕车、晕船的人外出旅游，在出发之前口嚼生姜服下，或在肚脐上贴一片姜，或在乘坐车船时常把姜放在鼻下嗅闻，均能消除或减轻晕车、晕船的症状，也可以将生姜切片后敷在内关穴上，一般是男左女右。

生姜可用作矫味剂、健胃剂、发汗剂、芳香兴奋剂、祛风药、镇痛药，可解毒、防冻疮等。生姜解除鱼、肉腥气、异味，可生食、炒食、作香料，腌渍、糖渍食品及做糕饼的原料。亦可制姜汁、姜酒、姜油、姜片、姜块等成品食用。若虚寒胃痛，笔者常嘱咐病家自己用生姜、红糖煎水饮服。若寒盛痛经，乃嘱咐病家用生姜温熨腹部及八髎穴有效。

用姜汁抹搽患处，可以有效地治疗脱发，特别是斑秃。方法取新鲜生姜，在白酒内浸泡2天，用浸制的生姜蘸药液搽患处，每天3次，每次1～3分钟，连续使用，对治疗斑秃有较好的疗效。

代代花

为芸香科植物代代花的花蕾。

代代花具有减肥作用，可以单独使用，使用时可以将其泡水饮服，坚持应用有一定作用。也可以与其他药物配伍应用。若泡水服时，可适当与诸如橘络、玉米须等同用。笔者常将其用于瘦身方中，而配伍香附、郁金等疏肝解郁作用好。

代代花也可作为一种美容茶，干品以干燥，色泽微黄，朵大均匀，饱满，香气浓郁、无破碎者为佳，直接泡水饮服。代代花温厚的香气和味道与橙皮一样，泡成茶喝时，会感觉到嘴里充满着花朵和水果的芳香，略带一点苦味，香气浓郁，闻之令人忘倦。少量饮用，极能放松心情。当情绪不佳时,饮用本品,具有解除忧愁的特点。

代赭石

为三方晶系氧化物类矿物赤铁矿的矿石。

代赭石的作用可以用一个"降"字来概括,其降肝能平肝潜阳,用治肝阳上亢的烦躁易怒病证;降肺能平喘,用于肺气上逆所致的喘息;降胃能止呕,用于胃气上逆所致的呕吐,呃逆等。并且其降逆的作用强。其特点是降摄肺胃之逆气,除哕噫而泄郁烦,止反胃呕吐,疗惊悸咳喘。传统应用以降胃气上逆最多用。

历代将旋覆花、代赭石作为治疗多种呕吐的常用对药,以痰浊呕吐更多用,二者配伍后作用加强,由于代赭石乃矿物药,质重沉降,其煎出来的汤液颜色不耐看,故不及植物药物应用多。临床一般常用旋覆花配伍半夏、陈皮等同用,同样可以达到降逆止呕的作用。笔者治疗肝阳上亢病证,多喜用石决明而少用代赭石,这主要是因为代赭石煎出的汤液漆黑,病家难以接受,而石决明的平肝作用好,对于头痛,眩晕急躁易怒作用明显。

对于旋覆代赭汤中代赭石的用量,有认为需要重用,亦有认为,旋覆代赭汤中代赭石的用量并不大,只用一两,与旋覆花三两、人参二两相比,用量明显偏小。代赭石用量不宜超过人参,效果反而更好。旋覆代赭汤成为"千古治呃逆第一方"。

仙茅

为石蒜科植物仙茅的根茎。

仙茅在温肾壮阳方面作用强,并认为有人参样的作用,但由于有毒,剂量一般不宜太大。笔者尤喜将淫羊藿、巴戟天、仙茅三药同用,以治疗性功能障碍的病证。

仙茅的作用主要是壮阳,用于阳虚重证。《本草新编》卷三"仙茅"条认为:"仙茅之性,与附子、肉桂迥异,仙茅虽温,而无发扬之气,长于闭精,而短于动火,闭精则精不易泄,止溺则气不外走,无子者自然有子。"这是说仙茅与附子的助阳作用机制不同,仙茅无辛散的特性。

仙茅补阳,特点是"长于闭精",治"闭精则精不易泄",也就是说若阳痿早泄者,当用之,作用好,此乃其重要特征,但相火过旺则不宜使用。临床若肾虚阳痿诸证,仙茅乃为要药,但量不宜大。仙茅温性较强,诸本草书中均载其为热性,只适宜于虚寒性病证,由于其有毒,在使用方面,较淫羊藿、巴戟天要少用。

仙鹤草

为蔷薇科植物龙芽草的全草。

本草书籍中记载仙鹤草的功效颇多,然现主要用其止血,用于多部位的出血病证,如吐血、咯血、尿血、便血、崩漏和赤痢等证,尤对于妇科出血病证多用。其止血作用不及白及强。可单独使用,对症配伍效果更佳。现亦用于血小板减少的病证。通过止血,以治疗各种贫血,如治疗再生障碍性贫血,配伍人参、黄芪效果明显,并重用黄芪、仙鹤草。对于紫癜,无论是时毒邪热迫血妄行,或是脾虚统摄无权,或阴虚内热损伤络脉所致者,均可以之收敛止血而取效。

现在认为仙鹤草具有抗过敏作用,对于一些过敏性疾病如鼻炎常用,常配伍诸如防风、蝉蜕、僵蚕、徐长卿等。仙鹤草有补益作用,配伍大枣作用好,笔者常将二药同用以提高疗效。

仙鹤草为治疗脱力劳伤的要药,所谓脱力劳伤指的是当身体不能突然承受某种重力导致的身体受伤,如出现疲倦乏力,精神萎靡,面色苍白,虽经休息,一时仍不能恢复。取仙鹤草补虚治疗脱力劳伤的方法是将其与红枣炖吃,可加入适量红糖,吃枣喝汤,达到调气血,治劳伤、贫血、精力萎顿、乏力等,还能提高抗病能力。其治疗脱力劳伤,此作用较山楂作用强。仙鹤草有强壮之功,可治疗气血虚弱之眩晕,嗜睡。临床上对于慢性虚弱性疾病、亚健康状态引起的气血阴阳不足等导致的精神困倦、疲劳乏力、抵抗力下降等虚损病证,可选用之。亦可用仙灵脾、仙茅、仙鹤草加冰糖、红枣煎服,改善虚损症状,达到精力充沛,体力强壮,抵抗力增加。仙鹤草可以降低血糖,用治消渴病,现用治糖尿病,临床可以配伍玄参、苍术同用。

白及

为兰科植物白及的干燥块茎。

白及的止血作用极佳，主要用于肺胃出血证，如咳血、吐血。在止血方面可单用，一般是研末内服。白及粉在服用时以凉开水调服作用好，且寒凉药性能收缩血管，有利于止血。

白及有补肺作用，可以治疗肺虚的病证，尤其是肺痨咳嗽，对于其他虚损病证也可选用之。古代本草书中云其治疗肺痿病证，而肺痿是肺脏的一种慢性虚损病证，大多由久病伤肺，虚劳导致肺叶痿败所致，以咳吐浊唾涎沫为特征。现所云肺结核、慢性气管炎、肺纤维化、肺不张、硅肺等均可见肺痿的征象，因此白及通过补肺也可治疗上述病症。

白及具有收敛作用，临床用于痈肿恶疮败疽、消化性溃疡、糜烂性胃炎、溃疡性结肠炎等内科常见疾病。笔者尤其喜用其治疗诸如现在所云的慢性胃炎、消化性溃疡，对于肺胃出血病证一般将白及作为首选，其生肌作用好。白及对于疮疡肿毒，溃疡久不收口，未成脓者能使之消散，已成脓者可使之生肌，略有补性。若研粉以油调涂，又可治手足皲裂，水火烫伤，肛裂证。

白术

为菊科植物白术的根茎。

白术乃健脾要药。凡健脾之品，一般有祛湿之功，白术同时也能利水，故常作为治疗水湿内停的药物。在健脾方面，提倡炒后应用效果更好。白术的炒法有土炒、砂炒、麸炒、清炒，传统的方法是麸炒最佳，但因为成本相对较高，现多提倡土炒。

用白术治疗便秘，笔者临床体会，宜生用，临床可用生白术 60～80g，配伍应用，水煎服，若药后无肠鸣、矢气、稀便及排便次数增加，也可研粉生用，每次 10g，每日 3 次，温水送服。若治疗便秘，白术必须重用、生用才能见到效果，不但能通便，还能健脾。泄泻之本，无不由于脾胃，以脾虚泄泻最为多见。临床尤以白术为治疗泄泻、便溏的主药。所以白术既治泄泻，又治便秘，关键是看剂量、配伍、炮制。

白头翁

为毛茛科植物白头翁的根。

白头翁主要作用是通过清热解毒治疗湿热痢疾、脓毒血痢,但较黄连用之要少,在解毒方面作用也不及黄连强。笔者认为虽张仲景用白头翁汤治疗痢疾以其为方名,但还是以黄连作用佳。白头翁治疗休息痢,单用较大剂量即有效果,现临床上用治阿米巴痢疾,也可用治菌痢,但主要是治疗湿热痢,血痢。

白头翁治疗疮疡,作用不强,临床上也少有将其用来治疗痈肿者。若用,多配伍清热解毒之品同用。

白芍药

为毛茛科植物芍药的根。

白芍具有止痛作用,多配伍甘草以加强作用,如仲景的芍药甘草汤,就是一首止痛要方,其实单用白芍止痛作用并不强。白芍补血、柔肝、敛阴以止痛,用于肝郁胁肋疼痛,胃脘疼痛。临床上挛急疼痛多选用白芍。治疗妊娠腹痛的当归芍药散,治疗湿热痢疾的芍药汤,治疗肝郁血虚脾弱证的逍遥散和治疗脾虚肝旺之痛泻要方等方剂中配用白芍,皆用其缓急止痛。

桂枝、白芍等量配伍应用,达到调和营卫之功,但剂量改变,作用亦改变,如小建中汤芍药的量倍于桂枝,而有建立中气的作用。笔者临床体会,临床上若白芍、桂枝二药同用,一般情况下,白芍剂量应大于桂枝,可以牵制桂枝的辛散特点,也防止动血现象。笔者认为赤白芍药配伍应用时,白芍的剂量应略大一些,这样白芍可以牵制赤芍的行散特点。白芍、延胡索均为止痛要药,二药配伍同用,尤对于胃脘疼痛作用好。笔者尤喜将二药同时使用。

白芍若与柴胡相伍可扬长避短,白芍酸寒收敛,可敛津液而护营血,收阳气而泄邪热,养血以柔肝,缓急而止痛;柴胡疏肝解郁,和解少阳。以白芍之酸敛,制柴胡之辛散,一敛一散,共达柔肝疏肝之效。笔者常将此对药用于肝病疼痛。白芍与醋柴胡按照2:1的配伍比例有明显镇痛作用。

白芷

为伞形科植物白芷或杭白芷的干燥根。

白芷最大的特点就是治疗前额头痛，俗谓乃是治疗阳明经头痛要药。从临床使用来看，白芷又并不限于前额疼痛，对于其他部位的头痛也可选用。可以单用治疗前额疼痛，名都梁丸。白芷对于阳明经之牙痛有效。属风寒者可配细辛，风热者可配黄芩，疗效可靠。

笔者认为白芷美容的作用较好，在古代本草书中即有记载。其在治疗疮疡方面，特点是脓未成者可使之消散，已成者可使之溃破，促使肌肉生长，为外科要药。白芷具有活血化瘀的作用，如仙方活命饮就配伍此药，笔者临床体会，白芷、羌活配伍同用，治疗头痛兼有湿邪作用明显。

白花蛇舌草

为茜草科植物白花蛇舌草的全草。

白花蛇舌草在清热解毒方面主要是治疗痈肿疮毒，其作用与蒲公英、鱼腥草基本相似，均能清热解毒，利湿通淋，治疗热毒、湿热病证，只是适应证方面的不同而已。蒲公英偏于消乳痈，鱼腥草偏于消肺痈，而白花蛇舌草偏于消内痈，主要是肠痈。白花蛇舌草是治疗外痈、内痈之常用品，一般是配伍用药。治疗外痈可以将鲜品捣烂后外敷。从解毒方面来看，善治毒蛇咬伤，可单用鲜品捣烂绞汁内服或水煎服，渣敷伤口；亦可与半边莲、紫花地丁等同用。

白花蛇舌草具有抗癌作用，根据现在的使用情况来看，可治疗多种癌症，如肺癌、肝癌、食管癌、胃癌、膀胱癌、淋巴肉瘤等，而配伍半枝莲后作用加强，套用一个西医名称，也称白花蛇舌草、半枝莲为"广谱抗癌药"。笔者喜用二药治疗癌肿病证，一般在使用时白花蛇舌草的剂量要大于半枝莲，因为半枝莲的苦寒之性较重。

白芥子

为十字花科草本植物白芥或芥的成熟种子。

白芥子善治痰证。古代本草记载能搜剔内外痰结及胸膈寒痰，冷涎壅塞病证。在外用方面，外敷肺俞穴能治疗咳喘病证。也可以治疗痰注经络的病证，但是若外用时间过久，又会导致皮肤起疱。笔者临床体会，如果外用致皮肤起疱后流水，作用反而更好，诸如各个部位的骨质增生、关节炎性肿胀就可以选用。

俗有白芥子祛皮里膜外之痰的说法，可以治疗诸如皮下、胁下的痰核、痰包、痰浊病证，其状如粟，如块，皮色不变，且多无疼痛感觉，唯局部酸麻不适，此痰随气升降，无处不到，对于痰注关节及肌肤之关节疼痛，肢体不利有良好的效果。同时也是治疗狭义之痰的常用药，如三子养亲汤。也用于阴疽流注，关节肿痛，肢体麻木，阳和汤中伍有本品。所以白芥子善治广义之痰、狭义之痰、体内之痰，皮下之痰。

白豆蔻

为姜科植物白豆蔻或爪哇白豆蔻的成熟果实。

白豆蔻乃是芳香化湿常用之药，对于湿阻气机的病证效果好，侧重于中上焦的病变，尤善止呕。其行气开郁，化湿和胃，具有良好的香口除臭作用，而临床上产生口臭的原因主要与湿浊关系密切，因此笔者认为无论何种原因所致口臭，选用白豆蔻都是可以的。

白豆蔻因含有挥发油，量大易耗气，一般量不能太大。笔者使用此药，多限制在 6g 以内，可用其做香料以增进食欲感，可作为卤菜的配料应用。白豆蔻作为芳香健胃的调料，在做菜肴时，宜将其研为极细末，调入即可。

白附子

为天南星科植物独角莲的块茎。

白附子毒性较大，为治风痰要药，较天南星作用强，尤善祛头面部风痰。痰包括广义之痰和狭义之痰，通常白附子所治之痰主要是广义之痰。风痰阻络所致面部口眼歪斜为其主要适应病证。其祛痰作用强于半夏、天南星，此药的特点是上行作用较好，故对于风痰上壅之证较为多用，如牵正散。笔者认为使用白附子时，剂量不能太大。

白英

为茄科植物白英的全草。

白英解毒不仅能治疗疮肿痈疔、丹毒，可内服，也可用鲜品捣烂局部外敷。近年来用治癌肿，以肺癌及胃肠道癌肿为多用。现认为白英有小毒，若大剂量服用有一定的毒性。

白英用于湿热黄疸，腹水，小便不利者，可使水湿之邪从小便排泄，但利尿作用并不强，多只作辅助药物使用

白英在抗癌方面应用较多，但作用不强，其应用历时虽久，但古代对于癌肿认识较为肤浅，所以不多用，现在对于癌肿的认识越来越深刻，使用白英的频率就较为多用。笔者喜用白英配伍龙葵治疗消化道癌肿。白英、龙葵、白花蛇舌草、蒲公英、鱼腥草、半边莲这几味药的作用基本相似，只是各药的侧重面不同而已。

白茅根

为禾本科植物白茅的根茎。

白茅根的凉血止血作用部位主要治疗尿血，可大剂量使用，笔者尤其喜用此药治疗尿血，用量应在30g以上，并多配小蓟同用。取生津止渴方面，多将芦根、茅根大剂量使用，且无副作用。若肺热病证，将二药配伍同用，煎水代茶饮，可用于消渴病证。中药学教材记载白茅根时，云止血需要炒炭用，笔者认为不需要炒炭用，因为炒炭后并不能加强止血作用，生用具有生津作用，出血患者同时也会导致津伤，而炒炭以后不能生津，故以生用为佳。

白茅根用于津伤口渴病证，现临床上用其治疗消渴病证，既可以入煎剂，也可以煎汤代茶饮，以鲜茅根为好。

白矾

为硫酸盐类矿物明矾石经加工提炼制成。

白矾具有解毒作用，本草书中记载可解砒毒，蛇虫毒。白矾含有硫酸铝钾，当应用过多会对身体产生不良反应，不宜多用久用。食品中的油炸食物加用明矾后会使食物疏松，脆嫩，但所含硫酸铝钾有害，故不能多食。

《名医别录·上品》记载白矾可以治疗"鼻中息肉"，一般是将其外用，以白矾研末后塞入鼻中。

手掌多汗可影响写字、绘画和精细手工的制作。足底多汗，汗液不能很快蒸发，导致表皮浸渍变白，趾间更明显，久之会产生刺激性异味，手脚多汗多由脾胃功能失调所致，多见于情绪波动幅度较大的青年人。用明矾15g、鲜白萝卜片600g，加水2 500ml，煎30～40分钟，去渣取汁，待温度适宜时，浸泡手足20分钟，每日2次。

枯矾是白矾经过煅后，去掉水分，其外用止痒、燥湿作用好，若皮肤瘙痒，流水，将适量枯矾撒布患处效果佳。外用止痒祛湿，笔者习用枯矾。

白果

为银杏科植物银杏的成熟种子。

白果多用治体虚咳喘、前阴病变。笔者治疗咳喘，若病程时间长，喜将白果、杏仁配伍同用，但杏仁平喘作用更佳。白果最大的特点是治疗咳嗽喘息，尤以久病体虚咳喘多用，所含的毒性成分经水解后产生氢氰酸，有缓解支气管痉挛的作用。在治疗带下方面，因有收敛作用，对于虚寒带下作用较好，但使用时间不宜过长。

银杏叶能降低血清胆固醇，扩张冠状动脉，改善脑血管作用，促进血液循环，抑制心脏缺血性损害和血栓的形成，能解痉和抗过敏，对喘息性支气管炎有效。近来用于高血压，冠心病，心绞痛，脑血管痉挛，血清胆固醇过高等证。

白前

为萝藦科植物柳叶白前的根茎及根。

白前的止咳作用比较平和，对于寒热虚实病证均可以应用。有本草书籍记载白前能够治疗喘证，但临床上极少用其治喘，云白前治疗咳嗽比较恰当。若肺气壅实，痰多而咳嗽不爽，气逆，无论偏寒，偏热，均可随证配伍使用。临床上白前常配伍百部同用，如止嗽散。因白前泄肺降气，下痰止嗽，为肺家咳嗽要药，善治肺气壅实有痰，百部润肺化痰止咳。二者伍用，润降相合，其化痰止咳之功效更著，用于外感咳嗽日久不已，胸闷气喘，痰多不爽以及肺痨咳嗽等。白前因作用平和，多应用于小儿咳嗽，其化痰作用也不强，若寒热病证不显，笔者常选用之。

白扁豆

为豆科植物扁豆的成熟种子。

扁豆补脾、健脾方面多作为辅助药物使用，其补气之力虽不及人参、白术、黄芪等药，但补中寓行，补而不滞，其调和脏腑，益气健脾，消暑化湿。用于脾虚湿滞所致的食少，腹满，便溏或泄泻，舌苔厚腻等，还可用于脾虚湿浊下注所致的白带过多等证。笔者的验方健脾膏（太子参、白术、茯苓、扁豆、陈皮、莲子、炒麦芽、炒谷芽、山药、神曲、大枣、阿胶各15g，砂仁6g，薏苡仁30g，甘草3g）健脾益胃，消食导滞，主治脾胃虚弱，食欲不振，形体消瘦，面色萎黄，肠鸣泄泻，大便时干时稀，精神不振，四肢无力。

笔者认为扁豆有祛斑增白作用，作为美容药物可大剂量使用，尤其是痤疮后留下痘印，笔者常选用之。白扁豆洁面润肤，古今均用其作为面膜，达到祛斑增白效果。中药中具有"白"字的药物多有美容效果，白扁豆是其中之一。

白蚤休

为百合科植物云南重楼或七叶一枝花的干燥根茎。

笔者认为白蚤休具有美白作用，尤其对痤疮引起的皮肤黯而无光泽，痘印明显，可选用。若色素沉着，可以用白蚤休配伍紫草、凌霄花、天花粉、僵蚕、冬瓜子等同用。

白蚤休可用于多种毒证，尤其是在治疗毒蛇咬伤方面，视为要药。《本草纲目》卷十七"蚤休"条载谚语云："七叶一枝花，深山是我家，痈疽如遇者，一似手拈拿。"若作为内服药使用，主要用于热毒病证，外用可将其捣碎以醋调敷。民间常用于流行性腮腺炎、扁桃体炎、咽喉肿痛、乳腺炎、跌损伤痛等。治疗疮痈肿毒，好似手提东西一样见效。临床上对于热毒病证笔者将白蚤休作为常用之药，但因其药价偏贵，又常以红蚤休（拳参）代之。

白蔹

为葡萄科植物白蔹的干燥块根。

白蔹具有清热解毒作用，但解毒作用不强，又由于有收敛特点，所以热毒疮疡并不将其作为首选之药。但对于疮疡久不愈者，使用白蔹则具有较好效果。

白蔹用于热毒病证，如果因疮疡属于热毒，又久不收口者，可选用，其命名也源于此。其特点是初起能消，溃后能敛，内服外敷均可。还可用治水火烫伤。

白蔹色白质细，有一定美容作用，一些美容方中常加用之，常以其消肿、敛疮及治各种皮肤病。

白鲜皮

为芸香科植物白鲜干燥根皮。

白鲜皮治疗黄疸效果尤佳，古人以之为退黄常药，只不过今人少用尔。《本草纲目》卷十三"白鲜"条李时珍认为白鲜皮"为诸黄风痹要药，世医止施之疮科，浅矣"。李时珍批评人们只知道用白鲜皮治疗疮疡，而不知道用其治疗黄疸病证。白鲜皮尤对于黄疸久久不退者效果极佳。白鲜皮治疗黄疸，其一是热毒黄疸，或湿热黄疸之热势炽盛者，临床可在茵陈蒿汤的基础上加入之。其二是久病不退之黄疸，伴有皮肤瘙痒症状，对于梗阻性黄疸日久者，以清利湿热及利胆，配伍秦艽、郁金、金钱草等以利胆退黄作用好。在治疗黄疸方面，白鲜皮应为首选，笔者常将白鲜皮、秦艽配伍同用于黄疸病证。

白鲜皮为治疗湿疹、荨麻疹的要药，主要是针对湿热病证而言，其止痒作用很好，如治疗皮肤瘙痒，湿热带下、阴肿阴痒、湿疹湿疮、疥癣等，内服、外用均可。将其煎水外洗治疗阴道滴虫效果好。对于湿热之风疮，疥癣赤烂，杨梅疮毒，诸般热毒疮疡，导致之瘙痒病证，常选用之。

笔者认为白鲜皮具有美白作用，可以治疗面色黯，面无光泽，一般是配伍增白的药物如天花粉、葛根、冬瓜仁等同用。

白薇

为萝摩科植物白薇或蔓生白薇的干燥根及根茎。

笔者认为白薇是清退虚热的良药，对热入营血，身热不退以及产后虚热烦乱不安，阴虚内热皆可选用，特别是对某些原因不明的低热有效。所谓原因不明指的是有些低热病证从辨证的角度来看，分不清到底是哪一种类型的低热，此时选用白薇就非常合适。

根据本草书籍记载，白薇尤善治妇科虚热病证，笔者尤喜应用之。白薇治疗虚烦失眠，与栀子相类似，但无栀子泄下之弊，略有养阴之功是其特色。白薇退虚热方面，有几个特点：①可用于阴虚外感病证，多与养阴，透解之药同用，如加减葳蕤汤；②可用于热病后余热未清者，肺热较重；③可用于肺热咳嗽或咳嗽痰中带血为主症者。

瓜蒂

为葫芦科草质藤本甜瓜的干燥果蒂。

瓜蒂治疗黄疸病证具有良好的作用，将其研末后吹鼻，鼻子流出黄水，能够达到退黄的作用。这是一种非常特殊的退黄方法。临床治疗各种黄疸均有效果。此方最早载于《备急千金要方》卷六"鼻病"条，云："瓜蒂末少许，吹鼻中，亦可绵裹塞鼻中。"《千金翼方》卷十八"黄疸"条云："黄疸，目黄不除，瓜丁散方。瓜丁细末，如一豆许，内鼻中，令病人深吸取入，鼻中黄水出，瘥。"用瓜蒂治疗黄疸或无黄疸性传染性肝炎，肝硬化有效，具体方法是：将甜瓜蒂研成细末，取 0.2g，吹入患者一侧鼻孔，不久鼻腔流出黄色液体，过后再用 0.2g 瓜蒂吹入另一侧鼻孔。若身体体质尚好，可以隔日 1 次应用，若身体体质较差，可以隔 2～3 日吹瓜蒂 1 次。每次吹入瓜蒂后，当流出黄水，应清洁鼻腔。此法也用治慢性肝炎，但用量要少一些，其间隔时间要长一些。一般慢性肝炎，肝硬化连续应用几次就会收到效果。吸药后鼻腔流出大量黄水，每次可达 100ml 以上。

笔者曾用此法治疗多例黄疸病人均见效果。曾治 1 例因乙型肝炎引起全身黄疸的病人，黄疸指数达 1 200μmol/L，用各种治疗方法均不见效，后用瓜蒂散吹鼻使黄疸消退。用鼻子吸瓜蒂时，患者头部须向前俯，使黄水流出，切勿吞咽，以免引起腹泻，有时会出现头痛，畏寒发热，类似感冒症状，或肝脾疼痛增加，此症状 1 天左右即可自然消失。

瓜蒂研末吹鼻，可促使鼻黏膜分泌黏液，可治鼻不闻香臭。瓜蒂烧存性，研成粉末，亦可与细辛粉同用，取少许吹入鼻中，一日 3 次，治慢性肥厚性鼻炎和鼻息肉。瓜蒂极苦，麝香可解其毒，解除瓜蒂对呼吸循环中枢的麻痹作用，以开窍回苏。

瓜蒌皮

为葫芦科草质藤本植物栝楼的成熟果皮。

瓜蒌应用的历史较早，在《金匮要略》中即有应用的经验，如瓜蒌薤白白酒汤、瓜蒌薤白半夏汤。传统应用瓜蒌主要是治疗胸痹心痛。由于瓜蒌的化痰作用也很好，用其治疗痰证亦很常用，如清气化痰丸中即配伍有瓜蒌祛痰。

瓜蒌实包括瓜蒌皮、瓜蒌仁。通常所云瓜蒌主要指的是瓜蒌皮，如《金匮要略》中的瓜蒌薤白白酒汤。中药书籍记载瓜蒌时同时也包括瓜蒌仁在内。如果既要用皮，又用仁则需要书写全瓜蒌。处方书写瓜蒌，一般付给的是瓜蒌皮。笔者认为瓜蒌皮对于胸中气滞病证作用好。治疗肠燥便秘，笔者将瓜蒌仁作为常用之品。在清化热痰方面，瓜蒌作用好，配伍黄芩后作用加强。以瓜蒌主胸痹，见于《金匮要略》，对于胸阳不振、气滞

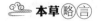

痰阻之胸痹证、痰热互结之小结胸证有效。现临床上瓜蒌常用于治疗冠心病、心绞痛，对于以胸中、心下为中心的疼痛，均有一定的治疗作用。

瓜蒌皮的止咳作用好，临床上作为常用药。由于瓜蒌的价格相对较川贝母便宜，所以瓜蒌比贝母多用。《本草衍义补遗·栝楼实》载其"为治嗽之要药"。结合其性能来看，主要还是治疗热痰、燥痰，若用于寒痰、湿痰，气虚所结之痰，饮食积聚之痰，皆无益而有害。

冬瓜仁

为葫芦科植物冬瓜的种仁。

冬瓜仁驻颜悦色，润肌莹面，祛斑增白，轻身减肥，美容、美白效果很好。从临床应用来看，取冬瓜仁美白，并且无副作用。笔者常用此药40g以上，煎水内服。若嫌麻烦，也可以直接用冬瓜仁泡水饮服。冬瓜子除美白外，又因能祛痰，所以对于肺热咳嗽，痰多，笔者也喜用之。古代美容方中多选用冬瓜子，笔者临床体会，需要大剂量使用，并且无副作用。

冬瓜仁能排脓消痈，古方中是将冬瓜仁作为首选之药的，对于肺痈、肠痈均有良好效果，但作用不强。《备急千金要方》之苇茎汤、《金匮要略》之大黄牡丹皮汤均应用了此药。

冬瓜仁具有化痰作用，主要是治疗热痰。而根据其具有利湿的特点，可以用其治疗消渴、尿多、白浊、遗精、白带，也需要大剂量使用。单味冬瓜子煎汤服，可治疗慢性肾炎。将其炒黄研末，米汤送下，也可用治女子白带过多。笔者治疗面色晦黯，必用冬瓜子，尤其是膏方中选用之。

冬瓜皮

为葫芦科植物冬瓜的干燥外层果皮。

冬瓜皮通过利尿，减轻体内水湿，具有良好的减肥瘦身作用，若肥胖者可以单用此药泡水服，坚持应用有一定效果。笔者临床尤其喜用冬瓜皮治疗肥胖症，剂量一般在30g以上，其有利于排出水饮进而达到瘦身的作用，作用平和，未发现其副作用。以冬瓜皮配伍茯苓皮、生首乌、泽泻、生山楂、益母草、决明子、荷叶、橘络、虎杖、大腹皮、莱菔子等同用，治疗肥胖证有效，此方主要是取其通利二便以排出体内过多的水湿以及积滞。冬瓜皮具有药用价值，同时也具有保健价值，可降低血糖，坚持用冬瓜皮可使糖尿病患者的"三多"（饮多、食多、尿多）症状得到明显的改善。尤其是在做菜用冬瓜炖汤时，连皮一起炖，就能起到保健作用，也适用于湿热所致之小便不利等。

冬瓜皮用于皮肤水肿，特点是利尿不会伤阴，为比较平和的利尿药。根据笔者在临床上的用药体验，其通过利水可以消除面部的诸如蝴蝶斑、色素沉着等，取其以皮达皮之说。

冬虫夏草

为麦角菌科真菌冬虫夏草菌寄生在蝙蝠蛾科昆虫幼虫上的子座及幼虫尸体的干燥复合体。

冬虫夏草的治病部位主要在肺，用于肺虚病证，以肺痨病证为好，这是因具有止血作用之故。现认为其能调节免疫系统功能，抗肿瘤，抗疲劳，增强机体耐寒能力，抗心律失常，增强抗病毒能力，同时具有扩张支气管的作用，改善肾功能，减轻毒性物质对肾脏的损害，调节造血功能，减轻动脉粥样硬化。对于这些作用目前仍有争议。笔者认为冬虫夏草补益作用不强。

冬虫夏草药性温和，老少病虚者皆宜服用。人参、蛤蚧、紫河车补益作用疗效确切，易引起性早熟，冬虫夏草无引起性早熟的情况，乃冬虫夏草的优势。

冬葵子

为锦葵科植物冬葵的干燥成熟种子。

冬葵子具有通小便，通大便，通乳汁的作用，即"三通"。现用于小便不利、淋沥涩痛、水肿等证。临床上治疗小便不畅，笔者以其为首选。根据笔者的临床体会，冬葵子、王不留行、牛膝、刘寄奴同用治疗小便困难，效果尤佳，尤其是对于前列腺炎引起的小便排泄不畅效果好。

具有"三通"作用的药物还有：路路通、王不留行通血脉、通乳汁、通小便。木通通乳汁、通经脉，通小便。穿山甲通乳汁、通血脉、通经络。

冬葵子的作用以通淋最佳，是治疗小便异常的要药，可以治疗石淋，尿中夹砂石，排尿困难，或尿时疼痛，或腰痛难忍，尿色黄赤而浑浊。《金匮要略》葵子茯苓散用治"妊娠有水气，身重，小便不利，洒淅恶寒，起即头眩"，也是取其通利作用。

玄参

为玄参科植物玄参的根。

玄参凉血作用不及生地黄强，化斑汤（石膏、知母、玄参、生甘草）治疗斑疹，就是因为热邪损伤气血，从而导致迫血妄行、血热妄行而现斑疹，故以石膏、知母清气分之热，玄参清血分之热，以达到气血两清之功。化斑汤取玄参清热凉血作用，如清营汤、清宫汤配伍有玄参。

笔者认为，玄参治瘰疬的作用，应是因味咸而软坚散结，理由如下：①玄参为苦甘咸寒之品，具有咸味而能散结的药物均称软坚散结，并且软坚散结药均具有咸味，如海藻、昆布等，从常用中药来看，无一例外。②清热散结不同于软坚散结，清热散结是指具有清热，又能治疗"结"，如瘰疬、痰核、瘿瘤，这些药物主要有夏枯草、贝母、连翘等。玄参可以清热，也可以说清热散结，但由于其具咸味，也是其与贝母等药的主要区别，那么云玄参软坚散结则更确切。虽然消瘰丸（牡蛎、玄参、贝母）将三药同用，但所取作用并非相同，因为消瘰丸的适应证并非定要有热证。③具散结作用的药物并不一定能治瘰疬、瘿瘤，如瓜蒌清热散结，薤白行气散结。显然玄参具咸味是其特殊之处，也是与其他散结药的主要区别点。将玄参治疗瘰疬、痰核、瘿瘤，说成是"清热解毒""滋阴解毒"，与玄参的实际作用是不相对应的。结合中药药性理论分析，玄参此功效应为"软坚散结"，类似的药物有海藻、昆布、鳖甲、牡蛎、瓦楞子、海浮石、海蛤壳等。大学教材不云玄参软坚散结，笔者认为欠妥。

玄参养阴作用不及生地黄强，养阴即壮水，以制浮游无根之火，故咽喉肿痛常用玄参，而地黄壮水以制阳光，显然地黄的作用更佳，故六味地黄丸用地黄不用玄参。玄参在清热利咽方面作用很好，尤其善治咽喉肿痛。玄参滋阴降火，能软坚散结，笔者常用其治疗乳腺增生、甲状腺结节，除选用消瘰丸组方外，再配伍散结的药物如八月札、青皮等效果好。

半边莲

为桔梗科植物半边莲的干燥全草。

半边莲治疗水肿，主要是用于腹部水肿，虽作用不强，但因为具有抗癌作用，对于腹部肿瘤可以选用之。笔者对此药一般是大剂量使用。

半边莲亦主治蛇虺（huǐ）伤，既可内服，也可外用，为治疗蛇伤要药。以新鲜半边莲不拘多少捣汁敷用或绞汁服用，亦可配其他解蛇毒药同用，需要大剂量应用。也用于其他毒虫咬伤，如蜂蝎刺伤，将鲜品捣烂外敷，也能治疗疔疮痈肿，无名肿毒、乳痈。所以李时珍又称其急解索。半边莲治疗黄疸病证也有良好的作用。其作用机制是因为利尿祛湿退黄，使湿热之邪从小便而解，所谓"治湿不利小便，非其治也。"治疗黄疸可以单味药大剂量使用。

半边莲的特点与白花蛇舌草很相似，均能清热解毒，利湿消肿，半边莲偏于利水，水肿多用，白花蛇舌草更多用治癌症。半边莲减肥效果好。

半枝莲

为唇形科植物半枝莲的干燥全草。

半枝莲现临床上主要是用其治疗癌肿，能够缓解癌肿所致的疼痛病证，有"广谱抗癌药"之称，多与白花蛇舌草配伍同用，可用于诸如肺癌、肝癌、肠癌等多种癌症。治疗癌肿，也常与藤梨根、白英等配伍应用。笔者使用半枝莲，在剂量上要少于白花蛇舌草。半枝莲活血作用不强，多不作常用药使用。

半枝莲的清热解毒作用广泛用于痈肿疮毒，红肿热痛，若用于毒蛇咬伤及疮痈肿毒等证，效果也良好。若蛇伤可以将半枝莲鲜品捣烂外敷。在治疗肝病方面，可用治肝病所致肝区疼痛。现用于肝炎、肝肿大、肝硬化腹水、癌肿。因为具有利尿的作用，也用治肾炎。

半夏

为天南星科半夏的块茎。

半夏为最常用化痰药,可以治疗多种痰证,但以治疗湿痰为主,对于寒痰、热痰、燥痰、风痰、顽痰以及其他广义之痰也常用,故为治痰要药。临床应用中,半夏常与苦降之药配伍,具有辛开苦降的作用,如半夏泻心汤。临床应用半夏泻心汤,只要见到黄白相兼的舌苔就可以选用。半夏多用生姜、白矾等炮制后使用,如姜半夏、法半夏等,所以云半夏能燥湿化痰。

治疗呕吐,有认为生半夏止呕作用更好,疗效优于法半夏,仲景书中所用半夏只注一"洗"字,即洗去泥沙,皆系生半夏。有认为生半夏久煮,生者变熟,则无毒性,但生半夏的毒性较大,其毒性成分会麻痹呼吸肌,引起窒息而死亡。笔者曾亲眼见我校一老中医用生半夏 6g,煎汤内服治疗一癫痫病人,导致该患者险些死亡,所以临床应用生半夏内服还是应慎重。根据传统用药特点,法半夏偏于燥湿化痰,姜半夏偏于降逆止呕。临床以法半夏更多用。虽生半夏有毒,内服应慎,但外用之,则消肿止痛作用极佳。笔者认为,临床上只要见到"痰"证,即可选用半夏。生半夏、乌头同外用,并无不良反应。

丝瓜络

为葫芦科植物丝瓜的干燥成熟果实的维管束。

丝瓜络通络作用平和,尤其是对于胸胁部位疼痛如咳嗽、胸闷可以选用,笔者使用此药一般剂量比较大,多在 30g 以上,其单用效果不明显,常配入复方中使用。丝瓜络对于乳腺增生效果好,但需要大剂量使用。

丝瓜络善祛风通络,其特点:①善通筋络,用于风湿痹痛,筋脉拘挛,肢体麻痹若下肢膝盖以下常年怕冷,可用丝瓜络每天 50g 煮水喝。温暖肢体,促进血液循环,加速新陈代谢。②善通胁络,用于胸胁胀痛,尤其能入肝活血通络,常用于气血瘀滞之胸胁胀痛。③善通经络,用于跌打损伤、胸痹等。④善通乳络,用于乳汁不通,乳痈,治产后乳少或乳汁不通者。唯药力平和,多入复方中应用。如果乳汁少,可以将丝瓜与鲫鱼、猪蹄等煨汤。此药因药性平和,价格便宜,笔者尤喜大剂量用之。

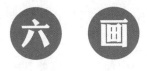

六　画

老鹳草

为牻牛儿苗科植物牻（máng）牛儿苗、老鹳草或野老鹳草的地上部分，前者习称长嘴老鹳草，后两者习称短嘴老鹳草。

老鹳草性质较平和，在祛风湿方面，对于风湿久羁，痹阻经络，气血凝滞所致筋骨疼痛，痿软，手足筋挛，麻木者，无论寒、热病证均可以使用。对于病程时间长，配伍入祛风湿方中有效，在使用时，用药时间也应长一些。笔者临床体会，其对于下肢病证作用要好一些。若类风湿疾病笔者喜用之。老鹳草以下部病变多用，也可以单独用此一药水煎服治疗腰背损伤。

本草书中记载老鹳草治疗诸风皮肤发痒，痘疹疥癞，但作用不强。也有认为能散诸疮肿毒，退痨热发烧，故云其能清热解毒。《滇南本草》卷一"五叶草"条云："祛诸风皮肤发痒，通行十二经络。治筋骨疼痛，痰火痿软、手足筋挛麻木。利小便，泻膀胱积热。攻散诸疮肿毒，退痨热发烧。治风火牙疼、疥癞、痘疹等症。兼解诸痨热，其应如响。敷跌打损伤，能定痛治瘀。"这是对老鹳草治疗疾病的总结和归纳。不过现临床上主要还是用其治疗风湿痹痛。

地龙

为钜蚓科动物参环毛蚓、通俗环毛蚓，威廉环毛蚓或栉盲环毛蚓的干燥体。

地龙可以治疗哮喘，作用机制认为与所含的微量砷有关，若将地龙放入麻油锅中炸枯，去掉地龙，再以麻油炒菜食用，对于小儿哮喘有预防和

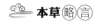

治疗作用。临床上将麻黄配地龙，一宣一降，顺应肺生理特性的同时，平喘效佳。麻黄宣肺定喘，温化痰涎，缓痉止挛通行气道，使哮无源。地龙肃降平喘，荡涤痰壅，洁净气管，舒缩华盖，使喘无根。

在通络方面，主要用于中风后遗症，补阳还五汤中配伍有地龙，临床使用补阳还五汤时，地龙一般不用太大剂量，治疗中风后遗症所致的半身不遂，口眼歪斜，现临床也用于脑血管堵塞，破裂引起的病证，但地龙的通络作用不强。现认为地龙具有抗溶栓作用，临床上多用于脑血管病的预防及中风后遗症的恢复，降低血液黏稠度，改善微循环。此外能抗肿瘤，抗氧化，能降压，解热解痉，增强免疫作用，促进伤口愈合。

地肤子

为蓼科植物地肤的成熟果实。

地肤子为治疗湿热皮肤瘙痒的常用药物，又由于能利尿，可使湿热从小便而出，因此无论是内服抑或是外用均有良好的止痒作用，笔者对于皮肤瘙痒病证将其作为首选之品。皮肤瘙痒若将地肤子、苦参配伍后作用增强。取其止痒作用，既可内服，又可外用煎水洗，治疗多种皮肤瘙痒证，效果良好。

地肤子的利尿作用不强，利尿亦能通淋，对其作用，古代本草认为与黄柏有些相似，从治疗下焦病证来看，也的确是这样。

地骨皮

为茄科植物枸杞的根皮。

地骨皮清退虚热作用好，在诸多退虚热药中，地骨皮较常使用，尤其是具有降低血糖作用，是降血糖的良药。消渴病证一般多有口干口渴，地骨皮治消渴日夜饮水不止，小便利，主要还是通过清退虚热达到治疗热病消渴的。有书籍记载，认为地骨皮具有生津止渴作用，笔者认为地骨皮并不能生津止渴，而是通过清除血热而使热不伤阴达到治疗作用的。地骨皮煮水饮用，对高血糖有明显平抑作用，而又不致发生低血糖。以其治疗皮肤瘙痒可以大剂量使用，主要是因为有凉血作用，清除血分之热，即达到止痒之效。

骨蒸发热分有汗与无汗，地骨皮退虚热主要治疗有汗之骨蒸劳热，而青蒿、丹皮则多用于无汗之骨蒸劳热。李时珍认为枸杞子、地骨皮通过平补，达到精气充沛，从而邪火自退。根据李时珍的经验，地骨皮配伍青蒿以后退热作用好，为退虚热要药。

地榆

为蔷薇科植物地榆或长叶地榆的根。

地榆的凉血止血作用部位主要在大肠，尤以治疗便血多用，这是因为地榆含有大量鞣质，有较强的收敛性和收缩血管的作用，可降低血管的通透性。一般认为乃是治疗便血要药。

笔者认为地榆也擅长治疗崩漏，具有很好的收敛作用，而配伍黄芪同用，则治疗妇科出血作用更好，《本草图经》卷七"地榆"条云："古断下方多用之。"治疗崩漏，笔者将地榆作为首选之品。

地榆的解毒作用主要是治疗烧烫伤，多外用，为治疗皮肤烧烫伤的要药。有"地榆烧成炭，不怕皮烧烂""家中有地榆，不怕烫伤皮"的说法，在应用方面，单独应用并不佳，需要配伍一些清热解毒之品同用，如大黄、虎杖、紫草等。地榆以麻油浸泡7天（油应盖过药物），以油搽涂患处，可使疮面收敛不出水，加速伤面愈合，亦可以地榆炭存性，磨粉，用麻油调成软膏，涂于创面，每日数次。或将地榆焙干研成极细粉末，用麻油（或菜油）煮沸，然后迅速投入地榆粉，搅拌使成糊状，盛于消毒缸内备用。用时将药糊直接涂于创面，可使局部很快形成一层厚厚的药痂，能起到预防和控制感染，消除疼痛，促进创面迅速愈合，促进新皮生长等作用。若烧烫伤，可用验方烧烫伤方（地榆炭、寒水石、黄柏、大黄各等量）清热凉血，收敛生肌。将诸药研粉后，外撒药粉于病变部位，均匀覆盖创面，创面愈合后继续用药，直至创面皮肤恢复弹性，继续用药是创面无瘢痕愈合的关键。

芒硝

为硫酸盐类矿物芒硝族芒硝经加工精制而成的结晶体。

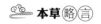

芒硝通便作用为人们所熟悉，而笔者认为此药具有良好的止痒作用，现在通行的各种中药书籍多不记载此作用。芒硝在止痒方面主要是外用煎水洗。在古代医药书中载治疗漆疮，也是取其止痒的作用，而临床上芒硝为外治瘾疹之佳品。根据治疗接触性皮炎的作用，对多种原因所致瘙痒均有作用。其又有软坚的特点，将芒硝粉置于鞋垫下，对于足跟骨刺疼痛有效，西医所云跟骨炎、跟腱炎，不用吃药，笔者的经验，只要将芒硝置于鞋垫下穿上鞋子即可止疼痛。

芒硝的通便作用主要是治疗大便燥结，尤以大便干燥如羊屎者为宜。在临床中选用芒硝，关键是抓住一个"燥"，若大便虽然干结，但并不燥结一般不选用芒硝。若对于其他原因所致的大便虽也可使用，但剂量不宜过大。

在第5版中药学教材中提到芒硝可以回乳，但其后几版教材均未云芒硝回乳，其实芒硝是可以回乳的，方法是取芒硝用纱布包裹，分置于两侧乳房上，固定，经24小时取下。此法也治疗乳痈。

西洋参

为五加科植物西洋参的根。

西洋参在应用方面比较灵活，尤其是秋季因天气干燥，人们常常感觉到食欲不振，口干舌燥，可应用之。可以研粉煮粥食用，或切片开水泡服，或切片炖服，或泡酒饮服。最简单的方法是将西洋参切片后，直接用开水冲泡。

中药书中记载西洋参具有"清热"的说法，对此，结合临床来说，其清热作用只是与人参相比较而言，并不是说若热证要用其清热。西洋参性偏于寒，若气虚兼有热者，可以选用，临床是不用其来治疗某脏腑单纯热证的。若经常讲话多者，如教师等，出现口干舌燥，咽喉不适，身体虚弱者，笔者常嘱其将西洋参直接泡水饮服有很好的效果。

百合

为百合科植物百合的肉质鳞片。

百合的养阴作用相对较弱,主要是作用于心肺两个脏器阴虚证,但也用其治疗郁热型胃痛者。更年期综合征出现的体热烦躁,喜怒无常,热病后出现的神思恍惚,胸中不适,难以入眠等证,百合为首选。也能补虚清火,治肺虚咳嗽,或痰中带血,是慢性支气管炎、结核、肺癌患者较为合适的药品食品。亦作为治疗肺病咳嗽的常用药。民谚有"男山药,女百合"之说,就是说女子应多吃百合。笔者的验方小麦调护汤(小麦、灵芝、绞股蓝、黄芪各30g,百合20g,大枣、莲子、石斛、玉竹、黄精各15g,生晒参、甘草各10g)具有补益心肾,平衡阴阳的作用。方中百合可以重用。

百合有一定美容养颜作用。笔者治疗面色晦黯,无光泽,常选用百合,其对心火肺热引起的某些影响美容的皮肤疾病,如痤疮、面部湿疹、皮炎、疮疖等,也有一定的防治作用。使用百合,剂量应大些。

百部

为百部科植物直立百部的块根。

百部的止咳作用很好,性质平和,不温不燥。其不论新久、寒热、虚实、内伤、外感咳嗽均可以使用。尤其是治疗肺痨咳嗽为要药。其具有杀痨虫(杀结核杆菌)作用。在止咳方面,以炙用为佳。此药除擅长治疗肺痨咳嗽外,对于百日咳也是常用之品,百日咳表现为阵发性、痉挛性的咳嗽,根据现在的研究,百部可以直接杀死百日咳杆菌。临床上百部较少用于治喘息。笔者治疗咳嗽喜将百部、杏仁配伍应用。笔者的验方四百二冬膏(百合、百部、白及、麦冬各100g,白果、天冬各50g)能生津润燥,补肺养阴,用于阴虚肺燥咳嗽,痰少,尤其是适宜肺结核所致咳嗽,痰中带血。

百部外用具有杀虫作用,偏于治蛲虫,治疗阴道滴虫阴部瘙痒作用好,配伍苦参后止痒作用增强。将百部煎水外洗,具有直接杀灭蛲虫、阴道滴虫的作用。对于皮肤疾患的瘙痒,将其煎水外洗亦为常用之品。

当归

为伞科形植物当归的根。

通过临床实践，笔者认为当归能防止脱发，滋润皮肤毛发，并使头发乌黑发亮，还能防止黄发和白发。笔者自创一张治疗脱发、白发的方子"侧柏叶生发酒"（见侧柏叶条），其含有当归。当归既为补血要药，又为调经要药，为临床使用频率极高的药物，当归身补血作用好。

《神农本草经·中品》记载当归"主咳逆上气"，即具有止咳喘的作用，苏子降气汤中就配伍此药。后世的一些本草著作中也有不少记载当归具有止咳平喘之效。当归为治疗血病的要药，何以能治疗咳逆上气？因咳久入络伤血，血不和而气逆，以当归润肺金之燥，故有止咳平喘作用。

当归为补血要药，为补荣之圣药，盖气无形可骤生，血有形难速长，通过当归的滋润通和的特点，使气血流通，达到补血的作用。

笔者的验方当归消刺膏（当归、延胡索、白芍、熟地黄、威灵仙、淫羊藿、巴戟天各15g，桃仁、红花、川芎、赤芍、三棱、莪术、皂角刺各10g，鸡血藤、丹参各30g）具有活血化瘀，通络止痛的作用，用于各个部位骨质增生，瘀血阻滞肢体关节疼痛。

肉苁蓉

为列当科植物肉苁蓉的带鳞叶的肉质茎。

肉苁蓉润肠通便，尤其是对于年老体弱精血亏虚病证多用。通便药物多有伤正气的弊端，而肉苁蓉具有补益特点，虽通便却并不损正气。

笔者在临床上喜用肉苁蓉治疗腰椎间盘突出，此类腰痛患者常常不敢咳嗽，因这样会使腹压加大，加重腰痛，此时若通便，减轻腹压，就能达到良好的效果，而肉苁蓉本身也具备补肾的作用。在通便方面，肉苁蓉作用平和，对于老年人习惯性便秘作用好。

历代均认为肉苁蓉是补肾抗衰老的良药，延年益寿之妙品，方书称其补精益髓，悦色，理男子绝阳不兴，女子绝阴不产，非溢美之词。肉苁蓉养命门，滋肾气，补精血之药也，尤对于老年人病证比较适合。年迈之人，须发皆白，耳聋眼花，牙齿脱落，腰酸背驼，二便不利，这是肾亏老衰之象，用肉苁蓉则有明显的强壮和治疗作用。

肉豆蔻

为肉豆蔻科植物肉豆蔻的成熟种仁。

笔者认为肉豆蔻富含油脂，不但不能止泻，反能致泻，若泄泻者用后多加重病情，笔者有临床体会。中药书籍载其涩肠止泻，若取其止泻必须煨用，即使这样也不能完全保证肉豆蔻不滑肠。若云肉豆蔻涩肠，既有悖药性理论，又与其所含成分不相符，也违背了临床用药的特点。笔者通过多年的临床实践，发现此药能滑肠，因富含油脂能致泻。若取肉豆蔻止泻，需要配伍其他涩肠之品同用。

肉豆蔻辛温，具有涩肠止泻作用，中药学教材均如此记载。现代药理研究肉豆蔻含挥发油，根据中医理论推断，含挥发油成分的药物多具辛味，辛能行能散，说肉豆蔻涩肠止泻与理论及临床不符。四神丸能止泻，含有肉豆蔻，笔者认为不是肉豆蔻的作用，而是方中的其他三味药（吴茱萸、五味子、补骨脂）能止泻的缘故。所以治疗泄泻，笔者不选用肉豆蔻。

肉桂

为樟科常绿乔木肉桂的干燥树皮。

肉桂的两个特殊作用是鼓舞气血生长，引火归原，用少量肉桂配伍补气，补血药物同用，能促使补气血药物更好地发挥作用，如十全大补汤，但单用肉桂则不能发挥此作用。在治疗咽部疾患时，笔者认为肉桂通过引火归原的作用，配伍六味地黄丸中对于现在所云的咽喉炎有良好的效果，只要 3g，若量大则具有补火壮阳的特点，故下部虚寒肾阳不足，命门火衰病证多用肉桂。

肉桂能引火归原，只适用于下焦阴寒过剩，真火无处容身，被迫逃往上焦，口舌咽喉出现上火的症状或面色红赤，治疗需扶阳抑阴，温补下焦阳气。补足下焦阳气后，下焦的阴寒虽然消失了，可是真阳还浮上焦没有归原，肉桂比附子药性要活泼，肉桂能使真阳得以安全地返回火宅，因此说肉桂引火归原是助阳气回归肾宅。治疗热证用清热药时，少佐肉桂可防止冰遏热伏，而不能说引火归原。交泰丸用黄连、肉桂是取黄连降心火，肉桂升肾水，水火既济，心肾交泰，可以治疗失眠、口疮等，此并非取肉桂引火归原。

所谓鼓舞气血生长，并不是有补益气血作用，而是通过肉桂的温通之功，促使补益气血药物能更好地发挥作用，犹如"添加剂"。如十全大补汤就是由四物汤、四君子汤、肉桂、黄芪组成，主治劳积虚损，呼吸气少，行动喘息，心虚惊悸，精神不佳，其中肉桂乃加强补气、补血药物的作用而添加，但肉桂并不具备补气血的作用。

朱砂

为三方晶系天然的辰砂矿石。

从安神的作用来看，朱砂作用强，但并不常用，主要是因为有毒，久用或剂量过大，就容易导致中毒。朱砂辟邪，具有防腐的作用，古代在保管一些容易霉变、生虫的药物时，将朱砂作为丸药的外衣。

朱砂在临床使用中，笔者总结有四宜四不宜：①剂量宜小不宜大，常用量在 1g 以下；药典规定为 0.5g 以下。内服不可过量或持续服用。②宜暂用不宜久服，久服令人痴呆。服用时间过长，临床有患者因患顽固性失眠症而长期轮换服用朱砂安神丸等含朱砂制剂，造成慢性肾衰竭。对一般患者，连续服用朱砂及其制剂的时间不宜超过 7 天，若久服会导致痴呆，也就是反应迟钝，意识障碍。③宜入丸、散剂，不宜入煎剂，若入煎剂宜研细末拌其他药用，如朱茯神。④宜生用不宜火煅，否则见火析出水银易致中毒。一般水飞用。药典规定炮制朱砂时，均要求先以磁铁吸去铁屑，然后以水飞法不断加水研磨，方可得到红色细粉正品朱砂。这样炮制后的朱砂，游离汞和可溶性汞盐的含量最低。另外对于肝肾功能不佳者也是不宜使用的。朱砂应避免与含铝成分的药物（如明矾）同用，也不宜将朱砂置于铝器中加水研磨，或盛放在铝器皿中。孕妇不宜使用。

临床使用朱砂，剂量要控制好，因有毒，古代本草对于朱砂的作用有夸大、妄说之嫌，把朱砂看成包治百病的灵丹妙药。现临床使用朱砂应持慎重态度。笔者临床体验，朱砂安神作用极好，只是应用要谨慎，使用时间不能太久。根据古代记载，嘱病人将朱砂20g，用纱布包后，置于枕头边上，对于改善睡眠有效。

竹叶

为禾本科木本植物淡竹的叶。

竹叶治疗痰多咳喘，分析其原因，是因为竹叶与竹茹、竹沥同出一物，而竹茹、竹沥具有化痰止咳之功，故云竹叶也具有此作用。从临床使用情况来看，竹叶主要还是清心热，如导赤散。

竹叶治疗热在气分病证，如热病烦渴，燥热不适。有认为竹叶入血分清血热，说清营汤中配伍有此药，其实这是导热下行的作用。笔者认为，竹叶是通过清除气分之热才达到治疗作用的，并不是直接深入血分用治血热证，竹叶石膏汤就是例子。竹叶主要是清心、胃之热，有本草书载竹叶可清肝胆之热，如《重庆堂随笔·论药性》云竹叶"内息肝胆之风，外清温暑之热"。也就是说可以治疗肝胆的热邪，古代应用中确有用竹叶治疗肝胆热邪的，但不作为主药使用。

由于竹叶、淡竹叶虽然来源不同，但作用基本相同，又可互相代替使用，因此古方中的竹叶也可用淡竹叶，因乃是利尿之品，有伤阴之弊，又因质轻松软，故一般剂量不宜太大。竹叶可以清心热，因味淡不苦，笔者常以之代替连翘使用。

竹茹

为禾本科植物乔木青秆竹茎秆的中间层。

竹茹主要作用于肺胃病证，性质平和，具止咳、止呕作用，以止呕为主，药性平和，一般只作辅助药物使用。笔者认为竹茹因药材疏松，占容积大，入煎剂需要水多，所以对于不喜饮水之人较少应用。

大学教材记载竹茹凉血止血，用于出血病证。此说见于《神农本草经疏》卷十三"竹叶"条云淡竹茹："能凉血清热，故主吐血崩中，及女劳复也。"而事实上竹茹止血不佳，一家之言不可采信。笔者认为竹茹作止血药使用，还需配伍他药同用，因为竹茹是入气分之药。

延胡索

为罂粟科植物延胡索的块根。

延胡索以块茎入药，既能活血化瘀，又能行气。所谓气为血之帅，气行则血行，行则通，通则不痛，不通则痛。临床上延胡索以止痛为主要特点。笔者临床体会所有止痛药中，以此药最安全，应用最多，作用最好。

延胡索、马钱子均有很好的止痛作用，但在临床上，如果将延胡索与马钱子在一张处方中同时应用，将会产生严重的后果，如恶心、呕吐、抽筋等反应。据载"延胡索可增强马钱子的毒性效应"（张廷模. 中药学 [M]. 北京：中国中医药出版社，2001），笔者在临床上曾将二药同用后，发现的确如此，因此建议不要将此二药同用于一张处方中。

延胡索乃是止痛要药，对于多种疼痛均为首选之品，其辛温而不燥，活血而不猛，可以治疗因为气滞、血瘀、寒凝、外伤等多种疼痛病证，如头痛、心痛、胸痛、胃痛、胁痛、腹痛、痛经、风湿痹痛、妇女月经不畅、经闭、产后瘀血及跌打损伤等。从部位上来说，全身病证均可以选用，尤以治疗胃痛效果最佳。笔者在临床上治疗疼痛病证，如现在所云颈椎病、肩周炎、腰椎间盘突出均选用之，效果良好。临床体会，将其与川芎配伍后作用增强。延胡索对胃脘疼痛效果好，笔者的验方延胡止痛汤（延胡索、党参、茯苓、白术、扁豆、陈皮、山药、莲子、大枣、白芍、炒二芽各 15g，薏苡仁 30g，砂仁、甘草各 6g）调理中焦，和胃止痛，主治胃脘隐隐疼痛，绵绵不休有效。

血余炭

为人发制成的炭化物。

血余炭虽然在《金匮要略》中即有应用，在止血方面可以选用，但由于此药有一股怪味，味道难闻，病家不太容易接受，所以笔者临床上不太喜用此药。血余炭的止血作用不及三七、茜草强，特点是止血不留瘀。药材以乌黑，发亮，质轻者为佳品。入煎剂时量不宜太大，以免影响服用，若脾胃虚弱者一般不用。有认为其原材料若用血气旺盛的青年人之头发制成，效力最好。

中药书中记载血余炭具有利尿作用，从临床来看，血余炭并不用于小便不利，也就是说不具有利尿作用，其所以云有利尿作用者，源于《金匮要略·消渴小便不利淋病脉证并治》："小便不利，蒲灰散主之；滑石白鱼散，茯苓戎盐汤并主之。"其中滑石白鱼散中由滑石、血余炭、白鱼组成，原文虽云治小便不利，但血余炭在方中并非利小便，而是滑石的作用。

血竭

为棕榈科植物麒麟竭的果实及树干中渗出的树脂。

血竭的活血止血作用非常好，《本草纲目》卷三十四称其"除血痛，为和血之圣药"。尤其是对于疮疡溃破以后久久不收口者效果尤佳。用其收口方面可直接将其外用，为伤科要药。古代许多治疮疡的方中多以血竭为主药。既能活血化瘀，又能止血，具有双向调节作用。经隧之中，既有瘀血踞住，则新血不能安行无恙，终必妄行而溢出，许多血证，因为瘀血内阻，脉络不通，血不循经而妄行外溢，故治法不是盲目止血，而是以活血化瘀为主，血竭为常药。

笔者曾治疗一位因阑尾炎术后创面久久不收口的患者，伤口一直微微流水，每天到医院换药已达 3 年之久，病人甚至怀疑得了癌症，曾用多种药物不能收口，不堪其苦。笔者以一味血竭研末撒在创面上，第 2 天伤口就收口了，连病人都感到惊奇无比，这是血竭良好的止血生肌特点。

全蝎

为钳蝎科动物东亚钳蝎的干燥体。

笔者临床体会，全蝎祛风止痛，主要以治疗头痛效果最佳，尤其对于顽固性头痛效果明显，可以单用此药研末后入胶囊服用。从作用来说，蝎的药用精华主要在于蝎毒，蝎尾的药力较强，但现在一般都用全蝎，药肆中此物多以盐渍，不用盐渍作用更强。根据全蝎祛风的特点，笔者治疗 1 例眼皮跳动者，日夜无休止，通过多种检查方法而不明原因，辨证属于"风"的范畴，乃单用全蝎一味炒后研末，装入胶囊内服而愈。

全蝎具有祛风的作用，用于各种原因之惊风，痉挛抽搐，每与蜈蚣同用，如止痉散。其对于身体有"风"的病证效果良好，如肌肉跳动、眼皮跳动、身体抖动等。为治疗痉挛抽搐之要药。使用全蝎，可将其研末后入胶囊吞服。从药材来说，蝎入药一定要有蝎尾，所以称全蝎。

合欢皮

为豆科植物合欢的干燥树皮。

合欢皮在安神方面主要是治疗因情志不畅导致的失眠、多梦、健忘，又因微有活血作用，若失眠又有气滞血瘀病证者笔者喜用之。合欢花解郁作用优于合欢皮。若因情志不畅导致心情不爽，可以用合欢花泡水饮服，每次 15g。合欢花、合欢皮能使人忘掉忧愁和烦恼，适用于因情志不畅之虚烦不眠，抑郁不舒，健忘多梦等证。而情志不畅又是导致失眠的主要原因，因此合欢皮乃是治疗失眠的常用药。

《本草衍义补遗·合欢》云："补阴之有捷功也。长肌肉，续筋骨，概可见矣。而外科家未曾录用，何也？"这里主要是说合欢活血好，朱丹溪对合欢的应用有所引申，但现在临床以合欢治疗外科疾病，取其"续筋骨"并不多用。合欢皮虽有活血作用，力量很弱，故也可称其"和血"，也正因为有活血作用，孕妇不宜使用。

冰片

为龙脑香科植物龙脑树脂的加工品，或龙脑香树的树干、树枝切碎，经蒸馏冷却而得的结晶，称"龙脑冰片"，亦称"梅片"。

冰片辛香，有很好的透皮作用，若治疗皮肤疾患，如瘙痒，外用药中一般加冰片，能促使药物更好地吸收。外用方中，如煎水洗、泡均加之。天然药品止痒作用好，机制冰片作用不佳，笔者曾治疗 1 例患者，使用机制冰片不见效，而改用天然之品，立竿见影，说明与药材的质量有很大关系。

冰片的止痛作用偏于清热，用于某些热邪所致的疼痛病证，但极少将其单独使用。所以在表述此药作用时云其清热止痛。

冰片主要是开窍，这是指将其作为内服药使用，而如果将其外用，适应的病证也很多，如李时珍介绍用冰片点鼻，能治疗鼻中息肉下垂。《本草纲目》卷三十四"龙脑香"条下载附方共 13 方，其中竟有 11 个方子是外用的。而作为开窍药治疗神昏，因神昏毕竟不是常见病，故用之较少。若腋臭，可用冰片 3g，50% 酒精 20ml，将冰片置于酒精中，让其自行溶解，用时先将腋部用温肥皂水洗净擦干，再将上药涂搽于腋部即可。

刘寄奴

为菊科植物奇蒿的全草。

刘寄奴尤其善治跌打损伤，与苏木作用有些相似，可以互相代用。笔者尤喜将刘寄奴作为外用药使用，将其煎水外泡，热敷，对于筋骨疼痛具有较好的疗效，也可以配伍苏木同用。刘寄奴具有通经的作用，可以治疗因为瘀血所致的病证，若血寒病证可以配伍桂枝同用以通经。

刘寄奴治疗瘀血病证，为破血通经，散瘀止痛常用药。从临床使用来看，既可内服，也可外用。刘寄奴揉之有香气，主要用治跌打损伤，瘀血疼痛，为伤科良药。又治产后余疾，《神农本草经疏》卷十一"刘寄奴草"条认为其为"金疮要药"。《本草汇言》卷三"刘寄奴"条载"乃破血之仙药"，其性善走，专入血分，专疗血证，所以有"家有刘寄奴，不怕刀砍头"的说法，一般是将其配伍他药以后入煎剂服用，也用其治疗创伤出血、痛经。

《开宝本草》卷十一"刘寄奴"条云："惜人将此草疗金疮，止血为要药；产后余疾，下血，止痛极效。"刘寄奴虽然可以止血，但作用并不强，只有在兼有瘀血的情况下才选用。

《日华子本草·草部》载刘寄奴主"水胀，血气"，这是说其有利水之功，根据其主要是活血的特点，可用于瘀阻尿闭，尤适用于前列腺肥大症引起之小便淋沥不尽，短少疼痛。笔者在临床上对于前列腺疾患，常选用之。多将黄芪与刘寄奴相伍，补气化瘀，配合补肾益精，通淋化瘀之品同用。亦用于乳糜尿，此病多因络脉瘀阻所致。

决明子

为豆科植物决明或小决明的成熟种子。

决明子是常用眼科药,《本草求真·驱风·决明子》盛赞"为治目收泪止痛要药"。无论是因肝胆郁热,或外感风热造成的头痛目赤,还是肝肾阴亏造成的目暗不明,皆可应用。尤以风热、郁火导致的目赤应用最多。

决明子明目作用很好,常用于目赤肿痛,羞明多泪,头晕目眩,视物昏花,青盲内障,角膜溃疡。可以其泡水服,或将其作枕头,若用治肝热病证,既明目,又治头风。同时有降血压作用,作用缓慢,但比较稳定。做枕头的方法很简单:除决明子配伍菊花等外用外,也用生决明子2 000~3 000g,用布袋装好做成枕头。决明子的硬度恰好可对头部和颈部穴位按摩,所以对头痛、头晕、失眠、脑动脉硬化、颈椎病等还有辅助治疗作用。

笔者认为决明子具有良好的减肥瘦身作用,尤喜用之,久服无虞,可以将决明子泡水服,可做茶食。决明子有很好的通便作用,但通便并不损伤正气。在治疗肥胖症方面一定要保证大小便通畅,而决明子通便,正符合此特点,并有降血脂的作用。因决明子药材外面有一层皮,以大火干炒,直到表面酥脆,散发香浓气味改以中小火炒,这样便于有效成分被煎煮出来,若久煎后,通便作用减弱,故提倡微炒后用。若需要减肥瘦身,可以单用泡水饮服。决明子润肠,无论何种体质者均可以使用,其性和缓而不伤正气,其有效而不致泄泻,乃通便良药。

羊蹄

为蓼科植物羊蹄或尼泊尔羊蹄的根。

羊蹄的作用和大黄很相似,素有"土大黄"之称。其作用也类似于大黄。

羊蹄治疗癣疾效果好,多以鲜品捣敷患处。或者将羊蹄浸泡在食醋中3~5天,以其外搽治癣有效。为治癣良药。羊蹄治疗疥癣,主要是外用。中医将能够治疗皮肤癣疮的作用总结为"杀虫",可以醋泡后外搽,使其直接作用于病变部位,能收到良好的效果。①治疗瘙痒,可将羊蹄用米醋浸泡涂患处;②治女子阴蚀疼痛,羊蹄煎汤内服也具有止痒止痛作用;

③治白秃，可将新鲜羊蹄以醋研如泥，外搽，也可将羊蹄研末，以动物胆汁调后，揩涂头上；④治癣疮，若浸淫日广，痒不可忍，搔之黄水出，瘥后复发，可取羊蹄根细切捣碎敷。总之羊蹄治疗皮肤瘙痒效果良好。

灯心草

为灯心草科植物灯心草的干燥茎髓。

灯心草善降心火，利尿，药性平和，作用颇似竹叶、淡竹叶。又由于此药质地轻，占据的空间大，入煎剂浮于水面，若非小儿疾患，笔者一般较少使用此药。也可以用治淋证、黄疸。根据其清热作用，用治咽喉肿痛、鼻衄不止、乳痈乳吹。灯心草烧灰吹喉，可治喉痹。

灯心草治疗小儿夜啼效果好，古代本草作为主药使用，可单用水煎服。或研末涂母体乳头上，让婴儿吸吮。从中药应用来看，治疗夜啼的药物主要有灯心草、蝉蜕、钩藤。

守宫

为守宫科动物无疣壁虎，以干燥全体入药。

守宫具有定惊作用，可以用治风证，作用弱于蜈蚣、全蝎。《本草纲目》卷四十三"守宫"条李时珍云："不入药用，近时方术多用之，杨仁斋言，惊痫皆心血不足，其血与心血相类，故治惊痫，取其血以补心，其说近似，而实不然，盖守宫食蝎虿，蝎虿乃治风要药，故守宫所治风痉，惊痫诸病，亦犹蜈、蝎之性能透经络也。且入血分，故又治血病疮。"这是讲守宫具有止痉之效，守宫食蝎虿，而蝎虿止痉，故云其止痉，但守宫在治疗惊厥方面作用并不强。

壁虎以蜘蛛为食，而解毒治风力量强，守宫治疗癌肿，结核病，瘘管窦道等有较好疗效。治疗食管癌，可用壁虎与米适量炒至焦黄，研成细粉，分次以少量黄酒调服。也可用壁虎50g，泽漆100g，用黄酒100ml，以此比例浸泡5～7日，饮用，每日3次，每次25～50ml。现认为壁虎的水溶液对人体肝癌细胞有明显抑制作用。笔者尤喜用守宫治疗各类癌肿。

防己

为防己科植物粉防己及马兜铃科植物广防己的根。

防己有利水之功，本草记载主要是用于风湿痹痛。防己苦寒之性重，理论上来说，可以治疗热痹，但笔者从多年的临床实践中发现，治疗风湿痹痛如果选用防己这样寒性较重之品必须慎重，有些辨证属于热性病证，而当选用寒性之品来治疗风湿痹痛，却并不能达到预期的效果，若痹证辨证属于热痹，选用清热之品，会导致疼痛更加厉害，只能选用散寒之品，稍佐清热之药。防己大苦大寒，现发现有毒，且此药极易伤及阳气，笔者使用此药，尤谨慎。如用其治疗风湿热痹，经笔者在临床上反复验证，其实作用不佳。

临床应用汉防己剂量过大可发生中毒，表现为呕吐、震颤、四肢麻痹、严重者致人死亡。由于此药又苦又有毒，《本草经解》卷二"防己"条云："臭恶伤胃。"临床使用应慎重。笔者临床极少使用此药。

防风

为伞形科植物防风的干燥根。

防风对于外感表证，抑或是风湿痹痛，常选用。此药因柔润不燥烈，有风药中润剂之谓，在祛风方面，现认为有抗过敏作用，笔者常将此药配伍乌梅、仙鹤草同用以加强作用，尤其是对于过敏性鼻炎临床常选用。若鼻炎尚可选用辛夷、苍耳子、白芷等。防风在治疗风湿痹痛方面作用不强，多将其作为辅助药物使用。

前人用防风之必兼用荆芥，以其能入肌肤宣散故耳。若属外感证，用麻桂嫌热、嫌猛；用银翘嫌寒时，荆防用之最宜，荆芥与防风相配有达腠理、发汗散邪之效，二者相辅相成。

防风祛风作用好，既能祛风寒而解表，又能祛风湿而止痛。因其微温而不燥，药性较为缓和，故又可用于风热壅盛、目赤肿痛、咽喉不利等证，可与荆芥、薄荷、连翘等同用。至于祛风解痉方面，则力量较弱，如用治破伤风，多作为辅助药，不能独任其功。防风祛风不损阴，作用平和，其味辛甘，性微温而润，张元素甚至认为"疗风通用……除上焦风邪之仙药"。

红花

为菊科植物红花的筒状花冠。

红花为常用的活血化瘀药物，对于多种瘀血病证均可以选用，活血药物根据临床用药的特点，有偏于各个脏腑部位的不同，红花主要还是治疗心经的瘀血病证。在治疗妇科疾病方面，可以治疗痛经，其止痛作用不及延胡索作用强。

红花活血力量中等，一般认为，量大破血，常用量活血，量小能和血兼养血。《本草汇言》卷三"红蓝花"条云："红花，破血行血，和血调血之药也。"临床将红花作为治疗妇科疾病的主药。从作用来看，红花之功类似于苏木。从治疗瘀血病证来看，对于全身各个部位之瘀血均可使用，但更偏于治疗月经病变。有的中药书中除记载红花活血通经外，另有云祛瘀止痛，用于瘀血痛证的认识。笔者认为红花的作用就是活血，至于其他特点，均是根据活血引申出来的，不必另外说祛瘀止痛。

西红花又名藏红花、番红花，甘，微寒，活血化瘀，凉血解毒，功效与红花相似，但力量较强，用于斑疹紫黑及温病热入营血之证。能增强体质，提高人体抵抗力，具有养颜美肤的特点。能促进血液循环，广泛用于预防和治疗脑血栓、脉管炎、心肌梗死、血亏体虚、月经不调、产后瘀血、周身疼痛、跌打损伤、惊悸癫狂等疾病。2020年版《中国药典》以西红花为正名。

红景天

为景天科植物红景天或大花红景天的根茎。

红景天作用类似于人参，其作药用，具有补不足、减多余的双向调节作用，能够培补正气，凡虚损病证皆可以选用之。

红景天为强壮药物，现主要用于虚损病证，尤其是对于癌肿患者因使用放疗、化疗以后身体虚弱，抗病力下降，笔者尤喜用之。并能明显提高抗病能力。笔者使用此药，一般多在30g以上的剂量，多年使用，未发现有副作用。肿瘤病人经过手术、西药抗癌药应用后尤其显得疲劳，而红景天具有明显增强机体抵抗力的作用,能够改善人的身体状态。对于肿瘤患者,笔者将红景天、绞股蓝、黄芪、生晒参同用,效果更好,补虚作用增强。

现发现红景天:①抗疲劳,有助于增强体能,对于慢性疲劳综合征、病后体虚患者,可将红景天与仙鹤草、仙茅、仙灵脾同用;②抗缺氧,能够降低肌体耗氧速度,提高大脑对缺氧的耐力,同时可增加血液载氧能力,有助于改善高原反应症状;③抗寒冷,能增强人体抗寒能力,适宜于体质虚寒者应用;④抗微波辐射,具有抗辐射作用,提高工作效率;⑤提高脑力活动;⑥对于肿瘤有抑制作用,用于肿瘤放化疗后,以及大病后体虚者,能有效地消除人的紧张情绪,改善睡眠,消除抑郁状态,提高注意力,增强记忆力,预防痴呆等多种作用,还可增强心脏功能,有助于血液流动,在预防心脑血管疾病方面有一定的作用。

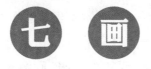

七 画

麦冬

为百合科植物麦冬的块根。

麦冬擅长补阴,侧重于肺、胃、心三个脏器,尤以补益胃阴作用好。从补益作用来看,虽较天冬弱,不及天冬滋腻,但也是滋腻药物。若胃阴伤笔者将其为首选之品,为治疗胃阴不足之佳品。对于温病燥热伤阴引起的舌干、口干、咽干等证,乃为常用之品。亦治胃阴不足之消渴证,为生津止渴必用之药。治疗消渴,以麦冬配伍黄连、乌梅同用,麦冬有较好的降糖作用。

麦冬养肺阴又能清肺热,对于燥伤肺阴证及阴虚肺热证尤为适宜。若燥邪伤阴所致的口干咽燥,干咳无痰,苔燥乏津之证,乃常选用之,现用于治疗肺痨、肺燥、肺痿等证属阴虚肺热者。麦冬通过润肺达到止咳作用,其胶黏太甚,容易留邪,与半夏配伍同用可防此弊,如麦门冬汤。还可配伍麻黄同用,取麻黄宣畅肺气,麦冬滋润肺阴,宣润结合,互相制约,相辅相成。

对麦冬补心气一说,见于多家本草著作,《神农本草经·上品》主"羸瘦短气"。古方用其治虚人元气不运,胸腹虚气痞满。《本草新编》卷二云:"泻肺中之伏火,清胃中之热邪,补心气之劳伤。"《药品化义》卷六载"治虚人元气不运"。都谈到了麦冬补气的作用,生脉饮也用于气虚病证。

麦冬治咽喉不利,对于阴虚邪热上侵所致的咽喉疼痛最为适宜,玄麦甘桔汤即配伍有本品,乃是治疗音哑或音声不出者之常用方。

麦芽

为禾本科草本植物大麦的成熟果实经发芽而成。

麦芽善于消淀粉类的食积，又能疏泄肝气，所以食积病证此药为首选之品，配伍稻芽作用更好一些。《本草纲目》卷二十五"糵麦蘖"条李时珍曰："麦蘖、谷芽、粟蘖，皆能消导米、面、诸果食积。观造饧者用之，可以类推矣。但有积者能消化，无积而久服，则消人元气也，不可不知。若久服者，须同白术诸药兼用，则无害也矣。"所以临床上麦芽常配伍白术同用，既能健运脾胃，又防止伤正气。

用麦芽回乳，笔者喜将生麦芽、炒麦芽同用。有认为炒麦芽回乳，生麦芽通乳。有回乳需要者用120g生麦芽或炒麦芽煎汤煮水服用。也可以生熟同用，均需大剂量。麦芽的回乳作用在于剂量，小剂量催乳，而大剂量回乳。

笔者尤其喜用生麦芽治疗肝郁的病证，此理论源于张锡纯的镇肝熄风汤。麦芽疏肝作用并不强，将生麦芽较大剂量使用，效果良好。其疏肝的特点是，性微温，不败胃，能健胃消食，无温燥劫阴之弊，虽久用，重用亦无碍，实有见肝之病，知肝传脾，当先实脾之妙。麦芽疏肝，调节情志，临床观察，若经前急躁易怒、心烦、乳胀，胁痛者，加用生麦芽疏肝后，肝郁症状改善。

远志

为远志科植物远志的根皮。

远志的安神作用并不强，但由于有祛痰作用，如果因痰证引起的神志病变就较多用了，既能开心气而宁心安神，又能通肾气而强识不忘，为交通心肾，安定神志，益智强识之佳品，尤其是治疗健忘证方面效果好，可以配伍茯神、人参同用，也就是说能加强记忆力。也能通过祛痰涎，用治痰阻心窍所致之癫痫抽搐，惊风发狂，昏仆，痉挛抽搐者。

远志消散痈肿，用于痈疽疮毒，乳房肿痛，内服、外用均有疗效，内服可单用为末，黄酒送服。外用可隔水蒸软，加少量黄酒捣烂敷患处。若治喉痹作痛可用远志为末，吹之，涎出为度。

益智，亦有云益志者，中药学教材中，谈到益智的药物指的是人参、远志，顾名思义，即能够增强记忆力，据此现主要用其防治痴呆，因此凡容易忘事,记忆力不佳,生活中丢三落四,当选用此二药,同时人参、远志均有安神作用,用于健忘,以及失眠多梦,如归脾汤、天王补心丹中即配伍有二药。笔者尤喜将人参、远志、石菖蒲配伍同用。笔者的验方益智膏(龙眼肉、当归、白芍、生晒参、竹茹、陈皮、法半夏、白术各 15g,茯神、丹参各 20g,酸枣仁 30g,炙远志、石菖蒲、郁金、甘草各 10g,木香、柴胡各 6g)补益心脾,强肾益精,主治心悸失眠,健忘多梦,尤宜于因惊恐后夜寐不宁,梦中惊跳怵惕,健忘等症。使用远志剂量不宜过大,量大容易致呕。

赤石脂

为单斜晶系的多水高岭土。

赤石脂的使用历史悠久,《伤寒论》将其作为治疗久泻之品,尤对于肠道病证的泄泻、久痢有一定作用。临床上灶心土作为止泻、止血、止呕之品使用,但灶心土现城市很难谋取,如果要用灶心土止泻,可以赤石脂代之。

赤石脂除了治疗泄泻以外,治疗出血病证效果也很好。将赤石脂外用也能达到收敛的作用,不过一般不将其作为首选药物使用。笔者临床体会,此药对于胃出血,阴道出血也有良好效果。将赤石脂外用也能达到收敛的作用,但一般不将其作为首选药物使用。

赤芍药

为毛茛科植物芍药或川赤芍的根。

赤芍为常用凉血活血之品,在治疗血热病证方面,作为首选之品,尤以清肝热作用较好,如丹栀逍遥散中赤芍药即可以选用之。笔者尤其喜用此药治疗痤疮而留有痘印者,具有消除痘印的特点。

《神农本草经疏》卷八"芍药"条云:"木芍药色赤,赤者主破散,主通利,专入肝家血分,故主邪气腹痛。"瘀血可以发生于多个脏腑,此段论述是说赤芍主治肝经瘀血病证。后代有不少医家也有如此认识,根据使用情况来看,赤芍虽可以治疗多个脏腑病变,但的确以治肝经病变为主。

芜荑

为榆科植物大果榆果实的加工品。

芜荑的杀虫作用平和,但使用却较普遍,可杀多种肠道寄生虫。芜荑通过消积可用治诸如疳积、痞块、泄泻、积滞,《本草汇言》卷九"芜荑"条云:"性专走逐,故诸滞成疾,食积虫血,皆可荡化。凡诸疾羸瘦,结气发热,疳劳疳胀,疳痢疳积,嗜食与不能食,咸宜服之。中病即止,如久服多服,不免有伤胃气,司业者,当自量之。"这里将芜荑的作用进行了归纳,不过临床使用芜荑,也多是作辅助药物使用。芜荑在驱杀肠道寄生虫方面,配伍使君子后,可增强杀虫作用。

芜荑首载于《神农本草经·中品》,云:"主五内邪气,散皮肤骨节中淫淫温,行毒,去三虫,化食。"对于此经文,医家有不同的认识,《本草纲目》引文同《神农本草经》,但《本经逢原·乔木部·芜荑》将"淫淫温,行毒"作"淫淫湿,行毒",盖皮肤、骨节中湿热之病,因湿热蕴结则生虫,其散湿,才可避免生虫,所以笔者认为张璐的解释是对的。

芫花

为瑞香科植物芫花的花蕾。

芫花具有祛痰之功,如《神农本草经·下品》载"主咳逆上气,喉鸣,喘,咽肿"。后世医书中亦不乏用其治疗咳嗽的方子及方法,但由于泻水逐饮作用强,一般多不将其作为止咳祛痰常用之品。

甘遂、大戟、芫花均不能与甘草同用,的确如此。笔者曾治疗一肝病患者,将甘草与他药配伍入煎剂应用,而将甘遂、大戟、芫花等做成丸剂,用于同一患者,患者因在服用汤剂、丸剂时,其间隔时间太短,结果导致患者恶心、呕吐、腹痛等,而停用汤剂后,再服含有甘遂等的方子,又无此副作用,说明甘草的确不能与甘遂等同用。上述用法虽然是将甘草、甘遂等分别使用的,但由于丸剂、汤剂都在短期内发挥作用,导致患者不适,这也是要加以注意的。将三药研末后配伍延胡索、细辛等外敷肚脐眼可以治疗肝硬化腹水,将其外敷肺俞穴等部位,可以治疗咳喘。使用外用药时,加用透皮作用好的麝香,能促进药物更好地吸收,但因为麝香价格高昂,可以用樟脑代替之。芫花利水作用强,只适用于实证,若身体虚弱则应慎用,所以笔者使用此药时多外用。

花椒

为芸香科落叶灌木或小乔木青椒或花椒的干燥成熟果皮。

花椒的主要作用是杀虫,笔者尤其喜将此药外用治疗瘙痒性皮肤疾病,若配伍苦参等药后杀虫止痒作用增强。①驱杀肠道寄生虫,尤对蛔虫有直接杀灭作用,乌梅丸用治蛔虫配伍有花椒。若患胆道蛔虫,或蛔虫性肠梗阻,将花椒用麻油炸,取花椒油顿服,能排出蛔虫。②杀皮肤寄生虫,同时也达到止痒的作用,如疥虫、阴道滴虫。③能抑杀细菌、真菌、霉菌,故在保管一些贵重药品如人参、冬虫夏草等,放入花椒以防生虫。花椒用纱布包好,放入衣箱中,可防衣服被虫蛀,置入米中,可防米生虫。④防食物变味、污染,如在食品旁边和肉上放一些花椒,苍蝇也不会爬。在菜橱内放置数十粒鲜花椒,蚂蚁就不敢进去。⑤防虫牙疼痛,如果是冷热食物引起的牙痛,用1粒花椒放在痛牙上,痛感就会慢慢消失。甚至在装修房屋时,在地板下也撒上花椒。在杀虫止痒方面可以将花椒煎水后泡洗有良好的作用。

花椒以川产者最为道地,又名蜀椒、川椒。麻辣味其实是两种味道,辣味来源于辣椒,麻味则来源于花椒,花椒是本土作物。在明代辣椒传入我国之前一直是传统五味中"辛"味的代表,花椒分青红两种,红花椒味道浓烈。鲜品花椒香气浓厚,干品稍逊,且气味容易消散,应密封保存。

花蕊石

为变质岩类岩石蛇纹大理岩的石块。

花蕊石因乃矿物药,且止血作用不强,临床多作辅助药物使用。花蕊石功专止血,可用于多个部位出血,又能落胞衣,去恶血。赤石脂亦能下胞胎,与此同义。

花蕊石入药需炮制：①煅制，取净花蕊石，砸成小块，置无烟的炉火上或置适宜的容器内煅至红透，放凉，取出，研粉用；②醋淬，取净花蕊石，装入罐中，煅至红透，趁热倾入醋中淬透，冷后研碎，每净花蕊石500g，用醋125g；③水淬，取生花蕊石，煅至红透，取出，投入清水，淬之，随即捞起，放冷，捣成用。

苍术

为菊科植物茅苍术或北苍术的根茎。

苍术比较燥烈，辛散力量强。苍术、羌活、独活、防风均能发散风寒，祛风胜湿止痛，用于外感风寒夹有湿邪及风湿痹痛。羌活性燥烈，力最胜，苍术次之，独活又次，防风则辛润。羌活祛上半身风湿痹痛，独活性缓和，祛下半身风湿痹痛，苍术力猛，膝关节以下病变常用，防风性柔润，祛周身痹痛。治疗风湿病证方面，笔者更喜将羌活、独活配伍同用。若颈椎疾病则多将羌活、片姜黄同用。

《本草衍义补遗·苍术》云："苍术治上、中、下湿疾，皆可用之。"若湿在上焦，蒙蔽清窍，头痛如裹，以此散寒除湿；湿在中焦，阻滞运化，导致泄泻，以此健运脾胃；湿在下部，足膝痿软，以此同黄柏治痿，能令足膝有力。苍术以治中焦湿邪为主，为健脾要药。

苍术具有逐山岚寒疫的作用，在古代的楚国，有将苍术点火燃烧，达到芳香化湿作用，这就是李时珍所谓"烧苍术以辟邪气"的说法。苍术芳香，以其烟熏确有消毒之功，因此云苍术有化湿之功即源于此。燃烧苍术等可用来驱蚊。

以苍术治疗多囊卵巢综合征，源于《本草纲目》卷十二"苍术"条言："治湿痰留饮，或挟瘀血成窠囊。"此处所谓窠囊即类似于多囊卵巢，临床可以配伍香附、青皮、陈皮、半夏等。多囊卵巢综合征的病机与痰湿、瘀血互阻有关，当采用祛湿、化痰、活血之法。

糖尿病产生与痰浊、瘀血停滞有关，苍术具有健脾化湿，使高血糖之浊脂化解，痰瘀分消，并使血糖下降，若配伍玄参后作用会更好。

苍耳子

为菊科植物苍耳的带总苞的成熟干燥果实。

苍耳子走窜之力较辛夷强，通鼻窍的作用亦强，乃宣通鼻窍的要药，用于鼻渊头痛，不闻香臭，时流浊涕，主治各种鼻病，如过敏性鼻炎所致鼻塞、流涕、头痛等；感冒引起的鼻塞等。结合西医学的认知，鼻炎有过敏性一说，抗过敏一般选用乌梅、仙鹤草、防风、僵蚕等。若鼻炎鼻塞，流涕也可以将苍耳子、鹅不食草、冰片、白芷、辛夷、薄荷各适量，研末，吹鼻。若身体虚弱加黄芪30g，肺气不宣加用桔梗10g。苍耳子、辛夷、白芷、细辛、鹅不食草五药，为常用之宣通鼻窍药，对鼻渊之症见头痛鼻塞，不闻香臭，常流浊涕者配伍应用效果好。

苍耳子解表作用很弱，临床极少将其作解表药物使用，在使用过程中也只有当感冒出现鼻塞流涕，或者头昏痛才选用，主要是用来改善鼻部的临床症状。若寻常疣、扁平疣，可用苍耳子10g，浸泡于75%酒精50ml内，密闭7日后，用棉球蘸药液涂抹患处，每日数次。

芡实

为睡莲科植物芡实的成熟种仁。

芡实乃是治疗白浊的常药，特别对于小便浑浊如米泔汁可以选用，据此又善治带下。用芡实粉，白茯苓粉，以盐汤送下，具有良好的治疗白浊的作用。在熬作膏剂时，因芡实含淀粉多，不太好制作，所以尽量少选用此药。

芡实补肾不燥烈，祛湿不恋湿邪，是补肾固精的神妙之药。取芡实与山药同用，打成细粉，用米饮汤调配，治疗顽固性遗精。

芡实乃脾肾之药，功与山药相似，然山药之阴，本有过于芡实，而芡实之涩，更有甚于山药，且山药兼补肺阴，而芡实则止于脾肾，而不及于肺。芡实用于慢性泄泻和小便频数，梦遗滑精，妇女带多腰酸等。将其磨研成细粉，治疗慢性泄泻，五更泄泻等效果好，也可加白糖蒸熟作点心吃。自古作为葆青春活力，防未老先衰之良物。芡实补而不峻，防燥不腻，能够促消化、健脾胃。芡实具有滋补强壮功能，秋季使用芡实进补，最简单的是制作芡实粥食用。若老人脾胃虚弱，便溏腹泻者，可常服芡实扁豆粥。老人肾气虚弱，夜尿多者，可常服芡实粥。

芦荟

为百合科植物库拉索芦荟、好望角芦荟或其他同属近缘植物叶的液汁浓缩干燥物。

芦荟汁液呈黄褐色，遇空气氧化就变成了黑色，又凝为一体。其主要作用就是通导大便，泻下作用强，对胃肠道有较强的刺激性，故不宜多用，久用。当归龙荟丸中配伍有此药，此方原治肝火上炎的病证。芦荟不入煎剂，临床使用芦荟并不多。

现在认为芦荟具有抗衰老，防皱、增加皮肤弹性等作用，能改善皮肤的新陈代谢，保持皮肤的滋润程度。应用芦荟可以治疗黄褐斑。芦荟能保湿，可以使皮肤光滑、细腻、红润、美白，并使皱纹明显减少。当出现皮肤粗糙、发黄、色斑、暗疮增多、衰老等症状，芦荟通过通便润肠、祛火排毒，从而达到养颜美容，快速去痘的效果，且不易复发。此作用一般是外用，不作内服药使用。

芦根

为禾本科多年生草本植物芦苇的地下茎。

芦根是性质比较平和的药物，因乃甘味，口感好，笔者多喜用之，使用此药，一般是大剂量，多在30g以上，量小作用不显。其上清肺热，中清胃热，下清膀胱之热，但主要是清肺热。在利尿方面，所以即使津伤者也可使用。

芦根长于生津止渴，多用于胃津不足。其性寒不伤胃，味甘不泥膈，生津不恋邪，甘淡而力缓，利尿不伤阴，多作为辅助药物使用。凡温病热恋卫、气，或热病后如有伤津口渴的证候，都可应用。其清肺热意义有四：其一用于上焦风热证，如桑菊饮；其二用于温热病之邪袭于肺络，而见咳嗽，痰稠而黄等证；其三用于热壅肺络，肺痈之咳唾脓痰等，取消痈排脓之功，如苇茎汤；其四用于麻疹初起，透发不畅，故又云其透疹。

芦根能解毒，从临床使用来看，作用并不强，多只作辅助药物使用。

古代早就发现了芦根能解鱼蟹之毒，如《备急千金要方》卷二十四"解食毒"条载："锉芦根，舂取汁，多饮良，并治蟹毒。亦可取芦苇茸汁饮之，愈。"若突然食物中毒，可用新鲜芦根汁饮服。

芦根利尿，作用平和，在治疗热证，小便不利方面可大剂量使用。夏天如有小便灼热涩痛，尿少，尿黄赤表现时，也可用芦根、白茅根、车前草同水煎服，有良效。夏季户外劳动者，应用此方作饮料也有防病作用。

苏木

为豆科植物苏木的心材。

苏木活血化瘀作用好，用于瘀血病证，多与川芎、益母草、香附同用，常用于妇女血瘀癥瘕，经闭腹痛及外伤瘀血疼痛，痈疽等。《神农本草经疏》卷十四"苏方木"条云："能祛一切凝滞留结之血，妇人产后，尤为所须耳。"这是说苏木对于妇科疾病常作为首选。

笔者临床体会，将苏木外用煎水热敷，具有良好的止痛作用。若对于跟骨疼痛，煎水外泡效果尤好。临床上若治疗痛经，根据苏木、红花作用相似的特点，可以互相代替使用。亦治骨质增生。现在认为苏木有一定的镇痛作用，并能对抗马钱子碱与可卡因的中枢神经兴奋作用。古代本草记载苏木能祛风，并认为与防风同用作用好，而从临床来看，苏木并不作祛风药物使用，主要还是活血化瘀。

杜仲

为杜仲科落叶植物杜仲的树皮。

杜仲乃是治疗腰痛的要药，凡肾虚腰痛为首选，而徐长卿主要治疗实证腰痛，笔者尤喜将二药同时应用治疗多种腰痛病证，配伍后止痛作用加强。现在认为杜仲具有降压作用，所以高血压也常选用此药。笔者的验方杜仲强腰汤（杜仲 20g，续断 15g，延胡索、当归、威灵仙、五加皮、徐长卿、千年健、牛膝各 15g，三七、川芎各 10g，鸡血藤、伸筋草各 30g）善治各种腰痛病证。

杜仲具有强壮作用，能补益肝肾，但重在补肾，可治筋骨痿软、肾冷腰

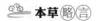

痛。从临床来看，腰痛的原因有多种，而最常见的是腰椎间盘突出症，若肝肾不足，年老体虚，血不养筋之腰膝酸软，疼痛跛行，肢体麻木，下肢乏力，应用杜仲效果良好。

连翘

为木犀科连翘的果实。

连翘分为青翘和老翘，为常用清热解毒之品，临床配伍金银花后解毒作用增强，作用稍弱于金银花。在散结方面主要是用治心经病证，乃是与夏枯草治疗肝经病证的一个重要区别点。笔者认为此药虽云其利尿，但作用不强。因连翘善治疮疡，对于诸如痤疮、暗斑也有很好的作用，乃常用之。青翘清热解毒之力较强，黄翘长于透热达表而疏散风热。连翘心长于清心泻火。现在临床多不另备连翘心。

诸痛痒疮，皆属于心，连翘主清心火，解疮毒，有"疮家圣药"之称。《医学启源》卷下《药类法象》张元素云："其用有三：泻心经客热一也，去上焦诸热二也，疮疡须用三也。手搓用之。"连翘尤为治疗疮疡的要药。一般认为，治疗疮疡取其结者散之之义，用于瘰疬、痰核。现用于颈部淋巴结肿大。根据应用情况来看，痈肿疮疡，多为营气壅遏，卫气郁滞，这是由于连翘体轻扬以散郁结，清凉以除郁热，营卫通则疮肿消的缘故。治口舌生疮可用连翘、黄柏、生甘草煎水含漱。

连翘具清热止呕之功，教材不载，而根据临床应用来看，单用连翘20g，浓煎，少量频服，用于止呕有特效。连翘可用于多种呕吐病证，如胃热、湿热、胃寒、胃阴不足、脾胃虚弱、食积、痰浊、寒热错杂者，经适当配伍可获得佳效。

吴茱萸

为芸香科落叶灌木或乔木吴茱萸、石虎或疏毛吴茱萸的干燥近成熟果实。

吴茱萸虽属于温热之药，但将其外用，可以治疗口舌生疮。《本草纲目》卷二十二"吴茱萸"条曰："咽喉口舌生疮者，以茱萸末醋调，贴两足心，移夜便愈。其性虽热，而能引热下行，盖亦从治之义，而谓茱萸之性上行不下行者，似不然也。"李时珍认为以吴茱萸治疗口疮能达到"移夜便愈"的良好作用。吴茱萸乃是温热之品，何以又能引热下行？这是指虚火上浮，以致人体上部现热证而下寒，用吴茱萸研末后以醋调敷于涌泉穴，或神阙穴，达到助阳作用，由于人体处于一个动态的平衡状态，将上热而引下，则下寒去，上热亦轻，古云上病下治，引火下行。吴茱萸外用方法是将其研细粉以后，用食醋调成糊状，外敷涌泉穴，治疗口疮，证诸临床，的确如此。笔者对于虚寒泄泻亦常选用此法。吴茱萸的挥发油含量很高，辛烈燥热，容易助火，昏目发疮，陈放久后，其挥发油含量减少，可缓和辛温燥热之性而减少副作用。故"六陈"中包括吴茱萸，但外用仍以香气浓者为佳。

吴茱萸具有止呕的作用，一般说是温中止呕，以肝气犯胃的呕吐多用，治疗胃寒呕吐，具体来讲，吴茱萸主要是治疗呕吐酸水，也就是所谓的制酸；生姜因为温胃散寒，主要是治疗呕吐清水，乃呕家圣药；黄连因能清胃止呕，主要是治疗胃中湿热之呕吐苦水，半夏因能化痰降逆，主要是治疗呕吐涎水、痰水。吴茱萸常与生姜同用，如吴茱萸汤。取黄连止呕，常用吴茱萸制用，如萸黄连。治疗呕吐，笔者认为吴茱萸、黄连剂量不能太大，这是因为吴茱萸辛燥，黄连太苦寒之故。

牡丹皮

为毛茛科植物牡丹的根皮。

在活血方面，牡丹皮主治瘀血病证，对于跌打损伤所致疼痛具有良好的止痛效果，历代均将其作为治疗瘀血病证的要药。在消散痈肿方面，可用于体内肠痈病证，笔者认为这是丹皮的一个独立的功效，因为大黄牡丹汤中的丹皮既用其活血之功，但更主要的是取其消散痈肿作用。由于其消痈，所以有认为其具有解毒之功，现在的大学教材并无解毒之说。笔者认为不云丹皮解毒为妥。

临床体会，如果痤疮（青春痘）愈后会留下色素沉着，在后期的治疗过程中，加用活血药可加速痘印消失，笔者则喜用丹皮、赤芍，也能治疗其他部位的色素沉着。丹皮活血作用力量中等。在凉血方面，历来将丹皮作为要药，主要用治血分有热，也用于血热妄行而致出血病证，若血热导致妇科出血，或因血热而致月经先期，也是常用之品。在凉血方面还可以治疗多种血热病证，犀角地黄汤中配伍有丹皮，取其清热凉血兼止血作用。

《本草求真·泻火·丹皮》对于牡丹皮有一评价，云："世人专以黄柏治相火，而不知丹皮之功更胜。盖黄柏苦寒而燥，初则伤胃，久则伤阳，苦燥之性徒存，而补阴之功绝少，丹皮赤色象离，能泻阴中之火，使火退而阴生，所以入足少阴而佐滋补之用，较之黄柏，不啻（chì）霄壤矣。"这是将牡丹皮在治疗肾火病证时与黄柏相提并论，因为黄柏长于清泻肾中虚火，对此二药也可以同用，知柏地黄丸中就配伍此药，此说有一定的道理。

牡蛎

为牡蛎科动物长牡蛎、大连湾牡蛎或近江牡蛎等的贝壳。

牡蛎的主要作用是平肝潜阳，主要治疗肝阳上亢的病证。须生用，镇肝熄风汤中用之。根据平肝作用，又用其治疗温病后期，阴血亏虚，筋脉失养所致手足蠕动，甚或瘛疭，如三甲复脉汤。

牡蛎有收敛的特点，虽能软坚散结，但需要配伍活血药物同用。笔者认为此药对于患有痛风的人应慎用，因为其肉食乃属于海鲜，而牡蛎壳对于痛风患者若久用后会使病证加重。龙骨、牡蛎属于收敛之品，对于滑脱病证可以选用，但在使用时对于患有诸如颈椎病、腰椎病等是不宜的，笔者临床体会若误用这些收涩之品，尤其是颈椎疾病，会使病情加重，笔者在临床上多次遇到患者因前医误投二药而出现严重不适者，应予注意。有一病友，患颈椎病10多年，如坐舟车，笔者对其进行推拿、药物治疗，病情稳定，已经5年未有发作，一次因妇科疾病，带下多，妇科医生乃投以龙骨、牡蛎等收涩之品，服药第2日导致颈椎病发作，稍活动即恶心呕吐，天旋地转，乃用通经活络之品，结合手法缓解。所以笔者的体会，凡颈椎病、腰椎病，不可以投收涩之药，以免收缩血管，导致血液循环不畅，引发疾病。冠心病也应慎用龙骨、牡蛎。

牡蛎尤以治疗遗精、滑精的作用好，可以单用此药研末，醋糊丸内服，金锁固精丸即配伍有本品。对于汗证，又常配伍黄芪、麻黄根、浮小麦同用。若体内肿块笔者将其为常用之品，如消瘰丸中配伍有本品。

何首乌

为蓼科缠绕植物何首乌的块根。

生首乌通便作用好，其通便不伤正气，若腰腿疼痛笔者常加用生首乌予以通便，许多腰痛病人，通过通便以后，能明显减轻病情，笔者常以此药配伍肉苁蓉同用，按照西医学的解释，就是减轻腹压，从而缓解腰痛。虽含有蒽醌衍生物，但并不同于大黄的峻猛泻下。现有报道，何首乌可能有引起肝损伤的风险，故不宜长期、大剂量使用。若习惯性便秘，可以用生首乌配伍其他药水煎服，但剂量不宜太大，应在医师指导下用药。制首乌补益精血，作用温和不滋腻，乃滋补和益寿延年之常用药。其乌须黑发，用于肝肾不足所致的发质不佳，以及脱发、斑秃，发质软黄、纤细。笔者常用六味地黄丸加用何首乌、黑芝麻、桑椹子等，对于乌发有较好的作用。制首乌补虚作用好，但补益作用并不强，作用平和，在唐宋时并没有引起足够的重视，治疗头发异常，外用、内服均有效果。外用可以将其煎水洗头，配伍桑叶、桑白皮、侧柏叶、生山楂（此即二桑洗发水）同用，内服可以用补肾生发汤，此方见"熟地黄"条下。

《本草纲目》卷十八"何首乌"条中记载一个案例很能说明何首乌的补益作用："宋怀州知州李治，与一武臣同官。怪其年七十余而轻健，面如渥丹（指润泽光艳的朱砂。此处形容红润的面色），能饮食。叩其术，则服何首乌丸也。乃传其方。后治得病，盛暑中半体无汗，已二年，窃自忧之。造丸服至年余，汗遂浃体。其活血（注：中医现并不认为何首乌具有活血作用）治风之功，大有补益。其方用赤、白何首乌各半斤，米泔浸三夜，竹刀刮去皮，切焙，石臼为末，炼蜜丸梧子大。每空心温酒下五十丸。亦可末服。"这就讲了何首乌的补益作用很好。

伸筋草

为石松科植物石松的干燥全草。

伸筋草在祛除风湿病证方面作用并不强，笔者认为在缓解筋脉拘挛方面作用好，但单用时作用差，而配合诸如活血通络之品后则作用显著。

其性走而不守，尤善治筋骨、经脉不利的病证，无论风湿痹痛证之虚实，病之新久，但见关节疼痛，伸展不利均可应用。笔者临床体会，伸筋草的伸筋作用很好，对于筋骨不利、疼痛，可以选用，在治疗颈椎病、肩周病、腰腿疼痛方面尤其喜用，以下部病变的风湿痹痛应用为妙，一般30g以上为佳，若量小效果不显著。对于中风后手足拘挛、外伤后关节僵化症、软组织损伤等也有良好的效果。

中药在命名上带有"草"字的药物多为寒性，如夏枯草、龙胆草、旱莲草、木贼草、败酱草、谷精草、豨莶草、鱼腥草、车前草、仙鹤草、益母草、垂盆草、鸭跖草、地锦草、金钱草、马鞭草、鸡骨草、紫草、白花蛇舌草等。但伸筋草、猫爪草、透骨草例外，为温性。

皂角刺

为皂荚树的棘刺。

皂角刺有非常强的祛痰作用，俗谓其具有祛顽痰、老痰之说。若痰证属于一般的燥痰、热痰不宜使用。由于怪症多痰，百病多由痰作祟，所以此药对于一些顽固性的疾病，尤其是皮肤病变可以选用。皂角刺善治风疾、疮疖病证。

笔者临床体会将穿山甲与皂角刺同用后其透脓作用增强，尤其是排出脓液，溃坚效果良好。对于疮痈肿毒尤为有效，并能使痈肿未成脓者消散，已成脓者速溃，加速病变愈合。在治疗痈肿方面，因现在穿山甲货源稀少，取透脓作用，可用皂角刺代之。皂角刺对于青年痤疮导致面部硬结效果好。治疗痤疮一般多选用清热解毒，传统选用五味消毒饮加味，若痤疮初起，有脓点难穿头，脓液不易排出时，加用皂角刺，在短期内（一般一星期以内）面部症状加重，但很快消失，随之痤疮明显好转，若不用皂角刺，痊愈较慢。痤疮愈后，常留下色素沉着，影响美观，这是患此病的人最不愿看到的事情，所以在后期的治疗过程中要加用美白药物。从美白方面来看，刺蒺藜、冬瓜仁、天花粉、薏苡仁、葛根、白蔹休、山药作用很好，冬瓜仁可以大剂量使用，一般应在30g以上。应用活血药也有利于色素沉着消散，可以适当选用紫草、凌霄花、丹皮等。

皂荚

为豆科植物皂荚的果实。

皂荚具有很强的祛痰作用，尤以祛除顽痰、老痰作用好，用于诸如各种顽症咳喘，咽喉肿痛，中风引起的痰涎昏迷等。笔者临床体会，皂荚煎服在剂量上可以稍微大一些，笔者常用量为 10g。因祛痰作用好，但容易伤正气，可以适当加用扶正之品。也用于痈肿。

佛手

为芸香科植物佛手的干燥果实。

佛手行气方面较香附作用要强。化痰止咳之力弱于陈皮。疏肝之力逊于青皮，然一物而兼理肺、脾、肝三经之气滞。胃脘气胀，可用佛手泡水代茶饮。治痰多咳嗽，用佛手水煎服，亦可泡服，在化痰方面可用治慢性支气管炎。也治妇女白带过多。笔者临床常将佛手、玫瑰花、香附、郁金四药配伍同用以治疗肝胃气滞血瘀病证。

佛手香气馥郁幽长，气清香而不烈，性温和而不峻，滋味醇厚，回味甘爽，能提神醒脑、醒酒消暑、开胃健脾。单用佛手泡水饮，具有良好的行气作用，主治脾胃、肝胆气滞病证。笔者尤其喜用此药治疗脾胃气滞、妇科病证。其平和而无燥烈之弊，配伍玫瑰花以后行气作用更佳。在治疗胃肠病方面，诸如胃痛，食欲不振，大便不调，佛手的作用很好。以佛手酒浸剂，适量内服治胆绞痛，对胆石症引起胆绞痛经常发作者，可起到长期缓解作用。

谷精草

为谷精草科植物谷精草的干燥带花蕾的头状花序。

谷精草善于疏散头部风热，无寒凉遏抑之弊，目中诸病，加而用之甚良，凡一切头风目疾等证皆治之。

谷精草清热作用平和，明目作用不强，一般使用时剂量可以稍大一些。笔者认为将其作枕头使用，具有良好的作用，配伍菊花后作用加强。取清肝明目作用方面,笔者尤喜用谷精草,其性质不温不燥,不寒不腻,价廉效优。

《本草纲目》卷十六谓谷精草:"凡治目中诸病,加而用之,甚良。明目退翳之功,似在菊花之上也。"而从临床来看,谷精草并不及菊花多用,临床主要是治疗眼科疾患,可以作为菊花的代用品。古代本草也用其煎水外洗同样能达到治疗眼睛疾患的作用。以其治急性结膜炎配龙胆草、荆芥、赤芍等,眼生翳膜配等量防风,研细末,米汤调服,每次6g。有"一把谷精草,火眼目翳消"的说法。

龟甲

为龟科动物乌龟的背甲及腹甲。

传统所用之龟甲是腹甲,偏于通任脉,现在临床也用背甲者,统称为龟甲,若从古今用药来看,腹甲作用好,故称"龟板""龟版"。笔者认为体虚患者将鹿茸、龟甲配伍同用作用更好,则通督脉、任脉,补肾阳、滋肾阴。在熬制膏滋时,加用龟胶则出膏率高。对于肝肾阴虚火旺病证,笔者常较大剂量选用龟甲。对于高血压者笔者亦常选用龟甲。

龟甲的作用主要是治疗肾虚病证,具有补阴、补血之功,根据古代本草记载和临床使用来看,偏于补阴。至于补血,中医不单独云肾血病证,而多云肝肾精血不足,故龟甲的作用往往云补益肝肾。而从临床来看,龟甲的强骨作用是其独特的效用,若肾虚骨痿,此为要药。龟甲、龟胶作用相似,龟胶作用更胜,且能止血。笔者的验方龟鹿壮骨膏(龟甲、鹿角胶、山茱萸、熟地黄、山药、茯苓、延胡索、狗脊、淫羊藿、巴戟天、肉苁蓉、何首乌、杜仲、续断、骨碎补、牛膝、人参、当归、黄精、鳖甲、威灵仙各15g,黄芪30g,川芎、泽泻、丹皮各10g,蜈蚣1条)补虚强肾,壮骨止痛,主治骨质疏松,骨节疼痛,腰膝无力,行走困难,效果良好。

辛夷

为木兰科植物望春花玉兰或武当玉兰的干燥花蕾。

辛夷乃是治疗鼻病的要药,作用比较单一,虽云能发散风寒,但只有在兼有鼻塞的情况下才选用。笔者使用此药多同时配伍白芷、苍耳子等同用，治疗鼻病，辛夷为首选之品。现用其治疗各种鼻病。

辛夷对于寒热虚实所致多种鼻病均有治疗作用，临床上也可以将其单用。在通鼻窍药物之中，以辛夷最有名气。现认为将辛夷入煎剂，其有效成分破坏较多，若入丸剂有效成分不易发挥作用，而在散剂中药效较易发挥，故提倡使用辛夷时，以散剂为佳。笔者的验方辛夷通鼻汤（辛夷、防风、白芷、黄芩、藿香、乌梅、枳壳各 10g，僵蚕、鱼腥草、天花粉、仙鹤草各 15g，芦根 30g，细辛 3g）祛风散寒，宣通鼻窍，用于各种鼻病。

羌活

为伞形科植物羌活或宽叶羌活的干燥根茎及根。

羌活善治上半身风湿痹痛，作用强，笔者常用此药配伍威灵仙、片姜黄，治疗颈椎病、肩周痹痛，头项强痛，止痛作用增强。若皮肤中有蚁走感，加入羌活收效显著。明代以前的医籍中，独活、羌活之名可以互用，《本草纲目》卷十三"独活"条下所列的 13 首附方中，或称独活，或谓羌活，羌独不分，足可证也。

羌活因能祛风，可以治疗头痛，其特点是治疗头痛如裂，也就是止痛作用佳，对于巅顶头痛、偏头痛均有效果，如川芎茶调散、九味羌活汤、羌活胜湿汤等方均可以用治头痛。但使用时量不宜过大。笔者治疗风湿病证，将羌活、独活同用，但独活的剂量要大于羌活，效果才明显，因羌活燥烈使然。

沙苑子

为豆科植物扁茎黄芪的干燥成熟种子。

沙苑子甘温补益，略具涩性。其补力和缓，温而不燥，以平补肝肾阴阳见长，但偏于补阳，而补阳作用又不强，且有补涩兼备之功，特点是具有标本兼治之效。尤宜于中、老年人，多用于肝肾亏虚所致阳痿遗精，遗尿尿频，夜尿频多，尿后余沥不尽，及妇女白带过多，质地清稀等症，是一味比较温和的药物，在古代的方书中多将其作为益寿之品。笔者尤其喜用其治疗肝肾虚损病证。

现在的认识是沙苑子有抗疲劳和强壮作用，增强机体免疫功能，所以对阳虚者使用效果好，凡需要补益者又不宜大补者可以选用之。沙苑子、菟丝子均有强壮作用，但性质温和，笔者最喜用二药治疗中年男性的亏虚病证，配伍应用较单用效果要好。

沙棘

为胡颓子科植物沙棘的果实。

沙棘具有补虚作用，若身体虚弱，或体质不佳，可以应用沙棘以及沙棘制品，尤其是年老之人，或久病以后出现身体虚损时可以应用。笔者尤其喜用沙棘治疗癌肿患者，能增强病人的抗病能力，配伍灵芝等同用。

1977年沙棘正式列入《中国药典》，肯定了它的药用价值，证明沙棘果、种子甚至叶片，可用于烧伤、烫伤、辐射损伤、压疮及其他皮肤病；也可治疗胃肠疾病、静脉曲张，对癌症、缓解动脉粥样硬化、病毒性肝炎的疗效也比较显著。

近年来发现沙棘含有对人体多种有益的营养成分。在食品加工方面，可制成多种饮料食品和酒类，如果汁、果酒、果露、果酱、果丹皮、汽水、罐头等。现已制成了如沙棘果酱、饮料、冲剂、沙棘酒等食品。沙棘具有补气作用，能增强免疫功能，提高人体的抗病能力。治疗虚损病证，笔者尤喜用之。

没药

为橄榄科植物没药树或其他同属植物皮部渗出的油胶树脂。

没药有生用、制用之分，一般作内服药使用时，需要制用，而外用多生品。笔者认为此药对于胃的刺激性较强，同时味道并不好闻，胃虚的人服用容易导致恶心、呕吐，所以作内服药，不太习用，而外用时因有极好的止痛作用，笔者尤喜用之。植物药中没药是活血作用较强的药物，一般用于瘀血重证。既能活血又能行气的药物有川芎、延胡索、乳香、没药、三棱、莪术、郁金、姜黄、玫瑰花、月季花、降香等。而乳香、没药、三棱、莪术作用强。这些药笔者最喜用的延胡索、川芎、玫瑰花。没药若未经炮制或炮制不当，可引起胸中烦闷、卧寐不安、呕吐、腹痛、腹泻等。因此，孕妇忌用，胃弱者慎用。内服对胃有一定的刺激性。

没药的主要作用是活血化瘀，用于多种瘀血病证，尤其是有伤口坏疽的情况下，可促进皮肤溃疡与疮口收口，改善伤口及龟裂的皮肤。其作用类似于乳香，但活血作用更强一些。乳香、没药外用较内服更多用，尤其是治疗跌打损伤方面作用好。

沉香

为瑞香科植物沉香或白木香含树脂的木材心。

沉香以平喘为其主要功效，尤其是对于肾不纳气所致喘息效果尤佳，一般是单味药研末后内服。虽有治疗呕吐，胸腹胀痛的作用，但因为价格较高，故少用。一般来说，行气的药物多耗气，沉香作为行气药应用，但不耗气。前人认为沉香的特点是行气不伤气，温中不助火，降而不泄，行而不猛，故对于肺肾不足，痰浊壅阻胸闷喘咳，食阻气滞，均可以选用。在平喘方面，主要用于上盛下虚病证。对于肾不纳气导致喘息可以单用研末服用。

《本草新编》卷四"沉香"条云："沉香温肾而又通心。用黄连、肉桂以交心肾者，不若用沉香更为省事，一药而两用之也。但用之以交心肾，须用之一钱为妙。不必水磨，切片为末，调入于心肾补药中，同服可也。"临床治疗失眠，多用交泰丸，而陈士铎认为一味沉香可抵交泰丸的作用。笔者在临床上治疗失眠常选用沉香，这是一种特殊的用法，本草书中少有记载。使用剂量3g左右。

诃子

为使君子科植物诃子的成熟果实。

笔者认为诃子最大的特点是治疗咽部疾患，现在所说的慢性咽喉炎，诃子为常药。其利咽作用很好，治疗声音嘶哑为常药，可以将其泡水服，也可以入煎剂使用，为治疗咽痛要药。治疗声音嘶哑，因胖大海泡发后，不太好饮用,且泡的水液难看,笔者在临床上更喜欢使用木蝴蝶、诃子、青果。由于诃子具有收敛作用,所以对于有外邪者则不宜选用。在止泻方面相对用之要少一些。

补骨脂

为豆科植物补骨脂的干燥成熟果实。

补骨脂具有温补肾阳的作用,可以治疗肾虚的病证,其温阳的作用强于益智仁,有本草书中记载云其大温,如《本草纲目》卷十四"补骨脂"条,因此若使用补骨脂剂量过大容易上火,对于脾肾虚导致的泄泻可以使用,故四神丸中配伍本品。

补骨脂治疗性功能方面的疾病,其作用弱于淫羊藿。由于补骨脂具有补肾作用,也用于耳聋,牙痛,因肾开窍于耳,齿为骨之余是也。

补骨脂具有疗癣除疣的作用,用于风癣瘰疣,牛皮顽癣,将补骨脂以75%乙醇浸泡1周,用多层纱布过滤,滤液浓缩后涂擦患处,对银屑病有一定效果。若白癜风,外用补骨脂液涂抹局部白癜处,可使色素逐渐恢复。

灵芝

为多孔菌科真赤芝或紫芝的干燥子实体。

灵芝为平和的补益之品,笔者临床使用此药,一般是大剂量应用,多在30g以上,因现在认为其有抗癌作用,所以尤喜用之,也可将其作为食疗应用。临床使用的灵芝名称有多种,但以野生者为佳。

灵芝是一种菌,和蘑菇、木耳一样,是真菌的子实体,植物学上属多孔菌目,灵芝科,各地均有分布。灵芝能改善睡眠,使食欲、体重增加,心悸、头痛、头晕症状减轻或消失,精神振奋,记忆力增强。其安神作用并不强,一般将其作为辅助药物使用。又由于无毒副作用,为老幼皆宜的保健营养品,有"若要睡得好,常服灵芝妙"的说法。对于气血不足,心神失养所致心神不宁、失眠惊悸、多梦健忘、体倦神疲、食少纳差等症有效。可单用研末吞服。

灵芝通过补益肺气达到止咳平喘作用,可治痰饮证,见形寒咳嗽,痰多气喘者，尤其对虚寒型及痰湿型的哮喘作用显著。根据现在的认识，对支气管炎及哮喘有良好的治疗效果。具有解痉，松弛平滑肌，消除免疫过敏反应等作用。灵芝能增强皮肤新陈代谢，滋养皮肤，有清除色素沉淀和祛斑作用，临床可与黄芪水煎外用，能减少皮肤皱纹。

灵芝具有抗癌作用，笔者治疗癌症患者，常选用之，临床上将其作为癌症患者的辅助治疗药物，需注意，现在一些所谓的抗癌方子，对灵芝的作用有些夸张，不可被误导。

阿胶

为马科动物驴之去毛后，驴皮经熬制而成的固体胶。

阿胶在古代所使用的原料有多种，后专以驴皮熬制者称之。现《中国药典》也确定了驴皮作为阿胶原料的法定地位。而以牛皮为原料所熬制者称为黄明胶。

结合仲景应用阿胶的经验，其主要是止血，如温经汤中阿胶治崩漏，胶艾汤中用阿胶治妊娠下血，半产漏下；黄土汤中用阿胶治便血，猪苓汤中用阿胶治血淋，黄连阿胶汤中用阿胶治下利脓血。此外炙甘草汤主治心阴不足导致的心动悸，脉结代，方中阿胶用量很少，基本起不到补血的作用。显然仲景并没有把阿胶当成补血药，而是作为止血药使用。

阿胶的补血作用是体现在止血的功效之上的，单纯认为阿胶是补血圣药似与古代应用不符。若气血虚弱，没有明显失血征象，仍然用阿胶来补血，往往会适得其反。因为阿胶药性滋腻，极易困阻脾胃之气，影响其运化。

阿胶为熬制膏滋的重要赋形剂，其特点是成膏率高，又由于滋补作用强，对于虚损病证将其作为常用之品。笔者在制作膏滋时，由于阿胶价格原因，为了成膏率高，又为了维护病人的经济承受能力，笔者常以多量桃胶代用之。

陈皮

为芸香科植物橘的成熟果实的果皮。

在化痰药中，陈皮是最常用之药，其行而不峻，温而不燥，运而不峻，辛而不烈，作用平和。笔者认为陈皮、青皮二药同用可以照顾多个脏腑病变。陈皮行气以脘腹部位气滞胀痛为佳。陈皮使用频率高，临床凡痰证、气滞证为首选之品。

《本草纲目》卷三十"黄橘皮"条李时珍认为陈皮："其治百病，总是取其理气燥湿之功。同补药则补，同泻药则泻，同升药则升，同降药则降，脾乃元气之母，肺乃摄气之籥，故橘皮为二经气分之药，但随所配而补泻升降也。"陈皮同消痰药则能祛痰，伍消食药则能化食，各从其类以为用。而根据临床用药来看，应用补药、收涩药多要配伍陈皮以防壅气，所以在补益药中配伍陈皮就具有补而不滞的特点。

附子

为毛茛科植物乌头子根的加工品。

附子的主要作用就是温里散寒，主治里寒病证，五脏都可能出现里寒证，而附子主要是温补肾阳和脾阳，对于心阳虚的病证也可选用。特点是虽然温阳，但并不动血，也就是说，虽有很好的温补作用，一般不会导致出血现象，根据前人的经验，治疗肾阳虚，配伍肉桂作用更好；治疗脾阳虚，配伍干姜作用更好；治疗心阳虚，配伍桂枝作用更好。一般在剂量上可以适当放大一些，而肉桂则不能随意加大剂量，这是因为肉桂入血分，容易动血，使人上火。附子温补肾阳，散寒止痛，笔者也将其与川乌同用于一方，以加强止痛之功。

附子为强有力的温补肾阳的药物，干姜、附子均具有回阳救逆之功，同用加强作用，如四逆汤。戴元礼有"附子无干姜不热，得甘草则性缓，得桂则补命门"（《本草纲目》卷十七"附子"条）。附子长于回阳救逆，走而不守，能通彻内外上下。干姜同样具有回阳之功。二药相须并用，干姜能增强附子回阳救逆的作用。且附子有毒，配伍干姜后，干姜能减低附子毒性。故附子用于亡阳证，常与干姜配伍。附子补阳作用好。但要防止附子伤阴。用附子补火，必防涸水。如阴虚之人久服补阳之药，则虚阳益炽，真阴愈耗，精血日枯，气无所附，遂成不救者多矣。

鸡内金

为雉科动物家鸡的砂囊内壁。

鸡内金消食作用强，可以消各种食积，包括米、面、肉食、果菜，其单用的效果尤佳。对于小儿消化不良，笔者临床常以单味鸡内金研粉应用。在消结石方面，用于胆结石、泌尿道结石。若胆结石首选鸡内金、金钱草、郁金，尿结石首选鸡内金、金钱草、海金沙，均称为"三金"，适当加用行气药后作用会更好一些。如胆道结石加用疏肝行气的香附、郁金、佛手、枳壳、木香等；尿路结石加用枳壳、乌药、路路通等。

从临床使用来看，入煎剂不如研末服效果好。临床凡用鸡内金均是炒制品。

鸡内金能够治疗疣子，方法是将鸡内金研末，摩擦疣体，进而达到除疣。

鸡血藤

为豆科植物鸡血藤的藤茎。

鸡血藤活血化瘀，作用不强，却很常用。笔者临床中常以其配伍当归、牛膝等治疗腰腿痛，而尤多用于腰椎间盘突出有效。其对于血虚不能养筋，瘀血阻滞的病证，可借其通经络作用，配伍于祛风湿、强筋骨方中，能明显提高疗效。在通络方面作用平和，现认为能改善微循环，对于腰膝酸软疼痛、肢体麻木、跛行、风湿痹痛、年老体虚、下肢乏力、月经不调、痛经、经闭、血虚萎黄等，均可选用。

鸡血藤补血活血，若补血药中加入活血药，可以显著提高疗效。临床用其治疗各种贫血。鸡血藤性善通利，守走兼备，并能舒筋活络，祛风止痛，对血虚兼有血瘀的痹证为优选之品。鸡血藤治疗血虚血滞的手足麻木、疼痛及酸疼，单用即可奏效，可熬膏滋服用。若将其加入辨证论治方中，治疗中风后遗症、风湿痹痛可提高疗效。其对于风湿病，肢体麻木痹着、筋骨疼痛、关节屈伸不利、中风后遗症有效。鸡血藤小剂量养血活血，中剂量活血通经，大剂量则疏通经络、祛瘀止痛。

笔者认为凡使用鸡血藤需要大剂量才能达到效果，若剂量小作用不明显。通常应在30g以上效果才好。一般与当归配伍同用，增强作用。

鸡骨草

为豆科植物广东相思子的干燥全株。

鸡骨草利胆，可用于肝炎、胆囊炎、肝硬化腹水、黄疸，乃是治疗湿热黄疸的常用药物，现主要用其治疗黄疸型肝炎，一般在使用时剂量可以大一些，根据现在的认识，其降低转氨酶有一定的疗效。笔者认为其对于患肝病时间久者使用效果较好。鸡骨草有护肝作用，能减轻肝脏所受的伤害，预防肝硬化，也能促进肠胃功能。现也用其治疗其他类型的肝病，可配伍虎杖、地耳草、龙胆草、板蓝根、金钱草等应用。对于胃痛、小便刺痛、风湿骨节疼痛、跌打瘀血肿痛、乳痈、毒蛇咬伤也可选用。

鸡冠花

为苋科植物鸡冠花的干燥花序。

鸡冠花色形绚丽，灿若朝霞，形态奇特，宛如鸡冠，昂首放啼，花序酷似鸡冠而命名。鸡冠花大都是红色，但也有白色的，药效侧重不同。《滇南本草》卷一"鸡冠花"条中载其"花有赤、白。止肠风血热，妇人红崩带下。赤痢下血，用红花效；白痢下血，用白花效"。也治疗妇科疾患，如月经、白带过多，乃妇科良药。如经水不止，用红鸡冠花，晒干研末服。也可作美食食用。

鸡冠花为收涩之品，以治疗带下病证多用，若带下久久难愈，选用鸡冠花。《本草纲目》卷十五"鸡冠"条李时珍认为："痔漏下血，赤白下痢，崩中赤白带下，分赤白用。"也就是说，若赤痢、赤带用红鸡冠花，而白痢、白带则用白鸡冠花，但临床现并不强调使用时分赤白花。

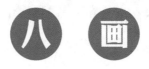

八 画

青皮

　　为芸香科植物橘及其栽培变种的幼果或未成熟果实的果皮或幼小果实。

　　青皮破气力量强，笔者尤其喜用其治疗肝区疼痛，对于现在所云肝硬化、肿块、肝炎所致胁肋疼痛作用好。除肿瘤外，剂量不宜太大。若郁滞较盛者，用此药疏肝作用佳。在疏肝方面，作用强于香附。青皮主要是治疗气分的病变，有云其治疗癥瘕，而癥瘕多为血分病证，所以青皮虽云解郁治疗气分病证，其实也是治疗血分病证的，但治疗血分证又不及郁金、姜黄等部位深。所以笔者将其作为治疗气滞重证之品。

　　青皮的作用部位主要在肝胃，行气力量强。古代本草记载有陈皮治高，青皮治低的说法，就是指青皮所治疗的部位要较陈皮下一些。因为陈皮主治肺脾病证，青皮主治肝胃病证。

　　橘类药物的应用区别：①青皮，为橘未成熟之果皮或幼小果实。疏肝破气，消积化滞，行气力强。②橘皮，为橘子的成熟果皮，以陈久者佳，又名陈皮。健脾行气，燥湿化痰，降逆止呕。③橘红，为橘之成熟最外层果皮，性味功效似橘皮，但较橘皮温燥，偏于燥湿化痰。按照《本草纲目》所载，橘红应为橘之外层果皮，非柚之外果皮。若化州柚的外果皮为化橘红。④橘白，为橘果皮内的白色内层部分，性味功效同橘皮，但较橘皮作用平和，长于和中化湿，故健脾和中用橘皮，燥湿化痰用橘红，和胃化浊用橘白。⑤橘叶，疏肝理气，消肿散结，用于肝气郁滞所致胸闷，胁肋胀痛，乳房肿痛等。⑥橘核，行气散结，用于睾丸肿胀作痛，疝气疼痛，乳房胀痛等。亦可治疗乳痈。青皮、橘叶、橘核均行气散结止痛，青皮力强，行肝经少腹气滞；橘叶力缓，行胸胁胃脘气滞；橘核力中等，行肝经气滞，睾丸、

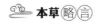

乳房部位病变多用。笔者更喜用青皮散结。在治疗疝气方面,笔者喜用橘核、青皮、荔枝核,却极少使用小茴香,因香气太浓之故。⑦橘络,理气通络,化痰止咳。笔者认为,橘络有减肥瘦身之功。

青果

为橄榄科植物橄榄的成熟果实。

青果具有良好的利咽之功,凡咽喉肿痛,声音嘶哑均将其作为常用之品,单用即有效果。现在所云急慢性咽喉炎将青果作为首选。实际生活中,若出现咽喉肿痛,可以将青果泡水代茶饮用。

对于声音嘶哑,笔者将青果、蝉蜕、木蝴蝶作为首选之品,也可将青果单独泡水饮服,又由于能生津,所以口干口渴多将其与乌梅配伍同用。

橄榄的解毒作用,颇为古代医家所重视,既能解酒毒,又能解鱼鳖毒,古人指出能解河豚鱼毒,可作辅助治疗。《医说》卷四"渔人治哽"条载:"苏州吴江县浦村王顺富家人,因食鳜鱼被哽,骨横在胸中,不上不下,痛声动邻里,半月余饮食不得,几死。忽遇渔人张九,言:你取橄榄与食即软也。适此春夏之时,无此物,张九云:若无,寻橄榄核捣为末,以急流水调服之。果安。问张九,你何缘知橄榄治哽。张九曰:我等父老传,橄榄木作取鱼棹(zhào)箄,鱼若触着即便浮,被人捉,却所以知鱼怕橄榄也。今人煮河豚,须用橄榄,乃知化鱼毒也。"《本草纲目》卷三十一"橄榄"条亦载此事。我国历代许多医书中,都说橄榄能解一切鱼鳖之毒,如宋代《开宝本草》卷十七"橄榄"条说:"其木作拨,著鱼皆浮出。"但对于中毒太深者,橄榄也无能为力。

青葙子

为苋科植物青葙的干燥成熟种子。

青葙子的清肝热作用相对而言,强于谷精草、密蒙花,但并不及二药多用,主要是因为有扩瞳作用。另外就是青葙子根据《本草正义》卷三"青葙"条所述,此药乃鸡冠花同类,而鸡冠花乃是治疗妇人疾病之药,鸡冠花子主治人体下部疾病,而青葙子现并不用于下部疾病。

青葙子对于瞳孔散大者一般不使用,虽有明目作用,但不及决明子、菊花作用好。青葙子清肝火力强,专泻肝经实火,只清无补。笔者临床多喜用谷精草、密蒙花,而少用青葙子。

青蒿

为菊科植物黄花蒿的地上部分。

青蒿乃是清退虚热要药,配伍地骨皮等作用加强,具有退骨节间热,也用于肌表之热。善使阴分伏热透达外散,透散不伤阴血,清热又不伤气血,为阴虚发热要药。《本草图经》卷八"草蒿"条云:"草蒿即青蒿也……治骨蒸劳热为最,古方多单用者。"也就是说治疗虚热病证,将青蒿为首选之品。

青蒿为抗疟要药,传统是将其取汁应用。葛洪《肘后备急方》记载治寒热疟疾就有青蒿。以青蒿治疗疟疾,传统的用药方法是水煎服,后来发现用新鲜的青蒿绞汁服用效果更好,现在是将其中的青蒿素提出应用。古人认为岭南、西南以及一些未开发的地区存在着瘴气,瘴气是由于地理环境造成的,以恶性疟疾为主,因为南方的天气闷热潮湿,阳光猛烈,万物没有休养的机会,所以整个环境容易滋生有害物质,最终发展成瘴疾,冷瘴是典型的疟疾发作表现,热瘴则像是恶性疟疾的表现。现代研究发现青蒿是所有中药中治疗疟疾的最佳药物,主要是因为含有青蒿素。科学家屠呦呦从本草研究入手,上下求索,终于在《肘后备急方·治寒热诸疟方第十六》中找到了线索:"青蒿一握,以水二升渍,绞取汁,尽服之。"并先后进行多次筛选实验,并得出结论,青蒿素治疗疟疾具有高效、速效、安全、剂量小、口服方便等优点。

青蒿对于湿热病证、少阳病证也常选用。尤其是暑天以青蒿解暑作用佳。

青黛

为爵床科植物马蓝,蓼科植物蓼蓝或十字花科植物菘蓝的叶或茎叶经加工制得后的干燥粉末或团块。

青黛的主要作用部位就是清肺热、清肝热。《医说》卷四"喘嗽"条载"绶带李防御，京师人，初为入内医官，直嫔御阁妃苦痰嗽，终夕不寐，面浮如盘，时方有甚宠。徽宗幸其阁，见之以为虑，驰遣呼李……李忧挠伎穷"，后从民间觅得蛤粉、青黛治疗咳嗽的验方，而因祸得福。青黛善于清泻肝火，蛤粉善于止咳，宋徽宗妃子因肝火旺盛导致咳嗽病，肝火一清，咳嗽自止。此方后世命名为黛蛤散。

大青叶、板蓝根、青黛三药，临床以板蓝根多用。板蓝根乃是治疗咽喉肿痛之要药，配伍玄参、土牛膝作用更好。治疗咽喉肿痛，一般要选用清热解毒之品，对于因虚火上炎者可用滋阴药适当配伍肉桂内服。板蓝根的苦寒特点弱于大青叶，口感较大青叶好。青黛不入煎剂，因乃是粉末状药材，其有效成分不溶于水，又因其清热解毒作用似于板蓝根，而临床则多用板蓝根而少用青黛。青黛多外用，对于热毒疮肿，痄腮常用之，使用时将青黛用食醋或茶叶水调后敷于病变处，解毒作用明显。青黛在古代女子常用以画眉，亦用作染料，其有效成分不溶于水，故不入煎剂。

玫瑰花

为蔷薇科植物玫瑰的干燥花蕾。

玫瑰花通过行气活血达到美容作用。若情绪不佳、脸色黯淡、长斑、月经失调、痛经等，应用玫瑰花具有良好的作用。玫瑰花具有美容特点，适宜皮肤粗糙、贫血、体质虚弱者应用。

玫瑰花的药性温和，带有一股特殊的暗香，可舒发体内郁气，乃解郁圣药，常闻玫瑰香气，可起到舒缓情绪、平静心情、助眠安神的作用，令人神爽。每天取5～10g玫瑰花，开水浸泡即可代茶饮，能缓解因脾气急躁或心情抑郁时的不良情绪，胸闷，经前乳房胀痛。晒干的玫瑰花香气保持更加持久，而且不容易变质。

女性在月经前或月经期间的烦躁，用玫瑰花通过调经可起到调节作用。根据活血化瘀的特点，玫瑰花可促进新陈代谢，并可添增食物的清香。尤其是在调经方面效果极佳。笔者尤喜应用此药调理情绪，一般认为此为气中之血药，临床体会配伍佛手后作用增强。

苦杏仁

为蔷薇科植物山杏的成熟种子。

杏仁是最常用的止咳平喘药物,凡咳喘乃必用之品。古今医家将其作为肺系要药使用,无论内伤外感,新病痼疾,凡涉肺脏,多用之。现代研究证明,杏仁中含有微量的氢氰酸,且杏仁中的苦杏仁苷分解后也产生少量氢氰酸,而氢氰酸能抑制呼吸中枢,使呼吸运动趋于安静而发挥止咳平喘作用。杏仁乃是治疗咳喘要药。对此有人不同意此说,如《医述·药略》引张路玉的话云:"杏仁举世视为治嗽之要药,不问虚实浑用,然辛温走肺,最不纯良,耗气动血,莫此为甚。熬黑入大陷胸丸,佐甘遂等搜逐结垢。性味可知。"笔者用杏仁治疗咳喘,无论新病、久病、寒病、热病、内伤、外感,均常选用,乃治疗咳喘要药,对于《医述》所言,并不认同。

虽前人有杏仁入血分的认识,但笔者认为主要还是治疗气分肺经病变。在润肠通便方面,略带有补虚的特点,也就是说通便不伤正气。

苦参

为豆科亚灌木植物苦参的根。

苦参的杀虫作用好。通常中医所云杀虫包括三方面的作用:①指杀灭肠道寄生虫,如蛔虫、钩虫等;②指杀灭皮肤寄生虫,如疥虫、阴道滴虫;③指能够治疗皮肤瘙痒,西医学所云的真菌、霉菌感染也属于中医所说的"虫"的范畴。苦参的"杀虫止痒",主要指的是第2、3种情况。

笔者尤其喜用苦参外用治疗皮肤瘙痒,且安全,基本无副作用,在止痒方面因有杀虫的特点,对于霉菌、真菌感染所致的病证效果好。由于苦参极苦,内服时一般剂量不宜太大。苦寒的药物虽能清热,但同时苦燥又容易伤阴,而阴伤后不但不能清热,反而阴伤生内热,故使用苦参在剂量上应予控制,但外用则需要大剂量使用,一般是30g以上,没有副作用。

苦参治疗多种瘙痒性病变,如湿疹湿疮、湿热带下、阴肿阴痒、手癣足癣、体癣股癣、白癜风、扁平疣、疥疮、脓疱疮、寻常痤疮、淋菌性尿道炎、尖锐湿疣、生殖器疱疹、接触性皮炎、荨麻疹等。将其煎水外洗能很快达到止痒之功，尤其是治疗阴道滴虫效果好。苦参外用是治疗"湿"病的要药，尤其是湿疹，临床症状以皮疹损害处渗出潮湿、瘙痒不已为主要表现。呈反复发作，皮肤变厚粗糙，奇痒难忍，搔破后引起红肿糜烂渗血，夜间增剧，可以选用之。笔者的外用验方"苦参止痒汤"（苦参、百部、白鲜皮、地肤子、蛇床子各30g，花椒20g，芒硝50g，樟脑10g，冰片2g）止痒、杀虫效果好。

心律失常属中医惊悸、怔忡等证范畴，对于异位搏动，心律失常，过去多采用炙甘草汤治疗"脉结代，心动悸"，而现在发现苦参对多种快速性心律失常有效，有降低心肌收缩力、减慢心搏、降低自律性等作用。故现在常用苦参治疗心悸、怔忡、胸闷等病证。使用苦参治疗心律不齐且与中医分型论治无明显关系。临床可以苦参、甘松、枳实、徐长卿配伍应用，对多种异位期前收缩有效。

苦楝皮

为楝科植物楝或川楝的根皮或树皮。

苦楝皮杀虫作用很强，除了杀蛔虫以外，对于其他寄生虫诸如绦虫、钩虫、蛲虫也有效果。其作内服药少用，一是因为太苦，二是因为毒性太强，故并不常用，但此药外用具有很好的杀虫止痒作用，既可研末用，也可煎水洗。笔者常喜用其配伍苦参等煎水外洗治疗皮肤瘙痒。外用时剂量多在30g以上，未见不良反应。

苦楝皮的药材可以用楝树或川楝树的树皮及根皮。从传统的用药来看，多用根皮。

苘麻子

为锦葵科植物苘麻的干燥成熟种子。

苘麻子现临床主要用于淋证，小便淋沥不畅。笔者临床常以苘麻子代冬葵子应用。现有将苘麻子、冬葵子混用者。

苘麻子能治疗大便燥结，具有通便作用，由于通便，故也用于痢疾，可以单用。

苘麻子可以治疗目疾,对于痈肿目翳,眼疾,效果好。《本草纲目》卷十五"苘麻"条李时珍认为治疗"生眼翳瘀肉,起倒睫拳毛"。

枇杷叶

为蔷薇科常绿小乔木植物枇杷的叶。

枇杷叶止咳,用于肺热咳嗽,作用平和,因其叶片背面有毛,临床上应炙用为佳,既可以防止其对于咽喉部的刺激,也因蜜炙后加强止咳作用。若不炙用,容易导致咽部痒,反射性地引起咽部不适。使用枇杷叶时应去毛,方法是:①将其洗净;②以毛刷刷去,此方法费时,现少用;③蜜炙后止咳作用加强。笔者认为枇杷叶的作用与竹茹相似,可以互相代用,只是枇杷叶的止咳作用强于竹茹。

板蓝根

为十字花科植物菘蓝的根。

板蓝根乃是治疗咽喉肿痛的要药,其配伍玄参、土牛膝作用更好。治疗咽喉肿痛,一般要选用清热解毒之品,对于因虚火上炎者可以用滋阴药适当配伍肉桂内服。板蓝根的苦寒特点弱于大青叶,现用其抗病毒,临床上多用于肝病、感冒。感冒分为风寒型、风热型,又由于季节的不同,有夹湿、夹暑、夹燥的不同,板蓝根主要用于因热所致的感冒。长时间大剂量服用板蓝根,可能会出现头昏眼花,气短,呕吐等。

笔者喜用板蓝根治疗面部痤疮。板蓝根消疣作用尤佳,笔者综合各方面的经验,将板蓝根、香附、木贼草、薏苡仁、僵蚕同用,治疗诸如扁平疣、痤疮、黄褐斑等。根据治疗痤疮等特点,又具有美白作用。

松子仁

为松科乔木红松等的种仁。

松子仁富含油脂,具有良好的润肠通便作用,作用强于麻仁、郁李仁。

特别是老年人患肠燥便秘，经常吃松子仁有利于排便。药肆中一般不备此药。有习惯性便秘者食之有益，有防衰抗老，益寿延年的作用，润肠通便缓泻而不伤正气，对老人体虚便秘，小儿津亏便秘有一定的食疗作用。

松子中含磷很多，有补脑强身的作用，能增加记忆力，对骨骼、牙齿的发育有促进作用，对患有佝偻病的儿童有辅助治疗作用，具有强壮筋骨，消除疲劳，对老年人保健有极大的益处。根据食用来看，若皮肤及毛发枯槁无光泽，吃松子也有好处，能润肤美颜，可滋润皮肤和增加皮肤弹性，推迟皮肤的衰老，又能补养阴血。《随息居饮食谱•果食类•海松子》云其"最益老人，果中仙品，宜肴宜馅，服食所珍"。适量长期服用松子，确有益处。这里所说的"果中仙品"，就强调松子可以延年益寿。

刺猬皮

为刺猬科动物刺猬或短刺猬的皮。

刺猬皮主要特点是治疗遗精滑精，以单味研末服用为佳，因味道不好，现将其装入胶囊后服药。《随息居饮食谱•毛羽类•猬肉》云刺猬皮"其皮煅研服，治遗精甚效"。刺猬皮收敛固精，尤善治久遗多败精，精道阻塞，以刺猬皮昼伏夜出，禀纯阴之气，其皮有刺，其性锐利，用酒冲服以行药势，直达阴处，逐败精之用。败精得除，窍道畅达，精关乃固。痔疮出血、食管肿瘤可以选加刺猬皮。笔者治疗食管梗阻疾患，将刺猬皮、山慈菇作为首选之品。

刺猬皮具特殊腥臭气。入药需炮制，历代应用的方法有多种。①将刺猬皮洗净，干燥，清炒至微焦；②将土炒热，入刺猬皮炒至黄色；③取刺猬皮块，用火煅存性，至略带黑色为度；④滑石粉炒刺猬皮呈黄色；⑤蛤粉炒热后，入刺猬皮拌炒，炒至体色黄或松脆即成；⑥洁净细沙置锅中加热后，投入刺猬皮块拌炒，至刺猬皮表面鼓起；⑦取刺猬皮块炒热，再洒醋2～3次，用微火炒干；⑧取刺猬皮加黄酒润透，用黄沙炒至老黄色，皮胀刺焦；⑨将麻油烧热，入刺猬皮用中等火炸至黄色膨大，有腥香味为度；⑩取刺猬皮，加甘草汤泡透，晒干。

刺蒺藜

为蒺藜科植物蒺藜的成熟果实。

刺蒺藜的作用较平和,一般以治风证为主,风热、风寒证均可。笔者通过多年的临床实践,认为刺蒺藜具有良好的美白作用,可用于面部的黑斑、晦黯。尤其是当皮肤出现瘙痒的情况下,此药具有较好的作用。因此对于痤疮、扁平疣、蝴蝶斑均有效果。笔者尤其喜用此药配伍冬瓜仁同用。现中药书籍记载此药认为有毒,但临床使用并无副作用。刺蒺藜主要是治疗气分病证,并不走血分。笔者认为,刺蒺藜走气分而疏肝解郁,治郁不治瘀,若郁甚致瘀可配伍郁金同用。

刺蒺藜具有祛风止痒的特点,可治疗风疹瘙痒,因风性轻扬开泄,风为百病之长,风邪侵袭人体,容易导致腠理开泄,进而导致风疹、风团、瘙痒难忍,刺蒺藜虽祛风作用不强,笔者临床尤喜用之。如痤疮、荨麻疹引起的瘙痒,加用刺蒺藜有效。

郁李仁

为蔷薇科落叶灌木欧李、郁李或长柄扁桃的成熟种子。

郁李仁属于滋养性通便药物,对于大便干燥者尤为适宜,而配伍麻仁后作用加强,其可以作为食品应用,若大便干燥,可以将其炒熟食用。郁李仁的通便作用较麻仁要强,但从临床实践应用来看,却不及麻仁应用得多,分析其原因,可能与《伤寒论》中有麻仁丸的缘故有关。郁李仁所含油脂较麻仁丰富,所以通便作用也强。

《神农本草经·下品》云郁李仁"主大腹水肿,面目四肢浮肿,利小便水道"。从临床来看,其利水作用并不强,多只作辅助药物使用。对于兼有大便不畅者更为适宜。但下后、利后会使津液亏损。其利尿作用较茯苓、泽泻强,但对正气并无损伤,临床上对于肝、肾、心脏病引起的水肿,而正气不虚,水肿较重者,可以选用之。尤其对于兼有大便不畅者,更为适宜。

郁李仁质润而性降,除润下作用外,还有下气特点,故其通便作用较杏仁、麻仁为胜,但又不及大黄、番泻叶强,主要用于肠燥津亏较重者。将其与麻仁、杏仁、桃仁、柏子仁、肉苁蓉等同用,治疗年老或产后血虚便秘或习惯性便秘效果良好。

郁金

为姜科植物温郁金、姜黄、广西莪术或蓬莪术的块根。

郁金主要功能在于解郁,既入气分以疏肝解郁,又入血分以活血祛瘀。郁金虽然可以治疗多个脏腑的病证,但以治疗肝病为主。笔者治疗肝郁和肝瘀多将香附、郁金配伍同用。

郁金的疏肝作用较好,在治疗胆结石方面,郁金作用明显。郁金、金钱草、鸡内金通常称为"三金",同用作用加强,具有排石止痛的作用。而对于无症状、静止性、多发小结石者,可重用郁金配金钱草、鸡内金起溶石排石作用。

倒经指的是女子在来月经之时,不是下部出血,而是人体上部出血,表现为鼻子出血、牙龈出血、吐血、咳血等,这种情况多是由于血分有热,影响血液不循常道而出血,郁金是治疗倒经的要药,主要还是取其清热凉血作用。但在语言表述方面,一般不说郁金止血。

虎耳草

为虎耳草科植物虎耳草的全草。

虎耳草清热凉血解毒,主要用治热毒病证,对于疮疡痈肿可以适当加大剂量使用,可内服或外用。外用治疗中耳炎,将其鲜品捣烂取汁滴耳。若风热咳嗽,风火牙痛,痔疮肿痛,毒虫咬伤,外伤出血均可以用之。

现认为虎耳草具有抗过敏作用,可以治疗荨麻疹,也用于急性肾炎水肿,具有消水肿的作用,并能消除蛋白尿。

虎杖

为蓼科植物虎杖的根茎和根。

笔者对大黄的功效总结为"两清两泻,活血兼止血",而虎杖与大黄的作用基本相似，也是清热解毒、清利湿热、泻热通便、活血化瘀，所不同的是，大黄泻下通便作用强，凉血止血作用好。虎杖兼有化痰之功，但此功效少用。大黄泻下作用远强于虎杖。其他诸如活血化瘀、清热解毒诸作用亦均强于虎杖。

临床治疗大便不通，一般不轻易选用大黄，若习惯性便秘，因大黄含有鞣质，而会导致继发性便秘，此时选用虎杖则比较适合，若体质虚弱，用大黄后损伤正气，又会导致身体更加虚弱，所以使用大黄通便，主要还是治疗热结便秘，虎杖虽功同于大黄，但虎杖作用较大黄平和，若取上述功效笔者更喜用虎杖。由于其能通导大便，又能利湿，笔者用其减肥来治疗肥胖症。对外伤出血有止血作用，内服对上消化道出血也有止血作用。对于无名肿毒、毒蛇咬伤、烫火伤、跌打损伤等，可将虎杖鲜品捣烂局部外敷，以鸡蛋清或醋调匀涂患处。

虎杖利小便，解热毒，若血尿酸增高，小关节肿痛，甚则变形，痛风结石，可大剂量虎杖配伍土茯苓、萆薢、当归等于辨证方中。现用虎杖降血糖、降血脂、降血尿酸。

昆布

为海带科植物海带或翅藻科植物昆布的叶状体。

昆，大也；布，宽而长，因药材特点命名。《医学入门·治湿门》云："昆，大也；形如布。"海带，是海藻类植物之一，因其生长在海水，柔韧似带而得名。昆布的来源有两种，包括海带和昆布。古代的这种植物生长得很大很宽，故名昆布。昆布在生长的过程中，由于人们的采集，其宽度越来越窄，犹如带子，所以又有海带之说。也就是说，昆布长而宽，海带长而窄。现在临床将昆布、海带作为一味药。

昆布具有消痰、软坚、散结、行水的功能，可用于瘿瘤、瘰疬、睾丸肿痛、痰饮、咳嗽、气喘、水肿的治疗。海带具有降血压作用，能显著抑制平滑肌收缩，解除支气管痉挛和镇咳，还能降血脂、降糖、提高免疫力、护发、美容、减肥、消除乳腺增生，并能延缓衰老、防癌、健脑补脑等。

《食疗本草》卷二"昆布"条云："昆布下气，久服瘦人，无此疾者不可食。"《本草汇言》卷七"昆布"条有"此性雄于海藻,不可多服,令人瘦削"的记载,若按照现在的说法就是具有减肥之功,古代医家多有此说,认为海藻、昆布下气消痰殊捷,久服又能损人,所以瘦人不可多用。而对于肥胖之人,可以用其减肥。在临床上,笔者就常嘱咐肥胖之人多吃海带。

罗布麻

为夹竹桃科植物罗布麻的叶或根。

罗布麻的平肝作用平和,此药应用历史不久。在治疗肝阳上亢方面有效,降压作用明显,可用于高血压所致的头昏、头痛病证。现在认为有镇静,抗惊厥作用。可以将其单独泡水服,同时发现此药又有点小毒,使用时剂量不能过大,也不宜长期应用。

罗布麻叶制剂内服可出现恶心、呕吐、腹泻、上腹不适,也可出现心动过缓和期前收缩。将罗布麻卷成烟用时,可出现头晕、呛咳、恶心、失眠等。罗布麻中毒的主要原因,一是使用剂量过大,二是配伍用药不合理。应严格按照规定的用法用量使用,以保证用药安全。

罗汉果

为葫芦科植物罗汉果的果实。

罗汉果是用治声音嘶哑的常用药,同时也有生津止渴的作用,其清香甘甜,味道也好。因罗汉果很甜,若制作膏滋时,少加点罗汉果可以缓解膏滋的苦味。

罗汉果的作用和青果相似,能清肺止咳,现主要用治肺虚久咳,肺痨咳嗽,百日咳,咽干口燥,咽喉不利,失音。其泡水代茶饮,是一种极好的清凉饮料,特别适用于演员、教师、广播员、营业员等需保护嗓音者。也适用于经常吸烟、饮酒,容易上火、排毒能力减低,运动量较大,体内水分容易流失者。大便干结时,也可吃些罗汉果,润肠而不会致泻,是老年人便秘的良食。其甜度高,可供糖尿病人服用。其泡水代茶饮,可保护嗓音,此特点与胖大海相似。

败酱草

为败酱科植物黄花败酱、白花败酱的全草。

败酱草具有清热解毒作用,主要用于体内的肠痈,也用于肺痈,应大剂量应用,为治疗肠痈的要药,尤其与大血藤配伍同用作用加强,亦用治肺痈,疮痈肿毒。现用其治疗丹毒、脓肿等,对于乳痈,疮肿疔疖之体表脓毒症,均可配合使用。

败酱草可治疗胃病吐酸,有认为吞酸一证,总以热证多见,故每见吞酸即加入败酱草而取效。若治疗胃炎、消化性溃疡之吞酸,可以选用。败酱草尚有杀灭幽门螺杆菌作用,并能入血分,对糜烂、溃疡者效果更佳。使用中以干品为佳,因新鲜者药材味道不好闻。现临床常用败酱草治疗肝病所致胁痛。

知母

为百合科植物知母的根茎。

知母主要作用是清热,侧重于肺胃之热,又因为具有苦寒的特点可用于肾经虚热的病证,取其泻火存阴之效。笔者认为知母在使用时,剂量不宜太大,因为其清热作用较强。

知母泻肾火,若配伍黄柏之后又能加强作用,因此有坚阴之说。所谓坚阴,即泻火存阴。《珍珠囊补遗药性赋·主治指掌·逐段锦》云知母"其用有四:泻无根之肾火,疗有汗之骨蒸,止虚劳之阳胜,滋化源之阴生"。仲景用知母入白虎汤治不得眠者,烦躁也。烦出于肺,躁出于肾,君以石膏,佐以知母之苦寒,以清肾之源,缓以甘草、粳米,使不速下也。又凡病小便闭塞而渴者,热在上焦气分,肺中伏热,不能生水,膀胱绝其化源,用其以泻肺火、清肺金而滋水之化源。知母的作用主要是滋润脏腑,作用于肺、胃、肾,现在的中药书籍均不直接云其泻肾火,但在理解上应该注意此点。

垂盆草

为景天科植物垂盆草的全草。

垂盆草以清热解毒,利湿消肿为主,主治湿热黄疸以及痈肿疮疖肿毒、丹毒、咽喉肿痛、湿疹、带状疱疹等。除煎汤内服外,用鲜草洗净捣烂外敷,可消痈退肿。对于水火烫伤,可用鲜草洗净捣汁外涂。新鲜的垂盆草疗效更好,可直接入汤药共煎,亦可单独食用。治疗水火烫伤,以鲜草捣烂外敷。

垂盆草为治疗黄疸的常用药物,可单独使用。尤其是治疗黄疸性肝炎,对降低血清转氨酶有一定作用,且可使患者的口苦、胃口不好、小便黄赤等湿热症状减轻或消除。一般使用时剂量偏大。

垂盆草也为民间治疗毒蛇咬伤的常用药品,可单用鲜草捣烂绞汁服,或煎汤内服,或鲜草捣烂外敷。此外,又用于癌肿。

使君子

为使君子科植物使君子的成熟果实。

使君子乃是治疗肠道蛔虫的主要药物,在驱杀肠道寄生虫方面为首选,临床可以单独应用。使君子可以作为食物食用,但一次性使用剂量不宜过大。

使君子为成熟果实,多去壳,取种仁生用或炒香用,以驱杀蛔虫为主要作用。蛔虫有个特点,就是得辛则伏,得苦则下,得酸则安,得甘则翻,见洞就钻,在治疗蛔虫时一般选用辛、苦、酸味的药物,但使君子是例外,其味甘,单用就有明显的杀虫效果。

古代本草记载如果食使君子后再饮茶会导致呃逆,在处方中如果有使君子时也是不宜饮茶的。在《本草纲目》中还记载使用威灵仙、土茯苓时,也不宜饮茶,实践也的确如此。若万一用使君子导致呃逆,《岭南采药录·上声·使君子》介绍其"生食太多,令人发呃逆,儿童多食,有呃逆至一日夜不止者,惟用其壳煎水饮之即止"。

侧柏叶

为侧柏叶科植物侧柏的嫩枝叶。

侧柏叶为生发乌发要药，笔者用其治疗脱发、白发将其为首选之品。根据古代本草记载，结合笔者临床体会，其无论是内服或是外用均有疗效。在外用方面有直入病所的特点，笔者的验方侧柏叶生发酒（侧柏叶、三七、红参、天麻、制首乌、当归、骨碎补各等量），以酒浸泡后外搽头部，具有生发乌发的作用。在内服方面笔者有一验方补肾生发汤（女贞子、墨旱莲、山茱萸、山药、熟地黄、茯苓、当归、天麻、骨碎补、制首乌、侧柏叶各15g，牡丹皮、泽泻各10g)，治疗脱发、白发，配伍有侧柏叶，也有很好的作用。治脱发侧柏叶不可阙如。

侧柏叶具有良好的止血作用，将其作为凉血止血使用，而侧柏叶同时又具有涩味，所以又能收敛止血，可用于各种出血病症，以治疗人体上部出血病证多用。在使用时一般是将其炒炭后应用，其止血作用加强，处方写侧柏叶炭。侧柏叶的止咳作用不强，临床并不多用，若热咳者可选用，因略有收涩作用，久咳可用。

佩兰

为菊科植物佩兰的地上部分。

佩兰具有解暑化湿的作用，尤其是盛夏酷暑，当出现精神疲倦、四肢无力、食欲不振、大便稀溏等，属于暑湿困脾，可选用之。佩兰为治疗口甘口臭最佳药材，口甘多为湿浊为患病证。笔者对于凡见舌苔滋腻者，将佩兰作为首选之药。

佩兰芳香气味浓，古时女子常将其佩戴在身上，以散发香气，能清醒头脑。暑季虽然炎热，但多夹有湿邪，湿邪困着，难以速退，需要选用化湿的药物，而佩兰具有解暑化湿的作用，尤其是盛夏酷暑，当出现精神疲倦，四肢无力，食欲不振，大便稀溏等，属于暑湿困脾，可选用佩兰。

临床体会佩兰是治疗磨牙的常用药物，配伍益智仁则作用更好，单用其中一药不及配伍应用效果好。

佩兰善治流涎水，配伍益智仁效果会更好。一般流口水以小儿多见，但成人亦有患之者。成人流涎多与脾虚有关，表现为经常流口水、唾液清稀、熟睡时流涎更甚，兼现面色㿠白、神色困顿、纳少、舌淡胖等，可判断

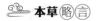

为脾虚流涎。所以佩兰有三个重要特点，为口臭要药，为磨牙良药，为流涎常药。

金荞麦

为蓼科植物金荞麦的干燥根茎。

金荞麦传统作为治疗肺痈的常用药，现主要用治肺热咳嗽。笔者临床上常以其代鱼腥草使用。治疗肺热咳嗽，笔者认为配伍芦根作用增强。此药亦为喉科常用药。其治咳嗽痰多，并可使痰液分泌减少，咳嗽逐渐减轻。其对于舌苔厚腻者，有明显改善作用，效果优于藿香、佩兰等化湿药。金荞麦作为清热解毒药，不伤脾胃，不会化燥生热。

根据临床应用来看，现用金荞麦治疗癌症者。用于癌瘤积毒，如鼻咽癌、咽喉部肿瘤，能使癌肿症状减轻，失音恢复。

金钱草

为报春花科植物过路黄的全草。习称大金钱草。

金钱草的退黄作用极佳，可以单用一味大剂量使用。同时又是治疗多种结石的要药，包括胆结石、泌尿道结石。笔者临床体会治疗胆结石，首选三金，即金钱草、鸡内金、广郁金，再适宜配伍疏肝利胆，行气开郁之品效果好。笔者的验方利胆消石汤（金钱草30g，鸡内金20g，郁金、延胡索、白芍、茵陈、虎杖、青皮、陈皮、佛手各15g，枳壳10g，木香6g）疏肝理气，利胆排石，用于慢性胆囊炎、胆结石、胁内疼痛、湿热黄疸等。患有胆结石者是不宜吃鸡蛋的，有一种用法，就是将金钱草切碎后，拌上饲料，喂给鸡吃，人们再食用鸡下的蛋，这样达到排出胆结石的作用。现在也有将金钱草制成糖浆剂服用的。中医的所谓"淋证"类似于泌尿系统感染和结石，也是首选三金，即金钱草、鸡内金、海金沙，再适宜配伍利尿通淋，止痛之品。

中药书籍记载金钱草能"解毒消肿"，但意思不明，概念不清，很容易与诸如蜈蚣、全蝎的"攻毒散结"，大蒜的"解毒消肿"等混为一谈，导致理解上的混乱，若直接云"清热解毒"，意思更明确。

金银花

为忍冬科藤本忍冬、红腺忍冬、山银花或毛花柱忍冬的干燥花蕾或初开的花。

对于金银花凉血作用，许多中药书籍不予记载。笔者认为金银花有直接入血分的作用，用治血热病证，如清营汤即配伍有本品。无论炒炭或不炒炭均有此作用。由于走血分，金银花止血并不限于大便下血，也用于其他部位出血，多炒炭用。金银花具有很好的清热解毒作用，凡温热病邪气在卫气营血各个阶段者均可选用，但主要治疗卫、气分病证，尤其是治疗热毒疮疡方面效果好。在所有清热解毒药中，金银花由于作用强，口感好，带有清香气味，颇受人们的喜爱。

忍冬藤具有清热解毒，通络止痛的作用，理论上是治疗热痹之药，热痹表现为关节红、肿、热、痛，可选用之，但笔者临床体会，对于热痹如果单纯选用清热凉血，通络止痛之药，其实效果很差，有的甚至加重病情，尤其是大剂量使用时更应慎之又慎，如防己之类的药物更不能轻易使用。因此治疗热痹用药选用温通经络之药，可以少佐清热解毒通络之品。笔者的验方银翘愈疮汤（金银花、连翘、生地黄、玄参、山茱萸、茯苓、山药各 15g，丹皮、泽泻、麦冬、五味子、藿香、佩兰、竹叶各 10g，甘草 6g）解毒除湿，清降虚火，用于口舌生疮，反复发作，疮面红肿，灼热疼痛，口臭异味，口渴多饮，不思饮食等有效。

金樱子

为蔷薇科植物金樱子的成熟果实或除去瘦果的成熟花托。

金樱子能固精关，涩精液，古代方士认为能秘守精元，媚内坚欲，具有提高性欲的作用。从临床来看，金樱子对于遗精滑精的确具有一定的作用，但延缓性欲时间，作用不强。《本草纲目》卷三十六"金樱子"条云："无故而服之，以取快欲则不可，若精气不固者服之，何咎之有？"这是讲若因体虚服用可以延缓性欲时间。

金樱子主要是通过收敛，治疗前后二阴的病证，但以治疗前阴病证为主,尤其是古代医家认为具有固精关的特点,能延长性交时长,因此在治疗性功能障碍方面常选用之。若性功能低下,出现早泄、遗精、滑精,应用金樱子有较好的作用。

乳香

为橄榄科植物乳香树及其同属植物皮部渗出的树脂。

乳香乃是治疗瘀血病证的常用药物,笔者认为此药入煎剂时味道不好闻,若内服时会刺激胃,导致如恶心、反胃、胃中嘈杂等,病家难以接受,但将其外用治疗诸如疼痛、肿块、瘀血时,笔者尤其喜用此药,特别是骨质增生病证,与没药配伍同用效果好。笔者的验方骨质增生消退散(白芥子、大黄、肉桂、吴茱萸、乳香、没药、樟脑、细辛、麻黄、桂枝,各等量,研粉,醋调敷)祛风散寒,活血止痛,外用于各个部位的骨质增生,疼痛,风湿痹痛。

乳香气香窜善透窍以理气,其活血的作用较强,也称为破血之药,较之姜黄力更甚。一般多用于外科疮疡病证,外用膏药中常选用。

乳香、没药分生用和制用。生品一般不作为内服药使用。将其置于锅中炒后去油,为制用,作为内服药使用,可减少对胃的刺激性。

鱼腥草

为三白草科植物蕺菜的地上部分。

鱼腥草清热解毒的作用很常用,若热毒痈肿,可单味煎汤内服,也可用鲜草捣烂外敷。其最大特点是治疗肺痈。近年来多用于大叶性肺炎、急性支气管炎及肠炎、腹泻等疾患,颇有疗效。鱼腥草在治疗感冒方面有效,主要是因为其能清除肺热,还用于湿热泻痢、湿热黄疸、湿热淋证。

鱼腥草可以治疗鼻的病变,如鼻渊、鼻鼽(过敏性鼻炎)、鼻痤(慢性鼻炎)。一般在剂量上应大,方能达到效果,若鼻痤可以川芎茶调散加鱼腥草重用治之。

传统用鱼腥草治疗肺痈病证,现临床上肺痈病证相对而言较少见,所以鱼腥草乃是治疗肺热咳嗽的要药，而对于外感咳嗽也可选用。由于清肺热作用好，笔者喜用其治疗因肺热导致的一些感染性疾病。现也认为能抗过敏，所以对于过敏性疾患笔者也喜应用。

鱼鳔

为石首鱼科大黄鱼、小黄鱼或鲟鱼科中华鲟鳇鱼、鲩鱼以及鱼鳗、青鱼、鲢鱼等鱼的鱼鳔经脱水后干制而成。

鱼鳔治疗小儿过敏性疾病作用好，能增强抗病能力。若小儿经常感冒，身体虚弱，以及出现过敏性疾患如鼻炎、咳嗽、咽喉痒等，食用鱼鳔，往往取得明显的效果。

鱼鳔可治疗多种疾病，如眩晕耳鸣、失眠多梦、吐血咯血、肾虚遗精、腰痛痿软、肢体无力、尿血崩漏、赤白带下、产后风痉、癫痫、小儿慢惊风、破伤风、阴疽、瘘管痔疮、皮肤皲裂、外伤出血以及肺结核、消化道溃疡、习惯性流产、风湿性关节炎、再生障碍性贫血、脉管炎、慢性溃疡、痛风等，而尤以治疗咽喉肿痛作用最佳，特别是小儿经常感冒服用以后能明显减轻症状，增强抗病能力。

《本经逢原·鱼部》认为鳔胶："合沙苑蒺藜名聚精丸，为固精要药。丹方又以一味炒研，砂糖调，日服一钱匕，治痔最良，经久痔自枯落。烧灰，治产后风搐，破伤风痉，取其滋荣经脉，而虚风自息也。"这是讲鱼鳔可以治疗遗精、滑精以及痔疮等。鱼鳔的自身特点是稳定鱼体的作用，因此中医认为，鱼鳔有治疗惊吓，安定心神的特点。

狗脊

为蚌壳蕨科植物金毛狗脊的根茎。

狗脊是治疗脊椎病变的主要药物，尤其是对脊强，俯仰困难作用好。笔者临床体会其补益强壮作用不强，一般需配伍补益之品才能达到治疗效果。肾虚则腰背强痛，若除湿益肾，脊坚则俯仰自利，狗脊为常用之药。有本草书中记载狗脊具有止血作用，从临床使用来看，狗脊并不作止血药使用，而所以云其止血是因为根茎上的毛有止血作用。

笔者临床使用狗脊，常与骨碎补配伍同用，强壮筋骨作用增强。

京大戟

为大戟科植物大戟的根。

大戟因有毒，作为内服药物使用，应严格控制剂量，笔者一般多外用治疗腹水等。外用是安全的。三伏天敷贴外用药物也采用此药，配伍甘遂等同用。

京大戟的作用和甘遂基本相似，只是作用稍弱于甘遂，也属于峻猛之品，作为内服药时应慎重，一般剂量不宜太大。《本草纲目》卷十七"大戟"条云："大戟能泄脏腑之水湿，甘遂能行经隧之水湿，白芥子能散皮里膜外之痰气，惟善用者能收奇功也。"这是对甘遂与大戟在使用方面进行的区别。

历代本草书中所载大戟，品种不止一种，但大多数是大戟科大戟属植物，称京大戟。《本草纲目》卷十七"大戟"条下，另有一种"北方绵大戟"，有人认为即今之绵大戟。现有茜草科的红芽大戟，目前也作大戟药材使用。逐水退肿作用以京大戟为强，散结消肿以红芽大戟为优。

卷柏

为卷柏科植物卷柏或垫状卷柏的干燥全草。

卷柏以活血化瘀为主要特点，笔者尤喜用之治疗癌肿，一般使用剂量较大。某些出血性疾病亦常选用之，如血小板减少性紫癜。古代医家主要将生卷柏用于瘀血病证，取其活血化瘀，治跌打伤痛、腹痛、月经闭止等证，现临床用于癌肿病患。取其抗癌则用生品。卷柏炭则用于止血，治疗月经过多、吐血，外敷以止刀伤出血等。

卷柏、石上柏作用有相似之处。石上柏为卷柏科卷柏属植物深绿卷柏的全草。具有清热解毒，抗癌，止血之功效，常用于咽喉肿痛，目赤肿痛，肺热咳嗽，湿热黄疸，风湿痹痛，外伤出血，尤以抗癌作用佳。临床可以互相代用。

炉甘石

为碳酸盐类矿物菱锌矿石。

炉甘石为治目病之药。《本草纲目》卷九"炉甘石"条李时珍认为："同龙脑点，治目中一切诸病。"根据现在临床使用来看，主要作用是以其止痒，用于皮肤瘙痒的病证，尤其是对于有皮损者，若皮肤流水可以达到解毒防腐，保护创面的作用，一般将其外用。现临床有炉甘石液，外用止痒，常用之。使用此药时，可以单用，也可以配伍其他药物同用。从临床使用来看，炉甘石应水飞用，也可用煅、淬的方法进行炮制。

泽兰

为唇形科植物毛叶地瓜儿苗的地上部分。

泽兰作用较平和，使用时剂量可以稍大一些。其和益母草可以互相代用，笔者常将二药配伍治疗妇科痛经、经闭，消除炎症和尿蛋白。但益母草多用。《神农本草经·中品·泽兰》认为泽兰主"大腹水肿，身面四肢浮肿，骨节中水"。这一点和益母草作用相似，而从临床用药来看，泽兰所治大腹水肿，以肝的病变多用，而益母草以肾病多用。

笔者临床体会，泽兰、益母草均具有减肥瘦身的作用，二药同用，既能用于妇科疾患，又能治疗肥胖，常用量15g。李时珍、缪希雍等医家均认为泽兰为妇人经产要药，主治妇科疾病。笔者治疗痛经，常将二药一起应用。

《日华子本草·草部·泽兰》云："通九窍，利关脉，养血气，破宿血，消癥癖，产前产后百病，通小肠，长肉生肌，消扑损瘀血。"这里论述泽兰具有破瘀血作用，那么其所治疗的瘀血部位到底以哪部分为主呢？结合古代医家的认识，仍然以治疗肝经瘀血为主。

泽泻

为泽泻科植物泽泻的块茎。

泽泻能够泻肾火，用于肾火妄动病证。本草书中多云其"泄热"。六

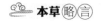

味地黄丸中就取其此作用。《本草衍义》卷七"泽泻"条云："其功尤长于行水。"利水消肿的作用较茯苓为强，《名医别录·上品·泽泻》谓其"逐膀胱三焦停水"。临证时用治水肿胀满，小便不利。

内耳性眩晕常表现为天旋地转，如坐舟车，根据现在的认识，与内耳水肿有关，而泽泻具有利水的作用，可以消除水肿，达到治疗之目的。《金匮要略·痰饮咳嗽病脉证并治》载有"心下有支饮，其人苦冒眩，泽泻汤（泽泻、白术）主之"。因方中二药均为利水之药，二药水煎服，治疗内耳眩晕病有效。也治疗以眩晕为主要表现的椎动脉型颈椎病。

泽泻利水清湿热，可以排出身体多余的水分，加快身体的新陈代谢，消除下半身肥胖，达到减肥效果。若减肥笔者临床常配伍冬瓜皮、荷叶、决明子、生山楂等。使用泽泻泡茶可以轻松减肥，不过量不要太大，每日的量最好控制在 10g 以内。中医认为肥胖多与"痰浊"有关，由于痰浊随血流窜，无处不到，其黏稠之性可滞着血管，阻塞管腔，通过利尿，排出水湿，所以泽泻有减肥作用。泽泻通过利水可以治疗单纯性肥胖、高胆固醇血症、脂肪肝、糖尿病及原发性高血压。

降香

为豆科植物降香檀树干和根的干燥心材。

降香为活血散瘀药，特点是偏于治疗胸部气滞，胸胁疼痛，现常用于跌打损伤，可代没药、血竭使用。降香虽有止血作用，可内服，并可用于创伤出血，但临床并不多用，主要是止血作用不太强。

降香通过活血，达到降低血脂，促进血液循环等作用。降香乃香中之清烈者，能辟一切恶气。入药以番舶来者为胜，治内伤或怒气伤肝吐血，用此以代郁金，神效。降香在治疗心血管疾病方面，其疗效独到，根据现在的认识，其能增加冠脉流量，减慢心率，轻度增加心跳振幅，若配伍丹参应用作用加强。

降香具有香味，能辟秽降气，用于秽浊内阻，呕吐腹痛，胸脘痞闷等证。一般而言，云辟秽作用者，指的是具有香味的药物，而秽浊之气又主要指的是停留在中焦部位者，所以降香既善治上焦的病证，也善治中焦的病证。

细辛

为马兜铃科植物北细辛、汉城细辛或华细辛的全草。

细辛治疗多种疼痛病证，诸如头痛、牙痛、风湿痹痛，尤其是在治疗牙痛方面作用好，对于虫牙、火牙疼痛均有效果，可以将其咬于痛牙上，流口水时吐掉。笔者的验方牙痛漱口液（细辛、防风、白芷、龙胆草等量）漱口能祛风止痛，泻火消肿。若口腔溃疡，可以将细辛研粉，用蜂蜜调成糊状，敷肚脐眼。

细辛可以研末吹鼻，用于猝然昏迷，口噤不开，如通关散，据此也可用治胃部痉挛疼痛。对于口舌生疮，腹泻，可单用一味细辛研末调成糊状，敷于脐部。

对于细辛的剂量，按照本草书介绍，限定在5g以内，根据笔者的临床体会，可以适当放大剂量，因为古人讲的是直接吹喉使用，所以不过钱，而入煎剂则量大一些并无大碍。古人所谓细辛不过钱，均是指以根部入药者，是将其研末服，现多用其入煎剂，所以细辛的剂量是可以稍大一点的。细辛在通鼻窍方面配伍辛夷作用更好一些。

仲景治疗痰饮病证常选用细辛，如苓甘五味姜辛汤、小青龙汤均取"病痰饮者，当以温药和之"之意。由于细辛主要治疗的还是饮邪为患的病证，如咳唾痰涎清稀，配伍干姜后作用加强，因此细辛应以化饮为主。

《本草经集注·草木上品》云细辛，"人患口臭者，含之多效"。是将细辛研末后含于口中具有香口祛臭的作用，《本草纲目》引《太平圣惠方》的方法是将细辛煮浓汁后热含冷吐，从配伍来说，可以将细辛与具有香口祛臭的如砂仁、白豆蔻、藿香等组方一起应用。

贯众

为鳞毛蕨科植物粗茎鳞毛蕨的带叶柄基部的干燥根茎。

贯众清热解毒作用的特点是气分热毒、血分热毒均可用之，而现在认为有抗病毒的作用，用治病毒性疾患，可强烈抑制流感病毒、腺病毒、乙脑病毒等，所以感冒、肝病常用。笔者认为贯众配伍板蓝根、白蚤休后治疗肝病作用好，所以常将其同用。

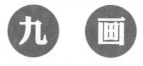

九画

珍珠母

为蚌科动物三角帆蚌和褶纹冠蚌的蚌壳或珍珠贝壳动物珍珠贝、马氏珍珠贝等贝类动物贝壳的珍珠层。

珍珠母具有治疗胃痛反酸的作用，一般介壳类药物多具有制酸作用，用于胃痛反酸，如牡蛎、瓦楞子、海蛤壳等。不过珍珠母的制酸止痛作用并不强，所以有中药书籍并不明确云珍珠母制酸止痛。

珍珠母虽有清肝的特点，但作用不强，一般在兼有肝阳上亢的情况下才选用。而平肝的药物多同时有清肝的作用，现主要用其治疗高血压疾患。

《本草纲目》只记载珍珠而未有珍珠母，说明珍珠母作为药物使用较晚，也不及珍珠多用，但后来发现珍珠价格较贵，而珍珠母价廉且有疗效，越来越受到人们重视，现主要用其治疗高血压导致的如头痛、眩晕、烦躁、易怒、睡眠不佳。笔者常喜将石决明、珍珠母配伍同用，同用平降肝阳的作用更好一些。

荆芥

为唇形科植物荆芥的地上部分（茎、叶及花穗）。

荆芥为常用解表之药，其解表作用相对比较表浅，因此当感冒以后，身体恶风较为明显者，效果尤佳，故止嗽散中配伍有荆芥。因其性平和，所以寒热证均宜。荆芥所治病证较防风更为表浅。

笔者认为荆芥、防风，对于痤疮、蝴蝶斑、扁平疣、雀斑有一定作用，临床可用来治疗面色晦黯，从而达到美白靓肤的作用，配伍应用效果要好些。荆芥祛风作用好，外感应首选荆芥，若病邪逐渐加深，则应配伍防风同用。现认为荆芥能抗过敏，可用于过敏性疾患，尤其是皮肤瘙痒，荆芥为常用之品，治疗瘙痒，配伍枳壳后止痒作用好。皮肤瘙痒，还可以将其研粉直接外搽皮肤，具有很快止痒之效。

茜草

为茜草科植物茜草的干燥根及根茎。

对于茜草的作用，可以用活血、凉血、止血来概括。三者之中以止血最突出，而凉血作用并不强。由于茜草的根是红色的，《辞海》云："茜草根可以作大红色染料，因即以指大红色。"从中药的特点来说，红色的药材多能够活血。古代将茜草作为染料应用。

茜草对于肝瘀病证效果良好，笔者治疗肝病，如肝炎、肝硬化、肝区疼痛，尤喜用之。茜草在作用上与丹皮炭有相似之处，临床上治疗血瘀病证可以配伍选用。对于各种原因引起的白细胞减少症也有疗效。

茜草具有通瘀滞、疏经络、调月经作用。①闭经，妇女冲任失调，壅塞血海，无以满溢，导致闭经，茜草通经活血，为调经要药；②风湿痹证，风、寒、湿邪侵入经脉，阻滞气血，导致痹证，日久郁而化热者，加用少许活血通经之茜草，可以提高疗效；③肝着，即肝郁胁痛，《金匮要略·五脏风寒积聚病脉证并治》称其为"肝着"，其症状表现为"其人常欲蹈其胸上"，主用旋覆花汤（旋覆花、葱、新绛）。据考证，新绛为染之而成的纺织品，染料即为染绯草，而染绯草即茜草，因为新绛无治疗作用，取效的应该就是其中的染料，故清代以后废用新绛，以茜草入络行血，以治疗久病胁痛。

荜茇

为胡椒科植物荜茇的干燥近成熟或成熟果穗。

荜茇在临床上较少使用，《本草纲目》卷十四"荜茇"条李时珍认为："荜茇为头痛鼻渊牙痛要药，取其辛热，能入阳明经散浮热也。"此法主要是外用，将荜茇研末，吹鼻有一定效果。

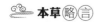

荜茇有特异香气，味辛辣，温中散寒，而作为食物却较多用，可以用其作为泡菜添加品。常用调味品，有矫味增香作用。多用于烧、烤、烩等菜肴。亦为卤味香料之一。荜茇以肥大、饱满、坚实、色黑褐、气味浓者为佳。

荜澄茄

为樟科植物山鸡椒的干燥成熟果实。

荜澄茄善治小便浑浊，与萆薢不同，萆薢取通淋作用，而荜澄茄用于寒湿瘀滞之小便浑浊。食用特点与胡椒相似，对于胃寒疼痛可选用，也可作为胡椒的代用品。在腌菜时加入本品，可以防止泡菜、腌菜变味。荜澄茄气强烈芳香，略如老姜，《海药本草》卷二认为乃是嫩胡椒也，青时就树采摘造之。《本草蒙筌》卷二"胡椒"条下载，认为荜澄茄乃是"嫩胡椒青时摘取"。又说"向阳生者为胡椒，向阴生者为澄茄"，并且此药是附在"胡椒"条下。不过二者作用基本相似。一般不直接食用，而是做香料应用。

草乌

为毛茛科植物北乌头的干燥根。

中医配伍禁忌"十八反"中有半夏反乌头的记载，笔者将川乌、草乌与半夏同时外用，不内服，通过长期的临床观察，并未见不良反应。古方中也有将其同用的先例。外用以生用为佳。笔者的验方跟骨疼痛浸泡液（生川乌、生草乌、麻黄、桂枝、苏木、延胡索、黄精各30g，细辛20g，樟脑10g）祛风止痛，散寒通络，用于跟骨疼痛，肢体关节疼痛，肌肉酸痛，麻木，遇寒加重。

《本草纲目》卷十七"乌头"条中的乌头指的就是草乌，而非川乌。草乌的作用与川乌相似，但毒性更大，作用更强。《本草纲目》引用《酉阳杂俎》云"飞鸟触之堕，走兽遇之僵"。可见川乌、草乌的毒性很大，故孕妇忌用。

草乌的麻醉作用更强，《串雅内编》卷二载一首"整骨麻药"，用的就是"草乌三钱，当归、白芷各二钱五分。上药为末，每服五分，热酒调下，麻倒不知痛苦。然后用手，如法整理"。所以草乌为强有力的止痛药，前人作麻醉药使用。

草豆蔻

为姜科植物草豆蔻的干燥近成熟种子。

草豆蔻温燥特性较白豆蔻要强，多用于脾胃湿浊病证，因为温燥，容易伤阴。笔者临床多喜用白豆蔻，如寒湿证较重者才选用草豆蔻。

《本草纲目》中所说的豆蔻指的是草豆蔻，非白豆蔻。草豆蔻、草果可作为香料应用。草豆蔻以个大、均匀饱满、味辛辣、气味浓者为上品。可去膻腥味、怪味，为菜肴提香。并可与花椒、八角和桂皮等药材配合使用作为食品调味剂，以祛除鱼、肉等食品的异味。由于草豆蔻在烹调菜肴中可去异味，增辛香，常用于卤菜以及火锅等。

草果

为姜科植物草果的干燥成熟果实。

草果化湿作用强，主要用于寒湿重症。临床若见舌苔厚腻，湿浊之证重者宜用之。也可作为调味香料，具有特殊浓郁的辛辣香味，能除腥气，驱避膻臭，开胃去腻，清香可口，增进食欲，是烹调佐料中的佳品。

草果所治之痰，并非呼吸道所排出之痰，而是导致疟疾的痰，因疟疾的产生与痰有关，无痰不成疟，所以草果所治之痰，即与疟疾有关。

草果祛除湿浊作用好，明代吴又可治疗瘟疫名方达原饮中配伍有草果，即取其芳香透达膜原湿浊之邪。临床上尤其是舌苔厚腻难化时，加用草果则有良效。同时又能防止油腻、生冷、滞气阻滞，予以芳香化湿，醒脾开胃，达到良好效果。有认为草果的功效类于草豆蔻而又强于草豆蔻，但温燥之性却弱于草豆蔻。

茵陈

为菊科植物滨蒿或茵陈蒿的地上部分。

茵陈乃是传统的治疗黄疸的主药，无论阳黄、阴黄均可以选用之。因其具有芳香的特性，又善治湿浊为患的病证，一般在使用时，剂量较大。

笔者使用茵陈,凡湿热身体困重,也常用之。古代的本草书将茵陈作为治疗黄疸的要药,《神农本草经·上品·茵陈蒿》记载其主治"风湿寒热,邪气,热结黄疸"。其后的《名医别录·上品·茵陈蒿》谓:"主治通身发黄,小便不利,除头热,去伏瘕。"仲景对其认识就更深刻了,其创制的茵陈蒿汤被后人视为治黄疸要方,无论是阳黄抑或是阴黄均可应用。单用即有效果。茵陈还可治疗肝胆结石、胆囊炎、胆道蛔虫症。

茵陈能清热利湿,解毒疗疮,用其治疗湿温、暑湿病证,甘露消毒丹中配伍有茵陈。对于湿热蕴结之湿疹、湿疮、痤疮,可以选用,若遍身风痒,以茵陈煎浓汁外洗,具有卓效。

茯苓

为多孔菌科真菌茯苓的菌核。

茯苓乃是最常用的健脾之品,特点是利尿不伤阴,健脾不滋腻,性质平和,补而不峻,利而不猛,既能补正,又可祛邪,无伤正之弊,故能补能泻,标本兼顾,既可作药物药用,又可作食物食用。凡脾虚病证为首选。配伍白术以后作用更佳,虽作为泻药使用,实际上具有补益的特点。现认为茯苓可以治疗脱发。笔者使用茯苓,凡脾虚病证将其作为首选。在使用茯苓时,剂量一般应较大,少则15g,多则30g以上,随病情、病程、年龄、经验等诸多因素而定。

茯苓驻颜去皱,具有良好的美容、祛斑增白、悦泽润肤的作用,尤其是对于面部黑斑、晦黯有效。根据现在用法,茯苓能改善皮肤的粗糙状况,使皮肤湿润光泽,细腻富有弹性,有爽快感。笔者的验方八白膏(白茯苓、白芍、白扁豆、白蒺藜、白僵蚕、百合、天花粉、葛根、山药、生白术各15g,白芷、白及各10g,冬瓜仁、薏苡仁各30g)具有美白靓肤,润肺除皱的作用。

《本草经集注·草木上品·茯苓》也说"通神而致灵,和魂而炼魄,明窍而益饥,厚肠而开心,调营而理胃,上品仙药也"。凡用茯苓,目的在于补不在于泄,故四君子汤用此。但茯苓之作用,在于泄不在于补。其作用机制在于利水,俾清升浊降,下行外出,而心、脾、肾三脏得以补益也,所以有茯苓淡而能渗,甘而能补,能泻能补,两得其宜之药也。其机制是利水湿以治水肿，化痰饮以治咳嗽，健脾胃而能止泻止带，宁心神治惊悸失眠。

茯苓皮

为茯苓菌核的黑色外皮。

茯苓皮通过利水消肿增加排尿量，继而也达到减肥瘦身的作用，笔者尤喜用之，使用此药，一般剂量偏大，配合茯苓同用，又能达到健脾之功。现在用其治疗肾炎水肿等病证。

皮类药物多有利水消肿作用，中医理论认为，植物的皮类多有祛湿的作用，包括利湿、燥湿、化湿，但以利水为主。具有利水作用的皮类药物如茯苓皮、五加皮、生姜皮、大腹皮、桑白皮等，所以临床上，治疗皮肤水肿，多选用这些皮类药物。在治疗肥胖症方面，由于茯苓皮利水的特点，则能减轻体重，也不会导致身体受损。笔者常用茯苓皮减肥瘦身。

胡芦巴

为豆科植物胡芦巴的成熟种子。

胡芦巴药用种子，虽有补肾壮阳作用，但临床并不常用，胡芦巴、小茴香均能温肾，散寒，胡芦巴偏治陈久痼寒，小茴香偏治浅近新寒。此二药均用之较少，原因是小茴香香气浓郁，病家不宜接受，而胡芦巴也因温燥之故。

胡芦巴能温肾阳、逐寒湿，并有止痛作用，善治沉寒积冷之疼痛，故凡疝痛、痛经、腰酸背痛及脚气重坠冷痛等属于肾虚寒湿之证者，可用之。为温养下焦，祛除寒邪之药。胡芦巴的温性较强，有本草书籍认为乃是大温之品，所以只适宜于虚寒病证。

胡芦巴的作用与补骨脂很相似，从传统的用药来看，临床可以作为补骨脂的代用品。

胡荽

为伞形科植物芫荽的全草。

笔者临床使用胡荽剂量多不大。其作药用，药材乃是生长成老者。取胡荽防治疾病主要是用治麻疹，略有发汗散寒作用。《本草纲目》卷二十六"胡荽"条对其功效更是做了精要解读，评价较高，称其"辛温香窜，内通心脾，外达四肢，能辟一切不正之气，故痘疮出不爽快者，能发之"。

作食材以新鲜、嫩者、香气浓者为佳，多只作菜肴的点缀、提味之用，起一个陪衬角色，却能让每道菜都锦上添花，既能除腥膻臊，又能活色生香。新鲜者能刺激食欲，促进消化，但一次性不能食之过多，因香味浓者能耗气。《本草纲目》对香菜作出了注释：认为此是荤菜，损人精神，久食令人多忘，发痼疾。

胡桃仁

为胡桃科落叶乔木胡桃果实的核仁。

胡桃仁的外观形状，很像人脑的两半球，上面的皱褶像大脑的沟回，人的大脑是乳白色的，而核桃仁也是灰白色的，按中医"似形治形"的说法，能补脑健脑，用核桃治脑的疾病非常适宜，若每天早晚各吃1～2个核桃就很好，既不费事，又可保健治病，可用治头晕、失眠、健忘、心悸。

对于老年性习惯性便秘，可经常食用核桃仁。中药种仁富含油脂者多能通便，如杏仁、麻仁、郁李仁、胡麻仁等，但应用最方便的还是核桃仁。老年人若每天吃1～2粒核桃，对于控制哮喘发作有一定作用，但要坚持吃用一段时间方能见效。

本草书记载可治疗石淋，即尿道结石，现在的用法是将胡桃仁油炸后直接食用，也可用其煮粥食。核桃仁煮粥吃对身体很有好处，唐代崔元亮所著《海上集验方》中有用核桃粥治石淋痛楚，小便中有石子者，是用胡桃肉1升，细米煮浆粥1升，食用。治疗泌尿道结石，用核桃粥以后，可使结石较前缩小变软或分解于尿液中而呈乳白色尿，凡身体虚弱，腰腿酸痛的中老年人，经常吃一些核桃粥，能补肾强壮，抗老防衰。

分心木又名胡桃衣、胡桃夹、胡桃隔，为胡桃果核内的木质隔膜。能涩精缩尿，止血止带，止泻痢。用于遗精滑泄，尿频遗尿，崩漏，带下，泄泻，痢疾。也有用治哮喘者。

胡黄连

为玄参科多年生草本植物胡黄连的根茎。

胡黄连主治湿热和虚热病证。笔者认为，此药虽作用类似于黄连，但胡黄连退虚热稍多用一些。胡黄连较银柴胡在退虚热方面应用要少一些，主要原因是胡黄连为苦寒之品，容易伤阴，病人不太容易接受。

胡黄连所治疗的部位相对而言，较黄连要下一些，故以痔疮肿痛为多用。使用时剂量一般不要太大。煎水外用可以治疗痔疮肿痛。

荔枝核

为无患子科植物荔枝的成熟种子。

荔枝核入厥阴，行散滞气，尤宜于睾丸肿痛，因其散结也用其治疗乳房肿痛，但作用不强。对于肝经寒凝气滞所致疝痛，肝气郁滞胃脘久痛及妇人气滞血瘀致经前腹痛或产后腹痛可以选用。

《本草纲目》卷三十一"荔枝"条李时珍曰："荔枝核入厥阴，行散滞气，其实双结而核肖睾丸，故其治癞疝卵肿，有述类象形之义。"这是讲荔枝核主治阴部疾患，尤以睾丸肿胀疼痛为好，因其散结也用其治疗乳房肿痛，但作用不强。对于肝经寒凝气滞所致疝痛，肝气郁滞胃脘久痛及妇人气滞血瘀致经前腹痛或产后腹痛可以选用。

荔枝核具有行气作用，行气又兼能散结，主要是用于阴部疾患，虽可以治疗气滞胃痛，但临床并不多用。笔者尤其喜用荔枝核治疗乳腺结节、增生以及睾丸肿痛，配伍橘核作用更好一些。

南瓜子

为葫芦科植物南瓜的种子。

南瓜子可以治疗多种寄生虫。在驱杀绦虫方面，需要大剂量使用方能收到效果。治绦虫病南瓜子与槟榔同用增强疗效，据研究，南瓜子可使虫体中后段麻痹，变薄变宽，槟榔能让虫体头部和未成熟节片完全瘫痪。两者功效相同，作用部位稍异，同时使用，增强效果。应用时加服玄明粉，能促使虫体排出。治疗肠道寄生虫，可以单用南瓜子大剂量食用，此同时也是食品，并无副作用。

南瓜子虽杀灭血吸虫，但需要时间长，所以用之不多。由于古人并没有认识到血液中还有血吸虫，所以古代书中并没有治疗血吸虫的药物。南瓜子治疗血吸虫，需要大剂量使用。治疗蛔虫、蛲虫病，可用南瓜子研成细末，用开水调服，每次1匙，每天2次。

南瓜子甘平不伤正气，富含锌，对预防和改善男子前列腺疾病具有很好的作用，可使前列腺保持良好功能。南瓜子无论生用或炒熟用均能治疗前列腺肥大证，每天吃50～100g，坚持连续吃，能使前列腺肥大引起的小腹痛，尿频和排尿困难等症状消失或明显好转。

南沙参

为桔梗科植物轮叶沙参等的根。

南北沙参主要作用于肺胃，可以补肺阴、清肺热、润肺燥，养胃阴，清胃热，润胃燥，由此又引申出润肺止咳，益胃生津。二药止咳，但极少用治喘息。《串雅内编》卷一"治头痛"方，用川芎、沙参、蔓荆子、细辛，水煎，加黄酒调匀，治疗头痛效果好。对于方中的沙参，原方未注明是南沙参抑或北沙参，笔者一般将南北沙参同时使用。诸参作用的区别如下：

1. 人参补气救脱，补益肺脾，生津止渴，安神益智　用于大病，久病或大出血所致气短神疲，虚极欲脱之证；脾胃气虚之精神疲乏，四肢无力，短气食少，久泻脱肛以及肺气虚弱之呼吸短促，乏力，动则喘息等；热病热伤气津之口渴，消渴等；心脾两虚之惊悸健忘，疲劳乏力等。人参为虚劳内伤补气第一要药。野山参补力最强，为救阴治脱要药。移山参功同野山参，唯药力略逊，偏于补益气阴。林下参是仿照野人参的生长特点在野外种植的，作用类似于野山参，但作用要弱。园参为人工栽培，又分为：①生晒参作用更为平和，不温不燥，补益气阴；②红参性偏温，补气之中带有刚健温燥之性，最善振奋阳气，用于阳气暴脱，气虚而兼畏寒肢冷等阳虚者；③糖参力量更弱。另外还有朝鲜参，亦名高丽参、别直参，补气温阳之力强，性味功同红参，但力猛。

2. 西洋参补气养阴　用于气阴两虚、火旺所致烦热，体倦，口渴，咳喘,痰中带血,因此又能清虚火,生津止渴。西洋参、人参均为补气要药,力强,西洋参偏于补益气阴,夏季多用;人参偏于补益阳气,冬季多用。

3.党参补益肺脾,兼能补血　力量温和,多作为人参的代用品,古方中凡用人参者,除大补元气外,一般多以党参代人参。

4.太子参补脾益气,生津止渴　用于气阴不足之疲倦乏力,多汗,心悸,津少口干,短气咳嗽,尤为小儿多用。太子参、西洋参皆能补气养阴清热,作用相似,太子参作用平和,可作为西洋参的代用品。

5.玄参清热凉血,养阴生津,泻火解毒,软坚散结　用于温热病热入营血,身热口干、神昏舌绛,如清营汤;阴虚劳嗽咳血,骨蒸劳热,内热消渴,津伤便秘;咽喉肿痛,痈疮肿毒;瘰疬等。

6.丹参活血化瘀,凉血除烦　用于瘀血所致的多种疼痛,如心腹疼痛,痛经,月经不调,经闭,腹中包块,产后恶露不尽;热入心营所致心烦不寐,斑疹,若因血热所致痈肿疮疡亦可用之。尚用于心悸怔忡,失眠等证。因其除血中之热,又有清心安神之功。丹参凉血不致留瘀,散瘀不致血液妄行,祛瘀生新,以通为用。

7.苦参清热燥湿,杀虫止痒,利尿　用于湿热蕴结所致痢疾,便血;疥癣,湿疹,皮肤瘙痒,阴痒,带下等,既可内服,又可外洗;湿热所致小便不利,但力量较弱。

8.南沙参、北沙参养阴润肺,止咳,养胃生津,均用于肺胃热邪伤阴所致咽干口燥,干咳少痰,舌红少苔等;胃阴虚所致口干多饮,饥不欲食,大便干结,舌红少津,舌苔光剥,嘈杂,胃痛,胃胀,干呕等,以北沙参为好。南沙参祛痰兼补气,用于阴伤气虚及肺热痰稠而不易咯出,咳嗽或久咳声哑。北沙参润燥作用较好,用于阴伤病证。

上述诸参,人参大补元气而力峻,党参补益肺脾而性平,西洋参补益气阴力强,太子参补益气阴力弱,沙参专于补阴走肺胃,玄参养阴泻火又散结,丹参凉血祛瘀又消痈,苦参清热燥湿能杀虫。

枳壳

为芸香科植物酸橙及其栽培变种的接近成熟的干燥果实(去瓤)。

《神农本草经·中品·枳实》记载"主大风在皮肤中，如麻豆苦痒"。这是指皮肤出现如麻豆样的丘疹，枳实具有止痒的作用，可以用治风疹瘙痒以及其他原因所致的痒感，从临床使用来看，枳壳较枳实用得更多一些，如荆防败毒散就应用了枳壳。因此若瘙痒病证可以选用枳实或枳壳，枳壳更多用。笔者有一首治疗皮肤瘙痒的验方枳壳抗敏汤（枳壳、荆芥、防风、川芎各10g，徐长卿、当归、乌梅、仙鹤草、夜交藤、地肤子、紫草、凌霄花各15g，酸枣仁30g，甘草6g）临床效果良好。

枳壳行气作用好，尤其是治疗胸部气机郁滞的病证。枳壳可用于咳嗽病证，配伍桔梗后作用更好，一般将枳壳、桔梗作为对药同用，因桔梗主升浮，而枳壳有降气的特性之故，笔者临床体会，单用其中之一治疗咳嗽不及配伍同用效果佳。

枳实

为芸香科植物酸橙、甜橙的干燥幼果。

枳实行气作用好，临床发现将枳实配伍于补中益气汤中后，能增强升提作用，善治内脏下垂，枳实主下行，用枳实者是取其欲升先降之效，犹如一个拳头要将其打出，先收回再出手，力量则更大。笔者据此凡用补中益气汤治疗内脏下垂时就加用枳实以提高疗效。现有应用枳实配伍茺蔚子治疗子宫脱垂者。笔者认为枳实善治气滞病证，作用较陈皮、佛手、香橼、木香都要强。

《本草衍义补遗·枳实》云："枳实泻痰，能冲墙倒壁，滑窍泻气之药。枳实、枳壳，一物也。小则其性酷而速，大则其性详而缓。"意思是说枳实具有很强的行气作用。从行气的作用来看，其主要是主横行，也就是治疗气滞攻撑作痛为最佳。

枳椇子

为鼠李科植物枳椇的带有肉质果柄的果实或种子。

民间有"千杯不醉枳椇子"的说法。枳椇子、葛花是常用解酒药物，主治饮酒过度所致的病证，凡因饮酒过多可以直接泡水饮服或食用。《食疗本草》卷二"枳椇"条介绍："昔有南人修舍用此，误有一片落在酒瓮中，其酒化为水味。"酒就完全没有酒味了，可见其解酒作用之强。《本草图经》卷十二也有类似记载。

枳椇子虽可以治疗水肿，但力量很弱，临床极少使用，但有促进尿液排泄的作用。而当饮酒过度，因能促进排尿，有利于酒的代谢，也同时达到了解酒作用。

枳椇子为解酒要药，可以单用，也可以配伍应用，若因饮酒所致肝病，可以将其配伍于方剂中应用。笔者常针对酒精性肝炎选用此药，剂量可以适当加大，无副作用。服用此药后小便的量略微增多。

柏子仁

为柏科植物侧柏的成熟种仁。

柏子仁具有很好的滋养作用，在养心安神方面作用很好，安神作用不及酸枣仁强，而与酸枣仁同用则安神作用加强。在通便方面尤多用于血虚肠燥便秘，此作用可与当归、肉苁蓉、桑椹子同用。笔者使用此药，若失眠、大便秘结同时存在，多较大剂量。柏子仁因其色白，临床体会，乃具有美容养颜作用，面色不佳者应用此药有效。笔者尤喜用其来美容。

根据古方记载，柏子仁有延年益寿的作用，尤宜于老年人服用，既可缓解大便燥结，又有滋养润肤之功。《名医别录·上品·柏实》载柏子仁具有"益血，止汗"之功，用其治疗汗证，其止汗作用是通过养血达到的，而养血又能达到安神，只是止汗作用弱于酸枣仁。

栀子

为茜草科植物栀子的成熟果实。

栀子既可清除气分热邪，也可清除血分热邪，既用于气分热证所致热病高热，烦渴，亦用于血分热证出血，故认为栀子乃是气血两清之品。

栀子上能清心热，如栀子豉汤，中能清脾胃热，如凉膈散，下能清膀胱热，如八正散，又有清三焦之热一说，但重在清心热。中药学书籍中，云清利三焦者主要指的是栀子。

栀子具有凉血作用，能直接入血分，所以栀子是止血之品。《本草纲目》卷三十六"栀子"条李时珍的认识是"治吐血、衄血、血痢、下血、血淋，损伤瘀血，及伤寒劳复，热厥头痛，疝气，汤火伤"。这里即谈到治疗多个部位的出血病证。

栀子既入气分，亦入血分，其作用强，中药中并走气血的药物不少，如金银花、大青叶、板蓝根、大黄、虎杖等，但栀子却较多用，如黄连解毒汤中即配伍之。笔者使用栀子，认为若心经、肝经热邪过盛，用之最妙。

枸杞子

为茄科植物宁夏枸杞的成熟果实。

服用枸杞子的方法较多，可以入煎剂、酒剂、膏剂等，笔者尤喜将其泡酒服，因为枸杞子色艳，味甜，不腻不燥，口感尤佳，特别适合于体质虚弱、抵抗力差的人，而且要长期坚持，才能见效。熬制膏滋亦常选用，因出膏率高。任何滋补品都不要过量，枸杞子也不例外。一般来说，健康的成年人每天吃15g左右比较合适。枸杞子亦可作食补食用，为简单方便，可以将枸杞子直接泡水当茶饮用。西枸杞以其粒大、肉厚、子少、色红、柔润五大特点名甲天下。

从补益脏腑虚损来说，枸杞子的滋补作用，偏于肝肾亏虚病证，当出现肾虚精亏，头晕目眩、耳鸣耳聋、视物昏花、腰酸腿软、遗精滑泄，枸杞是重要的食品和药品。民间有许多使用枸杞治疗慢性眼疾和保养眼睛的单方，如成药杞菊地黄丸就具有明目之功，同时也能治疗腰膝酸软等证。

《本草经集注·草木上品·枸杞》曰："世谚云，去家千里，勿食萝摩，枸杞，此言其补益精气，强盛阴道也。"这是讲枸杞子具有补阳作用。在补阳方面可以治疗性功能低下，具有助阳举坚的作用，所以五子衍宗丸中配伍枸杞子即其此理。而根据临床应用来看，枸杞子具有治疗因精液异常不能生育者。

在补益药中，具有补益气血阴阳的药物只有枸杞子、紫河车，而紫河车并不常用，所以枸杞子乃是治疗虚损要药。枸杞子的助阳力不强，但坚持服用，确有疗效，能促进性功能，适合于体质虚弱、抵抗力差的人食用，而且，一定要长期坚持，每天吃一点，才能见效。枸杞子历来作为防衰抗老的要药，具有补虚延年的效果，有久服令人长寿的说法。笔者验方枸杞子补酒（枸杞子 100g，三七、红参、当归、黄精、熟地黄各 50g，海马 20g，五加皮 10g）补益气血，强壮肝肾，适用于多种虚损病证，如体质虚弱，畏寒怕冷，疲倦乏力，精神不振，早泄阳痿等。泡药酒一般选用 45° 左右的白酒，酒以浸过全部药材为宜。

柿蒂

为柿树科植物柿的干燥宿萼。

柿蒂止呃作用好，但作用并不强，可以治疗多种呃逆，《本草求真•泻热•柿蒂》云："虽与丁香同为止呃之味，然一辛热而一苦平，合用深得寒热兼济之妙。如系有寒无热，则丁香在所必用，不得固执从治，必当佐以柿蒂，有热无寒，则柿蒂在所必需，不得泥以兼济之必杂以丁香。是以古人用药，有合数味而见效者，有单用一味而见效者，要使药与病对，不致悖谬而枉施耳。"这是强调配伍的作用。丁香止呃作用虽然强一些，但极香，且辛燥，病家往往难以接受，故笔者习惯喜用柿蒂止呃逆，而少用丁香。

柿蒂主要是治疗气分病证的呃逆，亦有认为可以止血，治疗血淋，而从临床来看，一般是不用柿蒂治疗血分病证的。

柽柳

为柽柳科植物柽柳的嫩枝叶。

柽柳的主要特点就是治疗麻疹，作用不强，多作辅助药物使用。内服外用均可。取其外透的作用，若小儿麻疹初期，可将柽柳煎水外洗，能促进麻疹透发，也可配伍荆芥等同用。

柽柳兼有柏树与柳树的特点，树形优美，枝条细柔，姿态婆娑，颇为美观，且刚柔并济，自古代起就被作为庭院景观树种。柽柳一年 3 次开花，又名"三春柳"。柽柳还有未雨先知的功能，天将下雨之前，枝叶特别挺拔滋润，花儿也分外艳丽醉人。柽柳花期长达半年之久，可以酿蜜，是营养健身的佳品。古人云柽柳"乃木中之圣"也。

威灵仙

为毛茛科植物威灵仙、棉团铁线莲或东北铁线莲的根及根茎。

威灵仙的主要作用是治疗风湿痹痛，亦可用于其他疼痛病证，如跌打损伤、头痛、牙痛、胃脘疼痛、痔疮肿痛。威灵仙治疗骨质增生效果良好，可以外用，如泡洗、研末外敷。笔者尤喜用威灵仙治疗颈椎病、腰腿疼痛，笔者的经验方颈椎舒筋汤（见姜黄条）、杜仲强腰汤（见杜仲条）中均配伍有威灵仙。

威灵仙祛风湿作用极佳，尤其善治全身的风湿痹痛，具有通行十二经之说，故常用其治疗风痹（行痹），凡风湿痹证，威灵仙为首选。笔者的验方蠲痹祛风汤（当归、延胡索、威灵仙、独活、徐长卿各 15g，赤芍、川芎、羌活、防风、姜黄、三七各 10g，黄芪 30g）祛风通络，活血止痛，用于风湿痹痛，关节疼痛，肢体活动不利，身体烦痛，腰膝沉重，举动艰难，效果良好。

以威灵仙治疗噎膈在古代本草书中有记载，取其通行脏腑，舒筋活络，消散癖积。噎膈以朝食暮吐，暮食朝吐，大便燥急，良久复出为表现形式。《本草纲目》卷十八中是以威灵仙配伍醋、蜜同用的。这与威灵仙能推新旧积滞，消胸中痰唾有关。

威灵仙具有咸味，而咸味能软坚散结，现临床上有用其治疗体内结石病证者，如胆结石、肾结石，这可能与威灵仙能促进平滑肌运动，松弛胆管末端括约肌，降低血尿酸有关。

厚朴

为木兰科落叶乔木厚朴或凹叶厚朴的干皮、根皮及枝皮。

厚朴乃是行气的常用之品，笔者认为厚朴虽可治疗多个部位的病变，但主要是治疗腹部病变为主，与陈皮配合用于湿困脾胃脘腹胀满。古方中的平胃散、藿香正气散、不换金正气散等均是将二药配伍同用的。厚朴除无形之湿满，消有形之实满，乃除胀满要药。所谓满，既有湿阻致满，也有气滞致满，因此凡腹部胀满不适其为首选，而以大腹部即肚脐眼周围胀满者多用。通过下气除满又治疗便秘，如大承气汤、厚朴三物汤、小承气汤、厚朴大黄汤等方。其中大承气汤主治阳明腑实热结重证，以厚朴行气，合为破气散结，泻下清热之方。而麻子仁丸用厚朴，亦取其下气除满，防止大黄寒凉太过。主治便秘。厚朴配伍白术以后，能治疗虚胀，故平胃散中苍术、陈皮、厚朴配伍同用。

在平喘方面，配伍麻黄作用要好一些。笔者认为厚朴非化痰药物，乃是行气、降气而达到平喘消痰的。厚朴、枳实是有区别的，枳实是化痰之品，厚朴非也。

厚朴花主治湿阻气滞之胸腹胀满疼痛，纳少苔腻等证，功似厚朴而力缓，偏于走上。

砂仁

为姜科植物阳春砂、绿壳砂或海南砂的成熟果实。

砂仁具有较好的行气作用，但因为其芳香之气较浓，使用时剂量不宜太大，否则反致耗气。笔者临床体会香砂六君子汤中的砂仁剂量就不宜过大，这是因为此方主治胃脘气机不利，病程一般较长，且多伴有肝郁征象，剂量大反而不利于气机疏通，量小而有四两拨千斤之效。先师熊魁梧使用白豆蔻、砂仁、薄荷、远志、木香、升麻这几味药时，对剂量多限制在 6g 以内，笔者受老师影响，一般也是如此使用。

砂仁辛散温通，能温中祛寒，其行气化湿的作用比较突出，治疗湿阻中焦之胃脘胀痛、恶心呕吐、食欲不振效果很好。一些滋腻、容易碍胃的药物如果配伍之，则补而不滞，如熟地黄拌砂仁。砂仁有浓烈芳香和强烈辛辣气味，为醒脾调胃要药，故在食物中应用砂仁可以促进食欲，消食作用好。若食欲不振，可以单用研末吞服。以个大、坚实、仁饱满、气香浓、搓之果皮不易脱落者为佳。砂仁可治疗病在上焦的湿浊，中焦的呕吐，下焦的胎动不安，从治疗的重点部位来看，主要还是治疗中下焦病变。

牵牛子

为旋花科植物裂叶牵牛或圆叶牵牛的成熟种子。

牵牛子既善通大便，又能利小便，较之寻常利水药如茯苓、泽泻、猪苓为强。《儒门事亲》卷十二"下剂"条中禹功散即以其利水消肿，用于胸腔积液、腹腔积液、水肿体实者。牵牛子峻下作用强，少用则通大便，多用则泻下如水，且能利尿，故在临床上主要用于腹水肿胀，二便不利及宿食积滞，大便秘结等证。其逐水之力虽略缓于甘遂、大戟、芫花，但仍属峻下之品，故以治水湿停滞而正气未衰者为宜。如治水肿，可以单用研末服。至于用治痰壅气滞，咳逆喘满，则只宜暂用，不可久服。如属脾弱胃呆，气虚腹胀者，当以健脾补中为要，不宜用本品攻泻消积，克伐胃气。若用量过大可出现便血，腹痛，呕吐等副反应。若大便不通、秘结，笔者常于通导大便方中加用牵牛子 5g，多具有较为明显的治疗效果，但又不会导致泻下不止。根据古代医家经验，牵牛子以散剂服用较好，若入煎剂效果要差些。

牵牛子用于痰壅喘咳，是因为其苦降泄下而能祛痰逐饮，痰饮去则肺气得以宣降，咳喘可平，一般临床常配伍葶苈子、桑白皮、杏仁、厚朴等助其化痰泻肺，止咳平喘。

牵牛子治疗小儿夜啼，《本草纲目》卷十八"牵牛子"条介绍："小儿夜啼：黑牵牛末一钱，水调，傅脐上，即止。"在使用时先用温开水将药调成糊状，临睡时敷于肚脐眼，此方效果明显。

韭菜子

为百合科植物韭菜的干燥成熟种子。

韭子的主要特点是温肾，可用于肾虚阳痿，由于其味道不好闻，一般在治疗阳虚阳痿方面并不作为首选之药，若阳虚而无生育者可以用之，笔者常用其治疗不育症。一般对于不育症笔者多选用带有"子"字的药物，如莲子、沙苑子、菟丝子、枸杞子、五味子、韭菜子、车前子、女贞子、覆盆子、蛇床子、金樱子等。

韭菜子的主要作用是补肾阳，治疗肾阳虚的病证，温肾作用较强。对于阳痿早泄等可以选用。临床体会，配伍金樱子后作用更佳。

虻虫

为虻科昆虫复带虻的雌虫体。

虻虫遍布全国各地,其对环境适应能力及抗病能力都很强,能将牛马骡驴等牲畜的皮肤刺穿,吮吸其血液,也传播多种人畜疾病。作为药材的虻虫为雌虫,捕捉后拣净杂质,除去翅、足,用文火微炒用。雄虫主要以植物的汁液为食,而雌虫以吸血尤其是牛血为主,故名牛虻。眼大身小为雄虫,眼小身大为雌虫。

虻虫乃是逐瘀之猛药,临床应用当严格掌握适应病证和剂量,根据张仲景的用法,可以改汤剂为丸剂,以防伤正。虫类药中,虻虫的力量猛,故使用时在剂量上应予以控制。

虻虫活血作用强,其用大略与土鳖虫相似,但比土鳖虫作用要强,主治积聚癥瘕一切血结为病。凡用虻虫,皆取其从血治,即破积血,下瘀血,除蓄血,若瘀血重证则可以选用之。

哈蟆油

为蛙科动物中国林蛙(哈士蟆)的干燥输卵管。又名哈士蟆油。

哈蟆油为滋补品,能补肾益精、润肺养阴,治病后虚弱,肺痨咳嗽吐血,盗汗。若身体虚弱,可以将其单独使用,尤适宜老年人食用。

哈蟆油有较好的强壮作用,其脂溶性成分能促进动物性成熟。能增强机体免疫功能及应激能力;具有抗疲劳及抗衰老作用。多单独应用。现还认为能镇静,抗焦虑,提高脑组织细胞的供氧及利用氧能力。增强性功能,降血脂,调节体内激素平衡,滋阴养颜、美白皮肤。

骨碎补

为水龙骨科植物槲蕨或中华槲蕨的根茎。

骨碎补乃是治疗脱发、白发的要药,一般是将其用酒浸泡后外搽,笔者常将其配伍三七、侧柏叶等泡酒后应用,效果好,也可将其煎服,此药通过补肾而发挥作用,将其外用可直达病所,所以尤喜应用。使用骨碎补时剂量应大些。至于说到骨碎补具有补肾强骨作用,此药作用不强,一般配伍狗脊同用。《本草纲目》卷二十"骨碎补"条载:"病后发落,胡孙姜(即骨

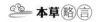

碎补)、野蔷薇嫩枝煎汁,刷之。"将骨碎补与当归、制首乌、侧柏叶等用白酒浸泡,涂于头皮上即可。骨碎补也可治疗斑秃。笔者验方侧柏叶生发酒中配伍有本品(方见侧柏叶条)。除外用治疗脱发外,骨碎补也可配入七宝美髯丹中内服治疗脱发。

骨碎补主治骨节病变,在补肾强骨方面,主要用于肾虚腰痛,足膝软弱,而其活血疗伤更多用,擅长治疗跌打损伤,筋骨疼痛,为伤科要药,但作用不强,一般还需配伍活血药同用才能达到效果,谚语云"认得猴姜,不怕跌打和扭伤"。现常用骨碎补治疗骨质疏松、骨质增生。临床治疗骨伤病证,最多选用的就是骨碎补、续断、土鳖虫、苏木诸药。

骨碎补补肾,可用于肾虚所致的耳鸣、耳聋,配伍山茱萸、熟地黄、枸杞子、石菖蒲、蝉蜕、川芎等,补肾与活血通窍并用,疗效较佳。

钩藤

为茜草科常绿木质藤本植物钩藤、大叶钩藤、毛钩藤、华钩藤或无柄果钩藤的带钩茎枝。

钩藤主要作用是息风止痉,为治疗惊厥抽搐常用之药。现认为具有降低血压的作用,尤其是在治疗肝阳上亢方面,最为多用。笔者认为此药配伍天麻平降肝阳较单用效果好。凡有所谓内风证出现的惊厥、肢体震颤者,笔者多选用之。钩藤有一特殊作用,就是对于小儿夜啼具有良好的作用,一般配伍蝉蜕同用效果会更好。钩藤祛风止痉,若小儿痉咳不止,多与风邪有关,可以钩藤、薄荷各等分,煎水服。乃因为痉咳不止多伴咽中痒甚,刺激咽部则呈痉挛性咳嗽,与风邪易致痒、风邪善行数变之性吻合。钩藤息风止痉,据此现用于咳嗽,变异性哮喘呈痉挛性咳嗽,咽痒即咳之证,并可结合临床适宜配伍相应药物应用。

古代本草认为,钩藤以双钩者作用好,所以处方用名有双钩藤之称,从临床观察来看,钩藤无论单钩或双钩作用一样。对于钩藤的煎煮法,古人早就认识到不能久煎,如《本草汇言》卷七"钩藤"条云:"祛风邪而不燥,至中至和之品,但久煎便无力,俟他药煎熟十余沸,投入即起,颇得力也,去梗纯用嫩钩,功力十倍。"

香附

为莎草科植物莎草的干燥根茎。

传统用香附取其行气作用，但临床发现将香附与板蓝根、薏苡仁、木贼配伍以后，具有抗病毒作用，可以治疗扁平疣、痤疮、蝴蝶斑等，据此又认为有美容作用，笔者常用其治疗痤疮等。香附是一味性质平和的疏肝解郁药物，凡肝气郁滞为必选之药，笔者尤喜用此药调理肝气，香附疏肝较佛手平和。香附、郁金配伍应用，疏肝解郁作用更好。

香附乃是治疗肝经气滞的主药，所谓"妇人崩漏、带下，月候不调，胎前产后百病"（李时珍语，见《本草纲目》卷十四"莎草 香附子"条）为要药。临床凡妇科疾病，香附为首选。李时珍称其"乃气病之总司，女科之主帅"。在调经方面，本品为首选，此药习惯上多用于女性患者，因为大抵妇人多郁，气行则郁解，故服之尤效。其实对于气郁之证，用于男子何尝不可。笔者的验方香附调经汤（香附、郁金、当归、白芍、佛手、玫瑰花、生山楂、延胡索各 15g，川芎、乌药、枳实各 10g，木香 6g）行气活血，调经止痛，用于女子月经不调，痛经，闭经以及胸胁疼痛，胀满不适，作用良好。

香橼

为芸香科植物枸橼或香圆的成熟果实。

香橼乃是疏肝理气之品，主要是治疗肝胃气滞病证，但行气作用较佛手要弱一些，临床上可以香橼代佛手使用。凡肝郁胸胁胀痛，笔者常配香附、郁金、佛手等同用。而治脾胃气滞之脘腹胀痛，嗳气吞酸，可与陈皮、木香、砂仁等同用。香橼祛痰作用不强。

香橼（俗作圆），古称枸橼，尚志钧先生所辑《本草拾遗》卷七有"枸橼"，即香橼。《本草图经》卷十六"橘柚"条下有枸橼。《本草纲目》卷三十载有枸橼，李时珍在解释时，又名香橼、佛手柑。5 版教材认为李时珍所说的枸橼应是佛手。4 版教材所载香橼为枸橼、香橼的果实。同时又载枳实为酸橙、香橼、枳的未成熟果实。由此一来，关于香橼的来源就比较复杂，作为药用就有香橼、枳实了。《中国药典》2005 年版后所载香橼为枸橼、香圆的成熟果实。

香薷

为唇形科多年生草本植物石香及江香的地上部分。

香薷虽曰芳香，其实香气不正，味道并不好闻，所以临床用之并不多。在使用中，将香薷单独泡水服，可以预防夏季感冒。

香薷主治阴暑证，故在暑天因乘凉饮冷所引起的怕冷、发热、无汗及呕吐、腹泻等证，可以选用。所谓阴暑证是暑天感受暑热邪气以后又贪凉饮冷导致疲倦、乏力、头昏、头痛等。临床用于祛暑解表时必须具备怕冷及无汗的证候。如属暑湿兼有热象者可以选用。至于暑热引起的大汗、大热、烦渴等证就不适合了。夏日喜乘凉，喜野外露宿，易受风寒，加上暑湿，脾胃受伤，湿阻中焦，而成阴暑，香薷乃最佳之药，因其外散风寒，内化湿浊，适于夏月受凉及风水水肿，乃夏月解表之药，如冬月之用麻黄。

鬼箭羽

为卫矛科植物卫矛的具翅状物的枝条或翅状附属物。

鬼箭羽通过活血，可以治疗多部位瘀血病证。①胁肋疼痛，气滞血瘀，肝胆经络不通，可致胸胁刺痛，肩背痛无常处；②妇科疾患，鬼箭羽乃妇人血瘀良药，鬼箭羽活血，可治疗妇科多种瘀血病证，现有用其治疗子宫内膜异位症者；③前列腺疾患，若小便不利，点滴不畅，甚至伴有涩痛之慢性前列腺炎、前列腺增生，重用鬼箭羽配伍通淋之品有效；④冠心病，在辨证论治下，若心脏疾患出现心律不齐时，配伍鬼箭羽，有良好效果，在调整心律方面也可与苦参、甘松配伍同用，根据其活血作用，亦用于风湿痹痛。

鬼箭羽降血糖作用较好，具有调整不正常的代谢过程，加强胰岛细胞的分泌，用治糖尿病患者，配伍山萸肉、枸杞子等，可以增强降糖效果。治疗糖尿病笔者常常选用之，剂量可稍大一些。鬼箭羽消除肾炎蛋白尿有一定作用，其副作用小，疗效较佳。

禹余粮

为氢氧化物类矿物褐铁矿，主含碱式氧化铁。

禹余粮主治久泻久痢，崩漏，白带。在治疗下焦病证方面，常与赤石脂配伍同用，相辅相成。

禹余粮表面红棕色，灰棕色或淡棕色，多凹凸不平，或附有黄色粉末。体重，质硬。煅禹余粮是取禹余粮，打碎，置坩埚内，在无烟的炉火中煅红透，倒入醋盆内淬酥，捞出，晾干，煅禹余粮收涩止血功效增强。若皮肤瘢痕，先以干净布拭瘢令赤，再以禹余粮、半夏等份，研末，以鸡蛋黄调，涂，每日 2 次，不要见风。

胖大海

为梧桐科植物胖大海的成熟种子。

胖大海清宣肺气，用于风热犯肺所致的咽喉肿痛，干燥，声音嘶哑，同时伴有干咳。一般是将其直接泡水服，但此作用不及木蝴蝶好，且不及木蝴蝶多用，当胖大海泡发后，膨胀成海绵状，可以达到原体积的 3～5 倍，不太好饮用，而木蝴蝶则不存在此问题，笔者在临床上更喜欢使用木蝴蝶泡水饮服治疗声音嘶哑。胖大海具有微弱的通便作用，用于上火引起的便秘，主要是因为能清肺热之故，不过此作用不强，临床极少用其通便。

胖大海容易受到黄曲霉素的污染，在泡水饮服前，应检查药材质量。

独活

为伞形科植物重齿毛当归的根。

独活主治下半身风湿痹痛，其对于腰以下病变多用。笔者治疗腰腿疼痛一般将独活作为常用之药，由于其作用不强，多同时配伍威灵仙、五加皮、徐长卿等同用。临床上若颈椎病、腰腿疼痛，笔者常将羌独活配伍同用，但羌活的剂量应小于独活。

独活祛风力不强，温而不燥，是一味性质比较平和的祛风湿药物，其主要作用的部位在下半身,治足痹尤验,因其性质不燥烈,所以在使用时可以适当加大剂量。古代医家认为,独活"治足少阴伏风,而不治太阳,故两足寒湿痹,不能动止,非此不能治"(《汤液本草》卷中"独活"条)。凡疗贼风及骨节风痛,无问久新,皆可选用。其通筋骨而利机关,治风寒湿邪之痹于肌肉,着于关节者,直达于经脉骨节之间,故为风痹痿软之药。所谓风寒湿病腰腿痛,选用独活效果佳。独活寄生汤就以独活为主,主治下半身腰腿痛,两足不用痿弱者。

独活可治疗头痛,若头痛属于肾的病变就可选用,因配伍细辛治少阴头痛,又由于齿为骨之余,所以也用于下牙痛,因为下牙属于肾经部位。通常头痛连齿的病证将其作为首选。

急性子

为凤仙花科植物凤仙花干燥成熟种子。

急性子(凤仙子)活血作用较强,主要是治疗瘀血重证,但容易伤正气。急性子之性急速,有毒,善行瘀滞。古代医家提示,急性子性强烈,不可多服,见效即停用。根据《本草纲目》卷十七"凤仙"条记载凤仙子,其消食作用很好,但临床并不多用,主要是有损齿的弊端。笔者临床体会,对于闭经、月经量少者常喜用之,通经作用好,通常剂量为10~15g。

凤仙子多用亦戟人咽,凡是肉食不消选用急性子作用很好。木瓜、山楂、急性子均能消肉食积滞,但作用有所不同。木瓜作用较为平和,一般认为木瓜消蛋白质食积。《本草纲目》卷三十"山楂"条李时珍说:"凡脾弱食物不克化,胸腹酸刺胀闷者,于每食后嚼二三枚,绝佳。但不可多用,恐反克伐也。按《物类相感志》言:煮老鸡、硬肉,入山楂数颗即易烂。则其消肉积之功,盖可推矣。"就是说山楂善于消肉食脂肪类积滞。《本草纲目》卷十七"凤仙"条云凤仙子"投数粒即易软烂",用"山楂数颗即易烂",显然急性子颗粒小,山楂颗粒大,这就说明急性子的消积作用很强。噎膈者,为痰瘀交阻,气滞胸膈,咽食不下,相当于食管癌,急性子能行瘀降气,并可"搜痰",可以酒浸之后晒干研末为丸服,亦可配威灵仙、半枝莲、瓜蒌仁、生牡蛎等化痰软坚之品,或配蜣螂、丹参、水蛭等破瘀消积之品同用。

现在认为急性子可以治疗多种癌症，如鼻咽癌、肝癌、直肠癌、舌癌、乳腺癌、白血病等。

透骨草为大戟科地构叶属植物地构叶的全草，根据《中药大辞典·凤仙》记载，凤仙的"干燥茎为透骨草药材之一种"。故透骨草的作用与急性子有相似之处。

姜黄

为姜科植物姜黄的根茎。

姜黄分为姜黄和片姜黄。姜黄活血化瘀，主治多个部位瘀血证，而片姜黄横行肢节，蠲痹通络，是治疗肩臂痹痛之要药。笔者更喜欢用片姜黄治肩臂疼痛。若肩部、上肢病变，将片姜黄、桂枝配伍应用，效果更好。笔者的验方颈椎舒筋汤（黄芪、鸡血藤各30g，桑枝30g或桂枝10g，当归、延胡索、威灵仙、葛根、天麻各15g，赤芍、片姜黄、羌活、三七各10g）通经活络，散寒止痛，用于颈椎病，肩周炎所致颈部酸胀，疼痛，肩周部位疼痛，上肢肢体活动不利，手指麻木，头昏脑涨等。

现认为姜黄具有降血脂作用，临床用于高脂血症，对心血管系统的心绞痛具有治疗作用。而利胆作用，能增加胆汁的生成和分泌，促进胆囊收缩，所以也有用于胆道疾病者。

前胡

为伞形科植物白花前胡的根。

前胡能宣能降，宣指的是散风热，宣不过散，降指的是治咳喘，降不过下，但偏于治疗咳嗽。《本草纲目》卷十三"前胡"条李时珍认为："其功长于下气，故能治痰热喘嗽，痞膈呕逆诸疾。气下则火降，痰亦降矣，所以有推陈致新之绩，为痰气要药。"前胡主要还是治疗痰热病证。笔者临床体会，作用并不强，多作辅助药物使用。

有认为前胡去寒痰者，而从临床应用来看，前胡应该是治疗热痰病证。用于肺气不降，痰稠喘满，咯痰不爽及风热郁肺，咳嗽痰多等证。多蜜制用,可以加强润肺降气化痰作用。

首乌藤

为蓼科植物何首乌的干燥藤茎。

首乌藤的安神作用平和,多只作辅助药物使用。首乌藤也可治疗虚证,对于白发也有一定作用,并能养血,故用于血虚所致的失眠,对其他各种原因所致的失眠,亦可作为佐使药用之。现有认为何首乌植物有毒,而从传统的用药来看,此药无毒,在常用剂量下使用无副作用。

首乌藤(夜交藤)与何首乌乃是同出一物,而制首乌具有良好的补益作用,所以夜交藤也是可以治疗各种虚证的。

夜交藤有通经,止痒之功。《本草纲目》卷十八"何首乌"条李时珍认为用夜交藤治疗"风疮疥癣作痒,煎汤洗浴,甚效"。而从临床来看,作用不强,多只作辅助药物使用。其能够行经络,通血脉,对于临床上因血虚生风致痒,可以选用。治失眠、皮肤瘙痒,笔者尤喜用之。

炮姜

为姜科植物姜的干燥根茎的炮制品。

炮姜主要治疗的部位在于脾胃,凡脾胃虚寒以及出血病证可以选用,此药较干姜平和,虽温但不燥,传统用治出血病证,由于止血药物性温者较少,所以其对于虚寒性疾患均是可以选用的。

姜类药物的应用区别:①生姜发散风寒,温中止呕,解毒,用于外感风寒感冒之轻证,发汗力量较弱;胃寒呕吐;能解生半夏、生南星、鱼蟹之毒。②生姜汁辛散之力较强。祛除风痰,止呕,用于恶心,呕吐不止及痰迷心窍昏厥的急救。③煨姜辛散之力不及生姜,温中力胜于生姜,止呕力弱于生姜。用于呕吐及腹痛泄泻等证。煨姜较生姜则不散,较干姜则不燥,较炮姜功同而力逊。④干姜温肺化饮,温中散寒,回阳救逆,用于肺寒咳嗽,痰稀而白沫多;脘腹冷痛,呕吐泄泻;阴寒内盛之四肢厥冷等证。干姜温肺寒而除痰饮,温脾阳以散里寒,温肾阳而救厥逆。⑤炮姜为干姜炒至外面焦黑,内呈黄色者,亦名黑姜。其辛散之力减弱。温经止血,用于虚寒性出血证。疗久泻不已亦为其所长。⑥姜炭,与炮姜同出一物,现临床多将其作为一味药使用,严格地讲,二者炮制方法不同,作用不同。炮姜是先将河沙置于锅中,以武火炒热,再加入干姜(切片或切块),同炒,炒至姜鼓起,表面棕褐色,取出过筛,晾凉。姜炭的炮制方法是将干姜置于锅中,以武火加热,炒至表面焦黑色,内部棕褐色,即所谓炒炭成性。也就是说炮姜辛燥之性弱于干姜,温里作用也弱于干姜,作用缓和持久,善于温中止痛、止泻、止血,即所谓"一温三止",而姜炭的辛味基本消失,更长于止血,用于各种虚寒性出血。⑦生姜皮辛,凉,利水消肿,用于水肿、小便不利。干姜、炮姜、姜炭入药为老姜,生姜、煨姜、姜汁、姜皮为嫩姜,前6种药性温,唯姜皮辛凉。生姜有"呕家圣药"之称,走而不守,偏治胃寒证。干姜用的是老姜,有"姜还是老的辣"之说,偏治脾寒证,擅长止泻,能走能守;炮姜重在止血,亦止泻,守而不走。

穿山龙

为薯蓣科植物穿龙薯蓣的根茎。

穿山龙属于薯蓣科植物,与山药植物相似,其生长能力很强,根茎曲折细长,善于钻地延生,故有"穿山龙"之谓。

穿山龙药性温和,对于风寒湿痹引起的关节肿痛、肢体麻木、腰膝酸痛无力等症状皆可应用。在舒筋活血方面也有良效,用于跌打损伤。笔者在临床上发现穿山龙止痛作用佳,凡风湿痹痛,灵活配伍之,能加强止痛作用,通常使用剂量在20g左右。在治疗风湿痹痛方面,笔者常将穿山龙、延胡索、三七、徐长卿配伍同用,止痛作用增强。

穿山龙具有良好的止咳平喘作用,并能祛痰,一般情况下,剂量应适当大些,但因为此药使用历史并不久,临床尚不被医家所认识,若顽固性咳嗽可以选用。

穿山甲

为脊椎动物鲮鲤科穿山甲的鳞甲。

穿山甲活血作用强，是通络的极妙之药，凡经络不通以及关窍不通均可选用之，如风湿痹痛、腰腿疼痛、痛经、鼻塞、耳闭、小便不利等闭阻之证。笔者在临床上对于窍闭不通者多用之，如鼻窍不通，泪窍不通，少佐穿山甲有效。同时止痛作用好，但由于现在货源少，价格贵，以研末冲服为宜，既节约药材，又提高疗效。

穿山甲性走窜，主行散，活血散瘀之功强，其作用是"三通"：①通经脉，善治妇科月经不通、痛经、闭经的病证，若因血瘀所致者，单用就有效果。②通乳汁，《本草纲目》卷四十三"鲮鲤"条载，若因乳汁不通，用穿山甲炮制后研末以酒冲服，乳汁即通，名涌泉散，好似泉水涌出。有"穿山甲，王不留，妇人食了乳长流"的说法，意思是说穿山甲，王不留行是治疗妇女授乳期乳汁过少的良药。③通血脉，善治全身多部位瘀血病证，对于瘀血阻滞导致经络不通，全身疼痛为常用药，尤其是瘀血日久的风湿性关节炎效果好。

临床上将穿山甲与皂角刺同用后其透脓作用增强，尤其是排出脓液，溃坚效果良好。因其善于走窜，通行经络而直达病所，对于疮痈肿毒，能使痈肿未成脓者消散，已成脓者速溃，加速病变愈合。临床可以皂角刺代之。

穿心莲

为爵床科植物穿心莲的地上部分。

穿心莲味极苦，一般少作为汤剂使用，并且若作煎剂服用易致恶心呕吐，故多作丸、片、胶囊剂。外用适量。由于寒性较重，脾胃虚寒者不宜用。穿心莲及其多种制剂口服较大剂量可致胃肠不适，食欲减退。若皮肤疾患，可捣烂或制成软膏涂患处；或水煎滴眼、耳。

穿心莲虽清热解毒作用强，病家难以接受此药之苦，笔者使用此药比较谨慎，做成片剂、丸剂相对来说，苦味显现则不明显。作用与黄芩相似，可以互相替代使用。

穿心莲可用于外感风热，温病初起的病证，此特点有点似金银花、连翘、菊花、牛蒡子。其苦寒降泄，故凡温热之邪所引起的病证皆可应用。治外感风热或温病初起，发热头痛，可单用，现将其制成片剂。也用于治咽喉肿痛，痈肿疮毒，蛇虫咬伤。

穿心莲燥湿作用用于多个方面。①肠道湿热泻痢，可单用，多用穿心莲片；②膀胱湿热，热淋涩痛；③皮肤湿疹瘙痒；④湿热黄疸；⑤湿热带下等证。也就是说凡湿热诸证均可应用。

神曲

为面粉和其他药物（麦麸、鲜辣蓼、鲜青蒿、杏仁、赤小豆、鲜苍耳等）混合后经发酵而成的加工品。

神曲的主要功能是消食导滞，一般炒用，炒神曲是取麸皮撒匀于热锅内，起烟后将神曲倒入，炒至黄色，取出，筛去麸皮，放凉；或不加麸皮，炒至黄色亦可。焦神曲是取神曲置锅内炒至外表呈焦黑色，内部焦黄色，取出，略喷些清水，放凉。现在认为六神曲麸炒品和焦炒品均能较好地促进胃的分泌功能，增强胃肠的推动功能。因含有多量酵母菌和复合维生素B，故有增进食欲，维持正常消化功能等作用。

神曲消食作用比较平和，配伍山楂、麦芽（即炒三仙）后作用加强，由于此药能够帮助金石矿物类药材的消化，所以在处方中应用有矿物时，笔者则喜加用神曲。因为此药兼有微弱的表散作用，所以若外感表证而食欲不振时则选用之，而此种情况尤以小儿患者多见，故对于小儿病变多加用之。《本草纲目》卷二十五"神曲"条认为："妇人产后欲回乳者，炒研，酒服二钱，日二即止，其验。"但现在的中药书籍多不记载神曲回乳。

络石藤

为夹竹桃科植物络石的带叶藤茎。

络石藤祛风湿作用不强，可用于筋脉拘挛，肢体麻木，多只作为辅助药物使用，一般在临床上使用时剂量应该大些方能达到治疗效果。根据藤

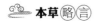

类药材的特点,藤蔓之类,尤善通络,能祛除风湿,可以将其配伍其他藤类药使用。

《本草纲目》卷十八"络石"条李时珍曰:"络石性质耐久,气味平和。"认为"其功主筋骨关节风热痈肿"。据此,络石藤的性味当为寒性。治疗风湿病证则偏于热痹。由于其作用力量不强,对于寒热痹证均可以选用。络石藤与海风藤作用相似,从临床使用来看,剂量偏大才有效果。

《神农本草经·上品·络石》载其主治"喉舌肿,水浆不下",可以单用络石藤煎水饮服治疗咽喉肿痛。

绞股蓝

为葫芦科植物绞股蓝的根茎或全草。

笔者临床使用绞股蓝一般剂量较大,多在30g以上,量小达不到治疗作用。根据使用来看,其配伍红景天后作用增强,因此常将二药同用。绞股蓝尤宜于机体抵抗力低下病人服用,以增强抗病能力。笔者的验方红蓝黄白强身汤(红景天、绞股蓝、黄芪、石见穿、菝葜、鳖甲、灵芝、薏苡仁各30g,生晒参、八月札、莪术、青皮、白蚤休各15g)(注:此方用于身体虚损,疲倦乏力,精神不振,预防治疗多种癌肿)配伍有本品。民间俚语"北有长白参,南有绞股蓝",绞股蓝有很好的补虚作用,用来治疗脾肺气虚的病证。可以将其直接泡水饮服,汤水色泽嫩绿,清澈透明。现在发现绞股蓝具有多种作用:①提高免疫力,抗疲劳,强力健身,消除亚健康;②降血脂;③降血糖;④降血压;⑤降低血黏稠度,保护心肌;⑥增进消化吸收;⑦减肥美容健肤;⑧抗过敏;⑨调节内分泌;⑩促进睡眠;⑪抗缺氧;⑫抗高温;⑬抗低温;⑭防癌抗肿瘤;⑮治便秘。

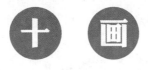

十 画

秦艽

为龙胆科植物秦艽、麻花秦艽、粗茎秦艽或小秦艽的根。

笔者认为秦艽治疗风湿痹痛作用不强，其性平和，对于寒热痹证均可选用，多只作辅助药物使用，祛风湿药性多燥，容易伤阴，由于秦艽质润，有风药中润剂的说法。此作用特点较防风更平和。但性平偏微寒，有清热作用，辨证属湿热痹阻者可选用。

秦艽为治疗湿热黄疸的要药，尤其是对于黄疸久久不退者效果良好，配伍白鲜皮作用更佳。若遍身黄疸如金为必用之品，笔者尤喜用之。

秦艽退虚热作用也很好，尤其适用于湿热后期引起的虚热不退，骨蒸潮热。笔者常用此药治疗虚热病证。如秦艽鳖甲散治风劳病，用于骨蒸盗汗、肌肉消瘦、唇红颊赤、午后潮热等。现用治肺结核有效。

秦皮

为木犀科植物苦枥白蜡树或白蜡树的干燥枝皮干皮。

秦皮虽白头翁汤（白头翁、黄连、黄柏、秦皮）中用治痢疾，但临床并不多用，主要是味苦而兼有涩味，口感不好。从药性理论来看，具有涩味者多有收涩特性，而湿热痢疾是不宜使用收涩之品的，故虽仲景使用秦皮治疗湿热痢疾，而后世临床并不多用。

《本草纲目》卷三十五"秦皮"条李时珍记载，其可治下痢，崩带，取其收涩。白头翁汤用治湿热痢疾，虽含有秦皮，但方中治疗湿热痢疾者主要是连、柏。治湿热痢疾不宜选用涩味之品，以免因收涩而湿热难去，所以

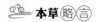

若单独使用秦皮是不适合的，因方中另三药均能清热解毒治痢，故配伍应用尚可。若将秦皮煎水洗眼，可治疗目赤。

蚕沙

为蚕蛾科昆虫家蚕幼虫的粪便。

蚕沙现临床上并不多用，主要因为是蚕的粪便，病人不太容易接受，其作用由于与木瓜相似，现常以木瓜代替使用。一般以晚蚕沙作用好，这是因为晚蚕沙禀桑叶清香之余气，轻清化浊辟秽，对湿热郁蒸，缠绵不解者有效。

将蚕沙炒热后，温熨患处，有止痛作用，《本草纲目》卷三十九"原蚕"条载："时珍家一婢，病此十余年，试用之，二三次顿瘥，其功亦在去风收湿也。"若风湿病痛将蚕沙炒热后，以纱布包温熨患处能止痛。

蚕沙可治疗皮肤瘙痒，如过敏性皮炎、顽固性湿疹、慢性荨麻疹，对于热盛湿阻者可选用。《名医别录·中品》在"原蚕蛾"条下记载蚕沙治"瘾疹"，尤其对于风热、血热蕴于肌肤，不得疏泄，淫于肌肤而致瘙痒难忍者，效果更佳，临床上多配伍清热凉血药以增强疗效。对于皮肤轻症风团凸起，单以本品煎汤外洗即可。现有用蚕沙煎水熏洗患处，每日2次，每次约20分钟，治疗荨麻疹疗效满意。

蚕沙除了可以作为内服药使用外，也可以做枕头，促进脑部血液循环，对于患有高血压者，经常头昏可以使用。若头风白屑作痒，可以之煎水洗头。

莱菔子

为十字花科草本植物萝卜的成熟种子。

莱菔子具有行气且主下行，笔者临床体会，对于腹部食积腹胀、便秘效果很好，取气行则便通。古今本草无记载莱菔子通便之功。笔者认为通过行气之功，导气下行，促进大肠蠕动，以通导大便，尤其是对于欲大便而不能排便者效果好。临床上将莱菔子、槟榔配伍同用，效果较单用要好。配伍通便作用的药物如肉苁蓉、当归后作用明显，且不伤正。根据通便的特点，笔者又用其减肥瘦身，若肥胖者，笔者多选加莱菔子。

《本草衍义补遗·莱菔根》云:"其子推墙倒壁之功。俗呼为萝卜,亦治肺痿吐血。又其子水研服,吐风痰甚验。《衍义》曰:散气用生姜,下气用莱菔。"《医学衷中参西录·药物·莱菔子解》云莱菔子非破气之品,意思是说作用平和。上述 2 种观点相悖,笔者临床体会,莱菔子对于下腹气胀效果尤佳,虽说破气,但并不伤正气,临床可以放心大胆使用。笔者比较认同张锡纯的观点,因此将其作为常用之品,尤以除下腹部气滞胀满为优。笔者使用莱菔子一般使用剂量较大,多在 15g 以上。

中医药书籍多记载莱菔子与人参同用伤气,笔者认为二药作用不存在相拮抗的现象,可以同用。《本草纲目》卷十二"黄芪""人参"条下,均有将莱菔子、萝卜与人参同用的记载,并且同用效果好。笔者认为莱菔子、人参同用,并不伤气。良药之功,枉自被泯,实在可叹。

莱菔子平喘有 3 个方面特点,一是通过其祛痰,使痰涎消除从而达到治疗作用;二是通过降气,使上逆的气机逆乱得到消除,从而达到治疗喘证的作用;三是能促进排便,因肺与大肠相表里,腑气通,肺气降,进而达到平喘的作用。

莱菔子消食作用相对而言较麦芽、谷芽、神曲都要强,笔者临床体会,此药对于下腹部积滞作用好。因食积多有气滞病证,所以莱菔子治疗食积腹胀效果好。笔者认为莱菔子能调理肠胃功能,降气排便,有良好的降压作用。所以若高血压者可选用之。

莲子

为睡莲科植物莲的种仁。

莲子可以治疗失眠,一般多云其具有交通心肾的特点,如《本草纲目》就是这样记载的。所谓交通心肾是指心火下降于肾,肾水上腾于心,水火互济,阴阳协调,达到治疗失眠、心烦等病证,但莲子并不具备清心火的作用,因此临床如取莲子交通心肾,不宜去心,应该将莲子心与莲子同用。或者莲子、莲子心配伍同用。使用莲子可以适当将剂量加大,效果会更好一些。治疗失眠,笔者临床体会将莲子、百合配伍应用效果更好些。笔者的验方小麦养心汤(小麦 30g,茯神 15g,生百合 30g,柏子仁 15g,炒枣

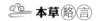

仁 30g，炙远志 10g，夜交藤 15g，合欢皮 15g，当归 15g，五味子 10g，莲子 15g，丹参 15g）养心安神，宁志助眠。

《神农本草经》将莲子列为上品，视为能使人"补中养神，益气力，除百疾。久服，轻身耐老，不饥延年"的良药。千百年来，人们对莲子作用的认知均一致，久服本品能延年益寿。总结历代医家应用莲子的经验，可将其功用概括为"养心，补脾，益肾，固涩"八个字，李时珍称它"禀清芳之气，得稼穑之味，乃脾之果也"，为平补之品。所以莲子的主要特点是补益脾胃。

莲子有生精的作用，文献记载，将莲子每日空腹服用数十粒，坚持服用，能促进精子生成，亦有利于助孕。故笔者在治疗不孕不育症方面常选用莲子。

莪术

为姜科植物蓬莪术或温郁金、广西郁金的根茎。

笔者认为，莪术所治疗的病证主要还是血分病证，一般适用于瘀血重证，其活血作用强，故称为破血。现发现其抗肿瘤作用极佳，可用于多种肿瘤。对于体内囊肿、乳腺结节、乳腺增生，笔者常用之。因为治疗肿瘤，非重剂不足以祛癥，与三棱伍用，效果更佳。笔者用莪术时，剂量在 15g 以上。莪术虽属破血药，但并不伤正气。莪术、三棱破血，作用相似，莪术偏治血中之气病，而有气中之血药，三棱偏治血病，而有血中之气药一说。

传统应用莪术主要是治疗肝病，取其行气破血之功。但莪术也能消积止痛，在治疗脾胃病方面，于辨证的基础上，因人、因病而异，适量加入莪术，无论是缓解症状，还是调节脏腑功能，疗效甚为可观，尤其是胃胀突出时加用之，可以开胃化食，帮助消化。现在认为莪术擅长治疗胃癌，并能改善病证，增进食欲，促进病情稳定，明显减轻疼痛。莪术行气、活血、止痛、消食，一药而兼四效，诚为一味佳品。

荷叶

为睡莲科植物莲的干燥叶。

荷叶乃是治疗肥胖症的要药，凡需要瘦身者，荷叶为首选。笔者一般是大剂量使用，用量多在 30g 以上，无副作用。此药可以单独用其泡水饮服。古方中用其解暑，所以湿热病证也常用荷叶。戴原礼《证治要诀·诸气门·肿》云："荷叶灰服之，令人瘦劣。"李时珍在《本草纲目》中引用戴原礼的论述时，改为"荷叶服之，令人瘦劣"。由此一改，则大大扩大了荷叶的使用范围和方法，后人据此而用其治疗肥胖症、高血压。取荷叶减肥，可单用之，泡浓水饮服，第二泡的水效果不佳，也可以入煎剂使用，饮后大便畅通。现在市面上许多减肥方中配有荷叶。笔者常用此药配伍生山楂、决明子等，治疗肥胖症有效。用荷叶减肥，不必节食，因喝一段时间后，对食物的爱好就会自然发生变化，很多人就不太爱吃荤腥油腻的食物了。现代认为荷叶降血脂，扩张血管，降血压。荷叶也可以作为食物，将炒熟的香米粉和经调味的猪肉用荷叶裹包起来后蒸制，成荷叶粉蒸肉味道清香，鲜肥软糯而不腻，夏天食用很适胃口。

荷叶能清热消暑，止血止泻。李时珍曰："荷叶能生发阳气，散瘀血，留好血。"一般以鲜用为好。因其气清香，善解夏季之暑邪以化秽浊，用荷叶可制炎夏季节理想的饮料。

桂枝

为樟科乔木植物肉桂的干燥嫩枝。

桂枝尤其是温通心阳作用极佳，历来将其作为治疗心阳不振之要药，若配伍炙甘草后可以缓解桂枝的温通作用而不动血。桂枝温心阳，如离照当空，则阴霾全消，而天日复明。对于心动悸、脉结代者，多与甘草配伍同用。

笔者尤其喜用桂枝治疗肩臂疼痛，效果佳，并常将桂枝、羌活、威灵仙、姜黄同用。临床上笔者对于寒证选用桂枝，而热证则选用桑枝。根据中医理论"以枝走肢"的说法，对于上肢的疼痛、麻木、肿胀、活动不利，桂枝为常用之品。但剂量不能太大，以免动血上火。

桂枝能直接到达血分，治疗血分病证。所以当使用桂枝不当或剂量过大会导致鼻子出血等，这也是与麻黄的一个主要区别点。而麻黄主要是走气分。

桔梗

为桔梗科草本植物桔梗的根。

桔梗祛痰作用佳，可治疗多种痰证，包括热痰、寒痰、湿痰、燥痰。现在认为其所以化痰，是因为含有皂苷的原因。亦为治咳嗽要药，咳嗽产生的原因有多种，但多与痰浊有关，治疗咳嗽，要把握祛痰这个关键，即使患者表述无痰时，也要时时重视祛痰，笔者在应用止嗽散止咳时，虽原方中无枳壳，一般也是将桔梗、枳壳配伍同时应用的。二药配伍，一升一降，升降相依，利于肺中痰浊消退。桔梗同时也是治疗声音嘶哑、咽喉肿痛的主要药物。

桔梗具有升举的作用，俗有"舟楫之剂"的说法，主治气机下陷的病证，而牛膝具有下行的特点，主治腰膝以下的病变，也就是说桔梗配伍牛膝，升降结合，有欲降先升，欲升先降的作用。可以治疗因气机不利，血瘀阻滞的病证，尤对于胸中血瘀，血行不畅而导致的胸痛，头痛日久不愈，痛如针刺而有定处等有良好的效果。临床将桔梗、牛膝配伍在一起使用，桔梗的升提作用与牛膝引药下行相反，如血府逐瘀汤中就配伍有二药。临床可以根据升降的作用趋势，灵活选用此二药，并合理应用其剂量。由于桔梗有升提特点，调畅气机，助脾胃清气上升，故可用于脾胃气虚泄泻，如参苓白术散中配伍有本品。桔梗升提作用强，若有阳亢病证者对此应慎用，但配伍具有下行作用的牛膝后，则少有此虑。

桔梗可以引导其他药物到达人体上身，由于其有升提作用，其作用有"提壶揭盖"之说，主要是指下部的疾患可通过开宣肺气达到治疗目的，如大便不通，小便不利等。

对于桔梗的升提作用，也有提出异议者，如周学海《读医随笔》卷五云："桔梗不能升散。李东垣谓桔梗为药中舟楫，能载诸药上浮于至高之分。当时未曾分明甘苦，而推其功用，则当属于甘者；若桔梗泄肺，是泄至高之气，不能升气于至高也。"对此，周学海与李东垣的观点相悖，但从临床应用桔梗的情况来看，是可用于升提的。

桃仁

为蔷薇科植物桃或山桃的成熟种仁。

笔者喜用桃仁治疗心胸部位病证，但在使用时一般不用大剂量，这是因为其有通便的作用，量大则滑肠。在治疗咳喘方面，其作用虽弱于杏仁，但可以选用之。缪仲淳认为此药善破血，对血结、血秘、血瘀、血燥、留血、蓄血、血痛、血瘕等证，用此立通。笔者认为桃仁活血作用比较平和，力量中等。

桃仁的活血作用配伍红花以后比单用的效果要好。在治疗瘀血病证方面主要是治疗某一局部瘀血证。《普济本事方·妇人诸疾·桃仁煎》记载："顷年在毗陵，有一贵人妻，患小便不通，脐腹胀不可忍，众医皆作淋治，如八正散之类，数种治皆不退，痛愈甚。予诊之曰：此血瘕也，非瞑眩药不可去。予用此药，五更初服，至日午，痛大作不可忍，遂卧，少顷下血块如拳者数枚，小便如黑汁者一二升，痛止得愈。此药治病的切，然猛烈太峻，气血虚弱者，更宜斟酌与之。"这就是讲用桃仁治疗瘀血所致小便不通证。一人患小便不通，许叔微作血瘕治疗，排出瘀血很快治愈，但要注意的是，桃仁用量大，容易伤正气。

桃胶

为桃树皮下分泌出来的红褐色或黄褐色胶状物质。

目前临床应用桃胶并不多，但桃胶有一个特点，就是在熬制中药膏滋时，加适量桃胶后，较用阿胶收膏在经济上要便宜得多。笔者在制作膏滋时，桃胶乃必用之品，因为膏方中加入桃胶后成膏率高，且能促使膏滋呈稠状，口感好。桃胶的日用常用量也可适当加大一些。

桃胶具有良好的养生保健作用，有足够的水溶性和适当的黏度，具有像果冻一般的透明物质，本身无味，但细细品来，却有一点清香，口感也如果冻，鲜嫩滑爽，虽然老少咸宜，但孕妇和月经期时不能应用，乃因为具有和血作用，影响胎儿生长，影响月经量。通常吃桃胶可以排毒养颜嫩肤。如果烧烫伤，可以用其与蜂蜜等量混合后外涂，《本经逢原》卷三云："桃树上胶最通津液，能治血淋，石淋，痘疮黑陷，必胜膏用之。"据此现用其治疗口舌干燥，也适合于糖尿病人应用。

夏枯草

为唇形科植物夏枯草的果穗。

夏枯草的作用部位主要在肝，对于肝经病变如瘰疬、瘿瘤多用，现亦用治多种肿瘤者。治疗眼睛疾患主要是善治目珠疼痛而尤以夜甚者为佳。由于能散结，以其治疗乳痈、乳癖有效。乳癖类似于西医学所云乳腺增生，此病与七情病变有关，因乳房乃肝经循行部位，若情志不畅，郁怒于肝，思虑伤脾，导致肝气不疏，痰气凝结，阻塞乳络，聚而成癖，夏枯草散结，故而对乳结肿痛有效。笔者的验方疏肝散结汤（枳实10g，大贝母15g，八月札15g，僵蚕15g，当归15g，延胡索15g，玫瑰花15g，生山楂15g，丝瓜络30g，橘核15g，川芎10g，赤芍10g，夏枯草15g，猫爪草15g，佛手15g）疏肝理气，化痰散瘀，主治乳癖（乳腺增生），乳房胀痛，尤以行经前表现明显。亦用于肝气郁结心情不畅，胁肋疼痛，月经不调。

夏枯草平肝作用好，用于肝阳上亢所致头昏、头痛，简单的方法是将夏枯草煮水后饮服或以开水泡之代茶饮，此法也可以治疗疖、痈、眼疾，尤其对高血压肝阳上亢型者较为有效。夏枯草全花经蒸馏可得芬芳之蒸馏液，称夏枯草露，可作清凉祛暑饮料。若以其煎液熬成膏汁，称夏枯草膏，可治疗瘿瘤、瘰疬。若头昏眼花，因于高血压所致者，可以夏枯草做枕头使用。因夏枯草平肝，能降血压，配伍益母草、龙胆草降压效果明显，且降压时间更为持久。

夏枯草清热散结，乃是治疗瘰疬、痰核的常用药物，现在所说的甲状腺疾病为常用之药，单独应用即有效果。笔者常将夏枯草、猫爪草配伍同用，散结作用增强。

柴胡

为伞形科植物柴胡或狭叶柴胡的根。

柴胡芳香，性善疏泄，可升可散，善疏散少阳半表半里之邪，又能升举清阳之气。有南柴胡与北柴胡之分。中药处方中"柴胡"用的是北柴胡。

柴胡退热作用好，既可用于表证发热，又可用于邪在少阳发热，少阳病表现为寒热往来、胸胁苦满、口苦咽干、食欲不振等，临床见到寒热往来之证时，即用柴胡配黄芩等。柴胡是治疗内伤发热及半表半里证发热的要药。

柴胡疏肝解郁，治疗肝气郁结之胸胁、乳房、少腹胀痛，闷闷不乐，月经不调等，配伍香附、川芎、枳壳等增强行气疏肝之效。若胁肋疼痛，配伍白芍同用作用更佳，如逍遥散、四逆散、柴胡疏肝散。若取柴胡疏肝时，剂量不能太大。

柴胡治疗阳气下陷证，表现为久泻久痢、会阴坠胀、脱肛、脏器下垂、头晕目眩、气短难续、小便频数等。柴胡性轻扬，能升举阳气，引清气上行而顺阳道，故为升阳举陷之要药。但柴胡升举之功，需与补气药黄芪等配伍始收显效，如补中益气汤。

党参

为桔梗科植物党参的根。

党参的补气作用弱于人参、西洋参，但因为价格便宜，货源充足，古方中的人参现一般多以党参代之，只是大补元气则不能代替人参使用。

炮制党参时，多用米炒，按照 5∶1 的比例操作，即 5 份党参，1 份大米在锅内翻炒至党参焦黄，大米焦黄或者老黄时出锅，摊晾，过筛，备用。米炒党参口感非常好，嚼之甜而不腻，具有补中益气、生津止渴、健脾和胃的功效，多用于气血亏虚、面色萎黄、食欲不振、久泻脱肛等。此外，党参还有蜜制的炮制方法，主要是增强补中益气，润燥养阴的作用。

在多年的临床实践中，笔者发现，党参若使用时间过长、过久，或量大，会导致身体发胖，因此对于体胖者或需要身体苗条者，不轻易选用此药。临床中见到大量病人因服中药而长胖者，仔细考察所用之中药，多含有党参，若需补气，可用太子参代之，太子参不会导致身体发胖。尤其是现在的儿童，胖儿较多，使用党参更应注意。笔者一般使用党参在剂量上不是太大。临床需要补气时以生晒参较好，生晒参不会使人长胖，且补气力量强于党参，病家容易接受。若需要长胖者，常以党参配伍枸杞子泡水服，效果良好。笔者临床体会，对于年轻女性，一般也不要轻易选用党参补气，以免增胖。笔者的验方党参增胖汤（党参 20g，枸杞 20g，熟地黄 15g）补益气血，强壮身体，可用于身体虚弱，消瘦，体重轻，疲倦乏力。

透骨草

为大戟科地构叶属植物地构叶的全草。

透骨草始见于《救荒本草》卷上，《本草纲目》卷二十一"有名未用"条中载有透骨草，李时珍曰："治筋骨一切风湿，疼痛挛缩，寒湿脚气。"但形态不详。《本草原始》所载透骨草系指大戟科的地构叶。《本草纲目拾遗》卷四载有透骨草，并认为"据其所引治病诸用，乃凤仙草也"。

透骨草的作用与益母草有相似之处，只是益母草性寒，而透骨草性温。透骨草侧重于治疗风湿痹痛，而益母草侧重于治疗妇科疾患。现临床用透骨草治疗肝病，亦是取其祛湿活血之功。治疗风湿痹痛，笔者亦用其配伍伸筋草同用。将透骨草煎水饮服，可用于咽喉不适，严重梗阻感。

射干

为鸢尾科多年生草本植物射干的根茎。

射干乃是治疗咽喉肿痛的要药，配伍玄参、板蓝根则作用加强，笔者尤喜将三药配伍同用治疗咽喉肿痛。

射干利咽作用极好，常与板蓝根、牛蒡子等同用。《本草纲目》卷十七云："射干能降火，故古方治喉痹咽痛为要药。"现临床主要用治咽喉不利，肿痛，喑哑。

《名医别录·下品》载："主治老血在心肝脾间。"《药性论》云："通女人月闭，治疰气，消瘀血。"《日华子本草·草部》云："消痰，破癥结。"以上论述就是讲射干具有活血的作用，而中药学教材书中并无射干活血的记载，但从临床来看，又有本草书籍告诫孕妇不能使用，所以射干在临床上不可滥用。如在鳖甲煎丸中还用以消癥瘕，除疟母，通经闭。现临床上有用其治疗肝脾肿大，其源于鳖甲煎丸中使用了本品。方中所用原名乌扇，即射干。

徐长卿

为萝藦科草本植物徐长卿的根及根茎。

徐长卿所治疗的部位广泛，笔者临床体会，尤对腰痛作用佳，如因努力闪挫所致腰部疼痛不能转折、任物，日久酿成劳损之证，以徐长卿单用即有效，也可配伍复方中应用。

徐长卿的止痛作用很好，对于多种疼痛、多个部位病变均有良好的效果，治疗风湿痹痛、腰痛、牙痛、胃痛、经期腹痛、跌打损伤、毒蛇咬伤等。取徐长卿止痛可单味应用。临床上若需用细辛者，可以徐长卿代之。笔者在临床上遇有疼痛病证将徐长卿作为首选之药。一般认为徐长卿主要治疗实证腰痛，而杜仲主要是治疗虚证腰痛，若同时应用，笔者临床体会，效果更好。

徐长卿在治疗瘾疹方面，效果确切。瘾疹多系风热搏于营分所致，严重者丘疹遍体，瘙痒不止，而徐长卿具有祛风止痒之效，为治瘙痒佳品。现在认为徐长卿有抗过敏作用，既可入煎剂，又可作外洗剂。止痒效果明显。

狼毒

为瑞香科植物瑞香狼毒或大戟科植物狼毒大戟、月腺大戟的根。

狼毒有大毒，若将其作为外用药使用，安全，基本无副作用，笔者将其外用，未发现对身体的不良反应。但内服应慎。根据目前应用情况来看，接触狼毒提炼的药粉，会刺激皮肤，引起接触性皮炎，但煎水外用治疗一些痛症，还是比较安全的。中药应用中有"六陈"的说法，即麻黄、半夏、橘皮、枳实、吴茱萸、狼毒，所以狼毒以陈久者为佳。

狼毒有抗肿瘤作用，使用方法可以将狼毒煮蛋，食蛋，可抑制肿瘤生长，延长癌术后的缓解期，防止转移和复发，并使部分患者达到完全缓解。狼毒与鸡蛋同煎煮有降低毒性的作用。

将狼毒等用凡士林调成狼毒软膏，可杀虫止痒，消除疥疮，对寄生虫有抑制和杀灭作用。狼毒用于皮肤病者时，主要是外用熏洗法和膏药外敷法。用狼毒水煎液外洗，对多种瘙痒性皮肤病均有明显止痒作用。

凌霄花

为紫葳科植物凌霄或美洲凌霄的花。

凌霄花的凉血作用很好，尤对于血热证又兼有瘙痒方面的病证，此药不可缺。笔者认为此药是治疗血热瘙痒的要药，临床中将其作为首选之品。对于血热病证，笔者临床体会配伍紫草后作用更好。尤其是当皮肤上有瘀斑，色素沉着，二药同用效果好。因能祛色素沉着，故亦有美白作用。治疗痤疮留下的痘印，笔者常选用二药。也可配伍赤芍、茜草同用。若血热风盛所致的周身痒症，可单用凌霄花水煎服；或用散剂以酒调服。将其治疗皮肤湿癣，也有效果。《本草纲目》卷十八"紫葳"李时珍云其"行血分，能去血中伏火，故主产乳崩漏诸疾及血热生风之证也"。凌霄花主要治疗因为血热所致的皮肤病，如瘙痒、痤疮、扁平疣等。

在活血祛瘀方面，凌霄花主治月经不调、经闭，为妇科常用药物，也可以治疗癥瘕、产后乳肿。凌霄花的活血作用并不强，但有的书籍记载此药功效时云其破血，临床上一般不将其作为破血药看待。

高良姜

为姜科植物高良姜的干燥根茎。

高良姜温胃寒作用好，凡胃寒凝滞，高良姜为首选之品，良附丸就是将其与香附同用治疗胃痛。临床若见到呕吐清水者必用此药。高良姜可用于制作印度香，气香，味辛辣。以色红棕，香气浓，味正者为佳。同时良姜粉为"五香粉"原料之一。

红豆蔻为高良姜的种子，作用与高良姜相似。《本草纲目》卷十四"红豆蔻"条李时珍曰："红豆蔻，李东垣脾胃药中常用之，亦取其辛热芳香，能醒脾温肺、散寒燥湿、消食之功尔。若脾肺素有伏火者，切不宜用。"临床上红豆蔻、高良姜可互相代用。若属于虚寒病证，用红豆蔻，若寒湿重者用高良姜。红豆蔻以体虚者多用。

拳参

为蓼科植物拳参的干燥根茎。

拳参的药材形态与白蚤休（七叶一枝花）相似，而颜色偏黯红，故称拳参为紫参,红蚤休。拳参可以作为白蚤休的代用品。笔者在治疗痤疮时选用此药,因能清热解毒之故。同时笔者临床体会,白蚤休、红蚤休同用,在清热解毒方面效果更好一些,若治疗肿瘤,亦为常用之品。由于红蚤休药价较白蚤休便宜,笔者多选用之。

拳参能祛风止痉,可用于内风病证,但作用并不强。由于其具有"利大小便"(《神农本草经•中品•紫参》)作用,可以治疗下痢,湿热带下,肝病。在书写处方时,可用红蚤休一名,此药较七叶一枝花(白蚤休)在解毒方面少用,但抗癌方面则多用。其可用于多种癌症,如肺癌,肝癌,胃癌,如治疗食管癌,能使胸腹胀闷,吞咽困难等症状消失,癌肿缩小。

益母草

为唇形科植物益母草的地上部分。

益母草善治妇科疾患,主治诸如月经不调、痛经、产后诸病,向有"妇科经产要药"之谓。益母草活血作用并不强,一般对于血瘀病证不作为首选。通常所用益母草是刚开花时割取后晒干入药的。在古代还有用刚刚长的嫩益母草,称童子益母草,并认为此药有微弱的补血作用,但现在临床极少使用童子益母草。益母草、香附在治疗妇科疾病方面有气血之分,气分病用香附,血分病用益母草。

益母草能利水消肿,治疗肾炎水肿有良好的效果,具有消蛋白尿的作用,主要作用机制通过活血化瘀,增加肾脏的血流量,改善血液的浓、黏、凝、集状态,从而消除炎症和尿蛋白,恢复肾脏功能。具体方法是以益母草水煎,一般需连用 20～30 天。临床体会,益母草利水作用并不强,需用较大剂量方见效。

《神农本草经•上品•茺蔚子》有"茎主瘾疹痒,可作浴汤"的记载,治风先治血,益母草的消风止痒作用,以其能入血行血。风疹之疾,初起当侧重宣肺,风气去,痒遂止。若久之致郁结不解,则痒疹此起彼伏,令人奇痒难忍,宗久病多瘀之旨,可选用益母草内服或煎水外洗,以益母草化瘀而止痒。

益母草行血而不伤新血,养血而不滞瘀血,偏于治疗妇科疾患,对于血瘀水肿,尤其是肝硬化腹水,在辨证的前提下,选用之,有良好的效果。

笔者尤喜将益母草、香附配伍同用治疗月经不调病证。由于益母草能利水消肿,笔者认为其能瘦身减肥,故治疗肥胖者常选用之,常与泽兰同用。

益智仁

为姜科植物益智的成熟果实。

益智仁暖脾胃而和中,助肾阳而固下,用治脾肾虚寒等,尤善于温脾摄涎唾,乃是治疗涎唾多的要药,因脾虚不能摄涎所致,必无口干、口苦的现象。治人多唾,重在治脾。笔者临床体会,治疗涎唾多或者口臭,一般要用益智仁、佩兰效果好。二药均为治疗涎唾增多证的要药。益智仁所治乃脾胃虚寒证,以口唾清涎,胃中冷痛为其特征。佩兰所治乃脾胃湿浊证,以口甘多涎,胃中满闷,伴恶心呕吐等证。如属脾胃湿热引起的口涎自流,常伴随有唇赤、口苦、苔黄等证,则宜用栀子、黄芩等品,不可用辛温之益智仁。若因虚损口水多则用乌梅。

笔者临床体会,益智仁是治疗磨牙的主药。睡梦中磨牙虽不是严重的疾病,但也引起身体的不适,如果长期磨牙,可能会对舌头有害,而益智仁对此作用较好,从临床实际来看,磨牙与肾的关系密切,故在治疗时一定要顾护肾。笔者的验方补肾止龇汤(佩兰、泽泻、藿香、益智仁、丹皮、石菖蒲、厚朴各10g,陈皮、茯苓、山药、生地黄、山茱萸、天花粉、车前子各15g)补肾固齿,止唾祛湿,主治磨牙。在治疗小便频数方面,尤多用于肾虚寒不能固摄诸证,如缩泉丸、萆薢分清饮。古代本草认为配伍乌药后,治小便频数效果更好。

浙贝母

为百合科草本植物浙贝母的鳞茎。

浙贝母的止咳作用较川贝母要弱一些,在止咳方面也不及川贝母多用,但此药的散结作用却很好,消瘰丸(贝母、玄参、牡蛎)中一般多用浙贝母。从药性来看,浙贝母的苦寒之性较川贝母要强。

浙贝母乃是化痰散结的要药,尤善治瘰疬、瘿瘤,根据其散结的特点,现常用其治疗肿瘤病证。临床治疗癌肿、乳腺结节、增生,笔者尤喜选用之。

海马

为海龙科动物线纹海马等的干燥体。

海马在使用方面一般是泡酒、研末入散剂使用，此药温补肾阳，笔者喜用其泡酒，尤宜于年老之人使用。对于年轻人笔者认为尽量少用为好，因为此药壮阳作用较强。

海马能强身健体，对于多种虚损病证具有良好的作用，尤对于肾阳虚病证效果好。民间有"南方海马，北方人参"的说法，意思是说海马可以与人参媲美。有意思的是"海马雌雄成对"（李时珍语，见《本草纲目》卷四十四"海马"条），过去中医开处方时所用剂量单位也开"对"，不过现在多用"克（g）"。

海马的温肾作用较蛇床子、淫羊藿弱，但比蛤蚧强。李时珍认为海马的作用与蛤蚧相似，根据现在对其作用的认知，海马性温，壮阳作用好，而蛤蚧为性平之药，海马在治疗虚损病证方面更胜一筹。海马偏治肾阳虚证，蛤蚧偏治肺肾两虚咳喘证。《本经逢原》卷四"海马"条认为"阳虚多用之，可代蛤蚧之功也"。

海马有温肾助阳、兴奋强壮的作用，不仅能促进性欲，治阳痿不举，女子宫冷不孕，而且对老人及衰弱者之衰惫乏力，服之能振奋精神。对于妇女临产阵缩微弱者，有增强阵缩而催生之功，故孕妇禁用。《本草拾遗》卷六"海马"条说其能"主妇人难产，带之于身，神验"。若妇女子宫阵缩无力而难产，古方用海马1个，研末饮服。也可以水煎，兑黄酒温服。

海风藤

为胡椒科植物风藤的干燥藤茎。

海风藤祛风湿作用较为平和，治疗风湿痹痛多只作辅助药物使用，此药在应用时，也可煎水外泡，有一定的治疗作用。风湿痹痛由于感受的风寒湿邪气的不同，有行痹、痛痹、着痹、顽痹的区别，海风藤所治病证，更偏于治疗肢体关节疼痛重着，手足沉重，活动不便，肌肤麻木不仁，疼有定处，阴雨天更甚，为治着痹之药。

《中国药典》及大学教材均不载海风藤活血化瘀的作用，但有云其行经络，和血脉，意即具有活血化瘀的特点，而临床也是可用于跌打损伤的。凡血脉不通，气滞血瘀，局部瘀肿疼痛，活动不便，可以选用海风藤，进而达到舒筋骨、利关节的作用。

海金沙

为海金沙科植物海金沙的成熟孢子。

海金沙用于多种淋证，如热淋、砂淋、血淋、膏淋所致尿道涩痛，湿热肿满，善通利水道，并解诸热毒，而尤以石淋为佳。可用海金沙研末服。治疗下部淋证尤多用之。现将海金沙作为治疗尿道结石的首选药物。由于结石会导致疼痛，所以又云其为诸淋要药。临床治疗尿路结石，一般首选"三金"，即鸡内金、金钱草、海金沙，将此三药配伍于其他药中，能达到排石的作用。通淋就有利尿的作用，所以也可以治疗水肿。

海金沙因通淋作用好，止痛作用佳。笔者使用此药治疗尿路结石，常配石韦同用，因结石在下排时，容易损伤血管而导致出血，而石韦具有止血作用，二者同用效果好。但海金沙因药材呈粉状，入煎剂需要包煎，所以笔者更喜用石韦。

海狗肾

为海狮科动物海狗、海豹科动物斑海豹或点斑海豹的阴茎和睾丸。

海狗肾补肾作用好，尤其是在治疗肾虚阳痿方面具有突出的作用，对于年老体弱者，将其泡酒饮服具有强壮作用，笔者常将其与海马等同用，但由于有一点腥味，泡酒时可以同时加用诸如龙眼肉、冰糖，可以改善口味。

海狗肾补益作用强，①补血益气，尤其适用于血虚气弱者导致的头晕健忘等；②强筋壮骨，擅长治疗腰酸膝软，为补肾珍品，肾强则强筋壮骨；③补益肝肾，擅长治疗肾虚引起的阳痿、早泄、性功能低下；④养颜美肤，能延缓衰老，保持肌肤弹性和水分。

海狗肾来源不一，药材复杂，一般所用为干燥的阴茎和睾丸。包括海狗、斑海豹、点斑海豹。药材炮制时,将滑石粉加热至滑利状态后,投入净海狗肾片,翻炒至表面呈深黄色,形体鼓起松泡时,取出,筛去滑石粉,放凉。

海桐皮

为豆科植物刺桐或乔木刺桐的干皮或根皮。

笔者临床体会将海桐皮外用,对于风湿痹痛效果也很好,可以配伍麻黄、桂枝等同用。由于海桐皮又能止痒,所以将其煎水外用,对于皮肤瘙痒也有效果。临床体会,海桐皮作为内服药可以治疗痹证,而外用治疗伤损疼痛,骨质增生效果明显,采用浸泡,熏洗的方法,可明显改善患者关节僵硬,消退肿胀,使关节功能活动正常,同时又能防止皮肤瘙痒。

海浮石

为胞孔科动物脊突苔虫、瘤苔虫的骨骼,俗称石花;或火山喷出的岩浆形成的多孔状石块,又称大浮海石或小浮海石。

海浮石能祛痰,主要用于黏痰久久不去者,若痰涩不易排出则可选用之。临床上若将海浮石配伍旋覆花后治疗咳喘效果增强,因为海浮石质轻,除上焦痰热,止咳又软坚,旋覆花温肺消痰,下气,同用对于多种咳喘均宜。

海浮石也可以说成是浮海石,如4、5版大学教材用的是"浮海石",6版以后用的是"海浮石",到2020年的《中国药典》未载此药,按现在比较通用的药名使用"海浮石"。

海浮石的特点是上浮之性较好,主治顽痰病证,一般石块类药材是主沉降的,但海浮石却主升浮,偏治肺热痰浊证。若非顽痰一般不选用,故临床少用。笔者治疗癫痫常选用此药。

海蛤壳

为帘蛤科动物文蛤和青蛤等的贝壳。

海蛤粉对于痰黏不易咯出效果好,临床治疗肝火犯肺所致咳嗽,将蛤粉与青黛同用效果会更好一些，若单用其中一药，止咳作用并不强。海蛤壳善治肝火犯肺所致的咳嗽，如黛蛤散即以其配伍青黛同用。另外在炮制药物时，常将海蛤粉研末与他药进行加工，如阿胶取其止咳时就用蛤粉炒，制成阿胶珠，便于煎用。

古代本草记载能治疗疼痛病证，而从临床应用来看，其主要是治疗胃痛，至于《神农本草经·中品》所云治疗"胸痛"，临床则并不多用。

海螵蛸

为乌贼科动物无针乌贼或金乌贼的内壳。

海螵蛸又名乌贼骨、墨鱼骨。《中国药典》以海螵蛸为正名，而古代本草书中多用"乌贼骨"作为正名，是以其生存特点作为药名的。海螵蛸收敛作用范围广，凡汗、血、尿、经、便、带诸证均可治疗，总结其收敛作用就有收敛止血，涩精止带，收湿敛疮，可治疗带下，遗精，滑精，湿疮，湿疹，多种出血证，疮疡不敛等。笔者认为在制酸止痛方面，虽类似于瓦楞子，但笔者更喜用瓦楞子，主要是因为海螵蛸具有收敛的特性。

海螵蛸尤其是在治疗妇科疾病方面作用好，《素问·腹中论》中就有记载用乌贼骨藘茹丸治疗血枯经闭。《神农本草经·中品·乌贼鱼骨》也指出能够治疗"血闭"，其机制多认为是补益肝血的作用，也有认为通过收敛作用达到敛新血而治经闭。根据收敛特点，对于胃、十二指肠溃疡，出血，穿孔也为常用之品。从临床使用来看，配伍白及粉等量混合，用于溃疡病出血效果好。也用于哮喘，下肢溃疡，出血病证。外用于皮肤黏膜，有吸湿性，能使皮肤干燥，防止细菌生长。

海藻

为马尾藻科植物海蒿子或羊栖菜的藻体。

海藻主要是用其治疗体内的赘生物，其软坚散结作用并不强，但临床却很常用。笔者对于一些癌肿常用此药。海藻的消痰作用主要是用于肺以外所停留之痰，也就是说主要是治疗广义之痰，但多只作辅助药物使用。

海藻的散结作用在临床上比较多用，主治体内的赘生物，多用于瘰疬、瘿瘤。若单纯性甲状腺肿大，过去多选用海藻、昆布。根据现在的认识，若甲状腺功能亢进导致的甲状腺肿大，并非缺碘所致，用了昆布、海藻后，反而会使病情出现反复，故现在对于非缺碘性甲状腺肿大不提倡使用海藻、昆布。①治疗瘿病，海藻为历代治疗瘿病之要药，可以纠正由于缺碘而引起的甲状腺功能不足，同时也可暂时抑制甲状腺功能亢进的新陈代谢率而减轻症状，用其治疗地方性甲状腺肿、甲状腺结节、甲状腺囊肿等，《外科正宗》卷二《瘿瘤主治方》之海藻玉壶汤即治疗此病；②治疗瘰疬，瘰疬多见于淋巴结结核，古时常见，但现在已很少见到，海藻用于瘰疬，为历代医家所常用；③治疗睾丸肿痛，睾丸肿痛可见于睾丸炎、附睾炎、精索静脉曲张等，可以选用，海藻具有微弱的利水作用，古代许多本草书籍有记载，而临床使用方面并不作为常用之药。

浮小麦

为禾本科植物小麦轻浮瘪瘦的颖果。

浮小麦最大的特点是治疗汗证，包括自汗、盗汗，需要大剂量使用，因本身可以食用，也用于一些虚损病证，笔者喜将浮小麦用于虚热病证。

浮小麦的作用主要是止汗，对于多种汗证均可使用，但作用并不强。从使用来看，以虚汗病证多用。浮小麦治疗汗证与麻黄根基本相似，但浮小麦具有补虚的特点，所以对于虚损病证用之更多。同时浮小麦也具有类似于小麦的作用，对于阴血亏虚病证可以选用。浮小麦用的是浮于水面的小麦，其实小麦也具有止汗的作用，只是不及浮小麦的作用强。

浮萍

为浮萍科草本植物紫萍的干燥全草。

浮萍为肺经之药，与它轻清、漂浮、向上的特性和肺位在上、主气、主外的功能有类似之处。浮萍以发汗、祛风、行水、清热、解毒见长，对时行热病、风疹、斑疹、瘙痒、水肿、癃闭、疥癣、丹毒、烫伤等有治疗效果。其发汗不伤正,因其质最轻,气味皆薄,虽曰发汗,性非温热,必无过汗之虑。

浮萍具有较强的解表作用,类似于麻黄的发汗特点,其上可宣肺气而发汗透邪,下可通调水道而利尿消肿,临床可代麻黄使用,只是要注意药性的不同。《本草衍义补遗·水萍浮芹》甚至认为"发汗尤甚麻黄"。由于浮萍利水作用较好,现常用其治疗肾炎水肿。浮萍作为内服药使用主要是利水消肿,用于水肿病证,《神农本草经·中品·水萍》即认为"久服轻身",而外用治疗瘙痒一般是将其煎水外洗。所以浮萍具有两大特点,一是发汗,二是利水。

通草

为五加科植物通脱木的干燥茎髓。

通草味淡而体轻,引热下降而利小便,通气上达而下乳汁。其通利小便、通乳方面,作用较为平和,根据古代本草记载,此为常用的通乳之药。在泻肺利小便方面,通草与灯心草同功,皆色白而气味轻清,所以亦能上行,泄肺之热闭,宣其上窍,则下窍自利,但多作为辅助药物使用。通草若水泡后手摸有黏滑感;干品嚼之亦有黏滑感。

通草为比较平和的利尿通淋之品,可以治疗淋证,由于此药药材质轻,占空间大,使用时剂量一般不宜过大,由于木通太苦寒,临床可以其代木通使用。

桑叶

为桑科植物桑的叶。

桑叶质轻,治疗风热感冒,因价格便宜,货源充足,为临床常用之品。治风热感冒,桑菊饮中配伍此药,对于燥热伤肺,咳嗽咽干之证,也可选用,如清燥救肺汤。其作用不强,由于能治疗感冒,故认为能发汗。其单用不及配伍菊花效果好。

桑叶对于肝阳上亢所致头晕目眩,肝肾不足所致视物昏花均有作用。对老年患者头晕耳鸣、肢体麻木有效。亦用于体虚致眩晕者。

桑叶有良好的美容作用,特别是对面部的痤疮、黄褐斑有比较好的疗效。笔者常其用治痤疮,俗称粉刺,配伍菊花、薏苡仁、香附、木贼等药同用。

以桑叶治疗脱发、白发,无论是内服或外用均有很好的疗效,此认识在《备急千金要方》等书中早有记载。尤其是将桑叶煎水外洗见效快。笔者尤喜将桑叶煎水洗头。对于胡须脱落,眉毛脱落也有疗效。古代医家认为眉毛长者长寿,所以以桑叶防止眉毛脱落,也能促进长寿。生活中头发可剪,眉毛不宜剪。

桑白皮

为桑科植物桑的根皮。

笔者在临床上常用桑白皮煎水外洗头部,防止头发脱落,具有很好的祛头皮屑的特点,一般初次洗就有效果,若连续应用效果更加明显。洗头后不再用清水清洗,同时也不要用任何洗发精洗头,据此又用来治疗脱发,尤其是对于脂溢性脱发效果好。笔者治疗脱发常选用此药,其能促使新发生长,无副作用。笔者有一张外洗头发的验方"二桑洗发水"(桑叶、桑白皮、生山楂、侧柏叶、制首乌各50g),煎水外洗头发,连续洗头有止痒、祛头皮屑、生发的作用。《备急千金要方·心脏·头面风第八》即有用桑白皮洗沐发的记载。

桑白皮在利水消肿方面,有以皮达皮的特点,擅长治疗皮肤水肿,现用其治疗肾炎水肿。因消肿,治疗肺热喘息咳嗽效果好。桑白皮并能降低血糖。也有用其治疗高血压者,其降压作用虽然缓慢,但较持久。古方中还有用治蜂螫、蜈蚣咬伤者,将桑白皮汁外搽。

桑枝

为桑科植物桑的嫩枝。

桑枝祛风湿作用平和,主要用于体弱病证。根据以枝走肢之说,主要是治疗颈部、上肢病证,如颈椎病。笔者一般用桑枝治疗痹证时剂量较大,以30g以上为好。临床体会,量小作用不佳。在治疗颈椎疾病时,若寒证则用桂枝,热证则用桑枝,有时也同时应用。桑枝的特点是走上,但又能利水而走下，所以桑枝的特点是能上能下。桑枝在利水方面作用很弱，若风湿兼有水肿可以选用。

桑类药的应用区别：①桑叶，甘，寒。疏散风热，清肝明目，平抑肝阳，用于风热袭肺之咳嗽痰稠或干咳少痰，燥热咳嗽；肝火上炎目赤肿痛或肝阳上亢引起的头晕，目眩，头胀，头痛，头重脚轻，烦躁易怒，目赤昏花。总之，桑叶轻清发散，疏解肺卫风热，宣散肺燥以止咳嗽，清平肝胆气分之火，善除眩昏以利头目。略有止血作用。②桑枝，微苦，平。祛风通络，用于风湿肢节疼痛，四肢拘挛，尤宜于上肢病变，作用平和。③桑白皮，甘，寒。泻肺平喘，利水消肿，用于肺热咳嗽，喘逆痰多；肺气壅遏之浮肿，小便不利。④桑椹子，甘，微寒。滋阴补血，润肠通便，用于肝肾虚损，阴血不足之头昏耳鸣，眩晕，须发早白，腰膝酸软等，以及消渴所致的阴虚津少，口干舌燥；阴虚血亏肠燥便秘。桑叶偏于清（肝）散（风）。桑枝偏于通（络）达（肢）。桑皮偏于泻（肺）利（尿）。桑椹偏于滋（阴）补（血）。

桑寄生

为桑寄生科植物桑寄生的带叶茎枝。

桑寄生因药性平和，需要大剂量使用才能显示作用。真正的桑寄生较少见，《本经逢原·寓木部·桑寄生》云："真者绝不易得，故古方此味之下有云，如无以续断代之，于此可以想象其功用也。"《本草蒙筌》卷四"桑上寄生"条也认为"惟桑寄生最难得"，"川续断与桑寄生，气味略异，主治颇同，不得寄生即加续断。"这就告诉人们，若无桑寄生者可以续断代替之。

古人认为桑为木之精，桑寄生得桑之余气而生。祛除风湿多用，如独活寄生汤。桑寄生配伍五加皮后作用加强，由于此药同时兼有补益作用，对于虚损病证较多用，故为祛风湿，补肝肾良药。其祛风湿的作用，略同于桑枝，但桑枝多用于四肢痹痛，桑寄生则多用于腰腿痛，可用于虚人久痹，亦用于痿证，两足痿软无力。

桑寄生补益肝肾作用不强，通过补益肝肾达到安胎作用。《本经逢原》卷三称其"为安胎圣药"，《医学衷中参西录·医方》有寿胎丸，用于习惯性流产之预防与治疗，也是取其补肝肾作用。

桑椹子

为桑科植物桑椹的果穗。

桑椹子补益作用不强，笔者认为，此药当以补血为主。从总的功效来看，与何首乌基本相似，临床上可以作为何首乌的代用品，尤其是用治头发白、脱发时二者也可以同用。根据前人的经验，桑椹以小满前熟透色黑而味甘者好，用布包后滤取汁，用瓷器熬成膏后收之，每日用白开水调服。亦可作为果品食用。

历来本草都将桑椹作为强壮补益药使用，具有止消渴，利五脏，补血气，久服安魂定神，令人聪明，变白不老的功效。凡中老年人肝肾不足，阴血两虚时，出现头晕目眩，耳鸣耳聋，视力减退，须发早白，腰膝酸软，失眠健忘，肠燥便秘可选用。古代名方首乌延寿丹，其中就配伍桑椹。若以黑熟桑椹水浸，日晒，搽抹外用，可使黑发再生。现亦用其降血糖，笔者验方降糖冲剂（炒黑大豆、炒核桃各 500g，制首乌、茯苓、桑椹子、枸杞子各 300g）共制成粉剂冲服，具有补肾降糖，强壮身体的作用。

桑螵蛸

为螳螂科昆虫大刀螂、小刀螂或巨斧螳螂的卵鞘。

桑螵蛸有两个重要特点，一是治疗遗尿的要药，若肾虚所致的遗精，滑精，小便频数，小便失禁及小儿遗尿为首选之品。小儿遗尿，肾气不固，身体瘦弱，体质虚弱，可取桑螵蛸焙黄，研为细末，以开水泡服。老人尿频，可取桑螵蛸研末泡水服即可。治疗遗尿病证，从内服药物来看，应首选桑螵蛸、鸡内金。二是治疗小便浑浊的妙药，治疗小便浑浊除应用缩泉丸、萆薢分清饮外，桑螵蛸收涩补肾，作用也很好。桑螵蛸治疗小便浑浊，笔者尤喜选用之。笔者的验方桑螵蛸固精膏（桑螵蛸、山茱萸、山药、茯苓、熟地黄、沙苑子、菟丝子、枸杞子、莲子、芡实各 15g，丹皮、泽泻、五味子、金樱子、覆盆子、莲须、莲子心各 10g，鸡内金 20g）补肾固精，收敛真气，可用于遗精滑精，小便频数，腰酸腿软，时时汗出，疲倦乏力，以及心神恍惚等。

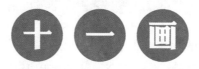

十一画

菝葜

为百合科菝葜属植物菝葜的根状茎。

菝葜现习惯用金刚藤之名称。目前使用菝葜,主要取其抗癌,可以治疗多种癌肿,临床体会,配伍石见穿效果更好。笔者将二药作为对药使用。同时能利尿消肿,在治疗湿毒方面,配伍土茯苓作用更好。

取菝葜抗肿瘤需要大剂量使用,可用治多种癌肿,既可以配伍应用,也可以单独使用。治疗胃癌、直肠癌、胰腺癌、恶性淋巴肉瘤等,能使癌肿缩小,患者生存期延长。对于炎症肿痛,菝葜的治疗效果也很好。在用法方面,可以入煎剂,也可大剂量熬膏应用。笔者使用此药,一般剂量较大,多在30g以上,若剂量小作用不明显。

黄芩

为唇形科植物黄芩的根。

黄芩具有很好的清泻肺热作用,同时清热解毒作用也很强,只要应用得当,有药到病除之效,从临床来看,单用黄芩就有效果。黄芩单用命名为清金散。《医学启源》卷下《药类法象》对于黄芩的功效总结为:"其用有九:泻肺经热,一也;夏月须用,二也;去诸热,三也;上焦及皮肤风热风湿,四也;妇人产后,养阴(注:此说欠妥)退阳,五也;利胸中气,六也;消隔上痰,七也;除上焦及脾诸湿,八也;安胎,九也。"这就对黄芩的功用进行了很好的总结,临床也正是根据这些功效应用的。黄芩清肺热作用好,由于鼻病与肺有密切的关系,故治疗鼻病多选用黄芩。

黄芩的止呕作用也是很好的，尤以胆热呕吐为宜，小柴胡汤中黄芩配伍柴胡，其适应证中就有呕吐一证，对于止呕作用，多不明示。根据小柴胡汤主治心烦喜呕的特点，笔者认为黄芩清胆热作用好，主要是治疗肝胆疾病所致病证。中药书籍并不载黄芩止呕之功，笔者在临床中凡见到属于肝胆疾患呕吐者，则选用黄芩而不用黄连。

黄芪

为豆科植物蒙古黄芪的根。

黄芪能温肌肉而实腠理；益元气而补三焦，内托阴证之疮疡，固表虚之盗汗。临床主要用于脾肺气虚或中气下陷之症，卫气虚所致表虚自汗，气血不足所致痈疽不溃或溃久不敛，以及浮肿尿少和气虚血滞导致的肢体麻木，关节痹痛等。乃为气分之主药，补气之司令，气中之血药，有形之血生于无形之气，气足则血旺，临床以此为要药。素有"外行重参，内行重芪"的说法。

黄芪利水，笔者的验方黄芪利水汤（黄芪、玉米须各30g，白术、泽兰、益母草、茯苓、大腹皮、茯苓皮、桑白皮、陈皮各15g，生姜皮、泽泻各10g，炙麻黄、猪苓各6g）补气利水，渗湿消肿，用于水湿内盛导致全身水肿，小便不利，身体疲倦，或水泻。

黄芪抗衰老，具有补气、降压、利尿和保肝等多种功效。以黄芪作为食疗，也是美味佳肴，补益上品，并能迅速减轻由于衰老造成的免疫力低下、气血两亏等症状，从而增强人体抵御疾病的能力。经常服用，可令人精神焕发，体质增强，润肤养颜，延年益寿，对改善气虚血亏、精神疲乏、食欲不振、头晕耳鸣、胸闷气短等具有明显作用。一般情况下，使用黄芪用常用量，但在某些特殊情况下，黄芪可大剂量使用，补阳还五汤即是。也可先用少量，逐渐加大剂量。笔者认为治疗崩漏应大剂量使用。

黄芪能外达肌表肌肉，固护卫阳，充实表分，固表止汗，故可用于多种虚证所致的津液外泄之汗证，但尤以脾肺气虚及表虚自汗最为适宜。经常容易感冒的人，出汗过多，这是表虚不固所致，可用黄芪泡水饮服。笔者验方黄芪止汗汤（黄芪、红景天、绞股蓝、酸枣仁、浮小麦各30g，白术、

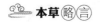

大枣、生晒参、白芍、山茱萸各 15g，防风、麻黄根、五味子、麦冬、生姜各
10g，桂枝、甘草各 6g）培补正气，固表止汗，用于多种汗证，包括自汗、盗
汗。黄芪的特点是陷者举之、升者平之、攻者补之、瘫者行之、表虚固之。

黄芪、红芪自古以来通用。二者均能补气升阳，固表止汗，利水消肿，
行滞通痹，托毒排脓，生肌，通过补气而能益血。用于气虚乏力，食少便
溏，中气下陷，久泻脱肛，便血崩漏，表虚自汗，气虚水肿，内热消渴，血虚
萎黄，半身不遂，痹痛麻木，痈疽难溃，久溃不敛。红芪色红润，甘温。黄
芪又名绵黄芪，色黄白，甘温。二者的口感均是甜的，黄芪的药用迄今已
有 2 000 多年的历史，较红芪应用历史久。现可以互相代用。

黄连

为毛茛科植物黄连、三角叶黄连或云连的根茎。

笔者认为，黄连主治胃热呕吐，黄芩主治胆热呕吐。黄连大苦大寒，
虽然可以清热，但不能久用，否则必伤元气，或有伤阴之虑。《本草蒙筌》
对此阐述清楚。笔者临床使用黄连一般剂量控制在 6g 左右，过量太苦，化
燥伤阴，且口感不佳。

黄连最善于清胃肠湿热，可治湿热中阻、湿热泻痢，湿疮湿疹、湿痒湿
毒。黄连清泄苦降，为清热泻火，解毒消肿之佳品，主清脏腑热，多用于心
胃火盛，肝火上炎等。①心火上炎，可以一味黄连煎服。对于热盛火炽，
心神受扰的烦躁、壮热，甚至神昏谵语，常与黄芩、山栀等同用，如黄连解
毒汤。若心火盛，肾阴不足，心肾不交，出现虚烦不得眠者，则又与芍药、
阿胶、鸡子黄等配伍，如黄连阿胶汤。②胃火上炎，症见牙痛连头，面颊发
热，痛处喜冷恶热，或牙宣出血，或红肿溃烂，脉滑而数，舌红苔黄，如清
胃散配伍有黄连。③胃热呕吐，黄连乃是治疗胃热呕吐要药，如《温热经
纬》之黄连橘皮竹茹半夏汤。④肝火上炎，用于肝郁化火之胁肋胀痛，呕
吐吞酸，嗳气，如左金丸。古代本草书中亦有认为黄连清泻肝经实火，如
《本草图经》卷五"黄连"条："今医家洗眼汤，以当归、芍药、黄连等分停，
细切，以雪水或甜水煎浓汁，乘热洗，冷即再温洗，甚益眼目，但是风毒、
赤目、花翳等，皆可用之。其说云：凡眼目之病，皆以血脉凝滞使然，故以

行血药合黄连治之，血得热即行，故乘热洗之，用者无不神效。"⑤热迫血行之出血证，黄连泻火解毒力佳，可与黄芩、大黄同用，治疗吐血衄血。如《金匮要略》泻心汤。也可单用黄连为末，水煎服，更为简捷精当。

黄药子

为薯蓣科植物黄独的块茎。

黄药子具有清热解毒的作用，可以治疗热毒证和毒蛇咬伤。《本草纲目》卷十八"黄药子"条载李时珍有首治疗"天泡水疮"的方子，是用"黄药子末，搽之"。也就是说外用效果好。现用其治疗甲状腺癌肿，以及消化、呼吸系统肿瘤。笔者验方结肿外敷散（见姜黄条）配伍有本品。

黄药子有毒，现认为其对于肝脏有损害作用，所以在使用时剂量不能过大，使用时间不能过久。若中毒表现为口干，食欲不振，恶心，腹痛，严重者出现黄疸，损害肝脏，甚至死亡。轻微中毒可用绿豆汤、甘草大剂量煎水饮服。笔者使用此药，一般作内服药在剂量上进行控制，但外用很安全，其散结作用好，所以对甲状腺疾病笔者常选用之。

黄柏

为芸香科植物黄檗或黄皮树除去栓皮的树皮。

黄柏主要是治疗下部湿热病证，并且常与苍术配伍同用，若非湿热者，不用黄柏。在治疗痿证方面常配紫苏同用，因紫苏能治诸痿厥，腰膝无力，在使用时，黄柏的量要重，紫苏的量要轻。黄柏解毒作用虽不及黄连、黄芩强，但治疗下部湿热病证为其所长。临床上黄芩、黄连、黄柏可以互相代替使用。

黄柏长于泻肾火，据此又认为有坚阴作用。所谓坚阴，指的是清泻肾中虚火，使虚火不伤阴，阴液得以保存，亦即泻火存阴，常与知母配伍同用，这是黄柏的一个特殊用法。通常讲苦能坚阴也是指的黄柏、知母。二者配伍以后作用加强。若使用黄柏不当，苦燥反可伤阴耗液，因此在治疗阴虚发热时，临床常将黄柏、知母同用，如知柏地黄丸。

黄精

为百合科植物黄精的根茎。

古代本草对于黄精的评价很高，乃是延年益寿的妙品，此药作内服药使用，有很好的补益作用，其性平和，作用缓慢，可作久服滋补之品，无大补温燥之弊可能带来的副作用。尤其是在制作药酒方面笔者常常选用此药，因其口感好，补益作用明确。

笔者根据《本草纲目》卷十二"黄精"条云"下三尸虫"的记载，将其外用可以治疗癣疾。验方黄精润肤液（黄精、熟地黄等量）能润肤祛燥，止痒杀虫，用于手足癣、口唇干燥，手足皲裂，手脱皮，手足起水疱，手足出汗等病证。尤以秋冬季节天气干燥者习用为佳。

应用方法是将黄精、熟地黄以水浓煎后，加入食醋，待水温降低后，将手或脚浸泡其内，每次20～30分钟，出水后，手或脚不揩干，用生猪油在局部外搽，连用几次效果明显。治疗癣疾，也可用黄精以95%酒精浸1～2天，蒸馏去大部分酒精，使浓缩，加3倍水，沉淀，取其滤液，蒸去其余酒精，浓缩至稀糊状，即成为黄精粗制液。使用时直接搽涂患处，每日2次。亦可直接用高度白酒或食醋浸泡后外搽。在熬制膏方时，加用黄精后，出膏率高。在杀虫方面，还可以治疗肺结核，方法是将黄精熬膏后用。

萆薢

为薯蓣科植物绵萆薢、福州薯蓣或粉背薯蓣的根茎。

萆薢善治下部湿浊病证，主治男子白浊，茎中作痛，女子白带过多，现主要是用其治疗膏淋，即小便浑浊，疼痛。根据此特点，可用其治疗湿热性的各种性病。古人将萆薢与土茯苓、菝葜等归为一类，很有深意。凡下焦湿浊、小便频数、白浊如膏，为首选之药，萆薢为治疗膏淋要药。临床使用萆薢、土茯苓，笔者多大剂量应用，因量小难以达到治疗目的，二药在治疗前阴病变小便浑浊方面，配伍应用作用更好。

《本草新编》卷四"萆薢"条载其"能消杨梅疮毒"。杨梅疮毒即梅毒。从萆薢的药材来源来看，其与土茯苓乃是同科属植物，而土茯苓乃是治疗杨梅疮毒的要药，萆薢也是可以治疗此病的，均需重用方能达到效果。二者配伍同用，增强作用。因祛湿，故也可治疗皮肤湿疹。

菟丝子

为旋花科寄生缠绕性草本植物菟丝子的干燥成熟种子。

菟丝子的作用主要是补益肝脾肾，这3脏之中以补肾为主要特点，又略有助阳之效。一般称此药为平补之品，所以久服也不会给身体造成不良反应。其补而不峻，温而不燥，虚可以补，实可以利，寒可以温，热可以凉，湿可以燥，燥可以润。其续绝伤，益气力，明目精，为阴阳双补之要药。也能治疗肾虚不孕。

菟丝子能去面皯，皯，指面色枯焦黝黑。也就是说菟丝子具有美白的作用。菟丝之去面皯，乃药之专能。根据清代徐灵胎的观点，菟丝子的美白功效属专病专药，不可以常理求也。临床治疗面皯，选用菟丝子，其理论源于《神农本草经》，其发挥源于徐灵胎。

菟丝子尤宜于中、老年人，单用有效。多用于肝肾亏虚所致阳痿遗精，遗尿尿频，夜尿频多，尿后余沥不尽，及妇女白带过多，质地清稀等证。是一味比较温和的药物，在古代的方书中多将其作为益寿之品。笔者尤其喜用其治疗肝肾虚损病证。当年过40岁以上男性病人，可以在处方中加用菟丝子、沙苑子，具有强壮作用，又不至于温补太过。笔者临床体会，二药配伍应用较单用的效果要好。

菊花

为菊科植物菊的头状花序。

菊花最大的特点是清肝明目，一般剂量可以适当大些，对于目疾，菊花为首选之品，有眼疾要药之称。其芳香不燥烈，主治头风头眩，眼睛疲劳，目赤泪出，视物昏花，头痛耳鸣，风热感冒，咽喉肿痛，疮毒痈疡等病证。

菊花可食用、饮用、药用，在古神话传说中菊花还被赋予了吉祥、长寿的含义。夏季用菊花泡水当茶饮，具有清热解暑作用，可防治痱子，疮疡。

可将菊花单独泡水服即有一定的效果。菊花治目赤肿痛，无论属于肝火或风热引起者，均可应用。

若头痛眩晕，目赤肿痛等属肝阳上亢者可使用菊花做药枕，具有缓解头痛的作用，在使用之前，先将菊花密闭放在蒸笼蒸 2 个小时，将可能带有的虫卵蒸死，晾干，装入枕头用，也可以配伍其他药物如桑叶、决明子等同用。笔者的验方菊花药枕（菊花 1 000g，桑叶、决明子、谷精草各 500g）清肝明目，平降肝阳，用于高血压引起的头痛，头昏，目眩，失眠，情绪不稳，烦躁，阴亏所致的视物昏花，流泪，头痛，脑胀。

菊花既可以作饮料当茶饮，也可泡酒饮，在夏季用菊花泡水当茶饮，具有清热解暑作用，可防治痱子、疮疡。

梅花

为蔷薇科植物梅的干燥花蕾。

梅花具有疏肝解郁，理气和胃的作用，其理气而不伤阴，用治梅核气胁肋胀痛，脘闷嗳气，胃脘疼痛，纳食不香。古代本草认为：红梅花清肝解郁，治头目痛，绿萼梅平肝和胃，止脘痛，头晕，进饮食。其对于肝气郁结者具有良好的作用。根据其治疗梅核气的特点，现用其治疗咽部疾患，食道方面的疾病，如食管癌。笔者喜用此药治疗咽部异物感。若情志郁结者，笔者常嘱咐患者用梅花或玫瑰花泡水饮服，每次 15g。

梅花可当作美食，《本草纲目》卷二十九"梅"条李时珍用梅花煮粥食之，"助雅致，清神思"，《本草纲目拾遗·花部·梅花》载："开胃散邪，煮粥食，助清阳之气上升，蒸露点茶，生津止渴、解暑涤烦。"用梅花泡水代茶，其花色香俱优，性平味酸涩，有疏肝开胃，宽胸增食之功效。梅花茶饮可解暑、生津、顺气、止咳、解毒和生肌，为药食兼优的佳品。

野菊花

为菊科植物野菊的头状花序。

笔者在临床上尤其喜将菊花、野菊花配伍同用治疗面部痤疮、扁平疣，若面部热毒重,同用作用加强。野菊花的苦味较重,使用剂量不宜过大。

野菊花清热解毒作用强于菊花,但因为味道较菊花苦,若热毒证者,对于小儿疾病一般用菊花,成人则用野菊花。在清肝火方面也较菊花强。在治疗眼睛疾病方面,既可以作为内服药物使用,也可将其煎水后外洗。谚语云"眼痛不要怕,只要一把野菊花",若眼睛因热毒引起疼痛,可用鲜野菊花及叶水煎频服,并用其花及叶,水煎,外洗或捣烂外敷患处。

蛇床子

为伞形科草本植物蛇床的成熟果实。

蛇床子杀虫止痒作用非常好,尤其是对于阴部瘙痒、湿疹、湿疮、湿毒、湿痒、疮癣具有良好的作用,外用能很快达到止痒之功,单用煎水洗阴部即有效果。若以其配伍苦参、百部等同用,效果更佳。也可杀孑孓。

本草书籍记载蛇床子有毒,笔者临床体会,应用此药并未见不良反应。蛇床子有补肾阳作用,笔者亦喜用之,可以治疗不孕不育症。临床体会,其助阳之功,远较菟丝子、沙苑子、益智仁、巴戟天强,其温暖下焦尤好,凡肾阳虚者,为首选之品。

蛇床子能够祛妇人阴部冷感,男子阳痿,能延长动情期,缩短动情间期,为治疗阳痿、宫寒之要药。若属肾阳虚衰伴有腰膝酸软,头晕目眩,精神萎靡,舌淡苔白,临床收到良好效果。若妇女宫冷不孕,肾虚带下,腰膝酸软,腹部冷痛,经量少或闭经,或淋漓不净,带下清稀,性欲淡漠,神疲纳呆,夜尿多,大便溏,效果显著。若肾虚腰痛,腰部酸软空痛,喜按喜揉,也可选用蛇床子。

蛇床子能使哮喘患者症状得到缓解,使肺部哮鸣音明显减少或消失,改善肺部通气功能,具祛痰作用,所以可治疗哮喘。

银柴胡

为石竹科植物银柴胡的根。

银柴胡主要是清退虚热,也治小儿疳热,大人痨热,《本草便读·山草类·柴胡》认为："银柴胡，从来注《本草》者，皆言其能治小儿疳热，大人痨热，大抵有入肝胆凉血之功。性味与柴胡相似……其质坚，其色白，无解表之性。"由于疳热多有四肢消瘦、腹大如鼓、嗜食异物等，所以在使用时一般要配伍消积药物同用。《本草纲目拾遗》卷三"银柴胡"条引周一士语云："凡热在骨髓者，非银柴胡莫疗。"赵学敏云："治虚劳肌热，骨蒸劳疟，热从髓出，小儿五疳羸热。"也就是说银柴胡乃是治疗虚热要药。配伍地骨皮后作用加强，笔者喜将二药同用。

猪苓

为多孔菌科真菌猪苓的菌核。

猪苓利水作用较茯苓、泽泻、薏苡仁要强，所以有利水容易伤阴损肾气之说，若肾虚者一般不用。对于水肿病证，笔者多喜用之。《本草衍义》卷十四"猪苓"条云："行水之功多，久服必损肾气，昏人目。"因利尿，故一般剂量不宜过大。笔者的验方除湿止带汤（茯苓、车前子、牛膝、地肤子、茵陈、陈皮、太子参、白芍、白术各15g，猪苓、泽泻各10g，山药20g，薏苡仁、土茯苓各30g）健脾止带，除湿止痒，用于湿热蕴积下焦，带下病经久不愈，带下色黄量多，质稠味腥，阴部瘙痒。

现在研究认为猪苓具有抗肿瘤作用，有提高免疫功能作用，主要是含有多糖的原因，但从临床使用来看，将其入煎剂则极少用其抗癌。

猫爪草

为毛茛科植物小毛茛的块根。

猫爪草主要是用其治疗肿瘤疾患，如肺癌、甲状腺癌、乳癌、子宫肌瘤等，因作用好，人们形容犹如猫爪抓去病邪一样，现将其作为常用抗癌消瘤之品。笔者在治疗多种癌肿、乳腺增生时，常选用此药，对于控制癌肿生长有一定抑制作用，一般使用剂量在20g左右。凡属痰核之类病变，配伍此药，效果良好，笔者临床体会，若配伍夏枯草后散结作用加强。

猫爪草除以块根入药外，若外用也可以全草入药，一般用作引赤发疱，外敷穴位，可治疗多种疾病，如局部疼痛，风湿性关节炎可以选用。若外敷部位起疱后将其刺破，流水，缓解疼痛作用更快一些。

麻黄

为麻黄科植物草麻黄、木贼麻黄和中麻黄的干燥绿色嫩枝（草质茎）。

麻黄俗称乃发汗第一要药，配伍桂枝同用作用更强。取其解表并不常用，而用其平喘作用却很好，笔者治疗咳喘多用蜜炙麻黄，也可捣绒用，这样可以减缓其辛散的特性，而根据仲景的用法，多用五味子、白芍来抑制其辛散特点。笔者认为以葶苈子的泻肺特性可以缓解麻黄的辛散，所以治疗咳喘笔者常将炙麻黄、葶苈子配伍同用。笔者验方一二三四五六汤（葶苈子、陈皮、法半夏、茯苓、莱菔子、白芥子、苏子、杏仁、党参、白术各15g，炙麻黄6～10g，炙甘草6～10g）就是将炙麻黄与葶苈子配伍同用的。

笔者认为麻黄治疗痛症作用好，《伤寒论》中，以麻黄治疗伤寒表实证头身疼痛，《金匮要略》中以麻黄治疗因寒湿郁阻经脉所致的多种杂病，如麻黄加术汤治疗"湿家身烦疼"，麻黄杏仁薏苡甘草汤治疗"病者一身尽痛，发热，日晡所剧者"，治疗寒湿历节的乌头汤，都应用了麻黄。笔者的验方麻桂止痛液（麻黄、桂枝、苏木、延胡索、刘寄奴、威灵仙、海桐皮、黄精各30g，细辛20g，艾叶50g，樟脑10g，冰片2g）煎水外泡，对于骨质增生所致疼痛以及跌打损伤都有良好的止痛作用。

笔者治疗耳鸣耳闭，常于辨证的方中加用麻黄3g，取宣畅肺气作用，有效。

麻黄根

为麻黄科植物草麻黄、木贼麻黄或中麻黄的根。

麻黄根乃止汗要药，对于麻黄根的止汗机制，有认为"收敛止汗"（5版教材），有认为"敛肺止汗"（6版教材），但古代本草并非云其收敛，《本草纲目》卷十五"麻黄"条载麻黄根未提其具收敛作用，其所附方8首，亦只说其止汗，未云其收敛，那么麻黄根是否有收敛作用呢？笔者认为甘平的麻

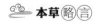

黄根不具酸涩味而言其收敛，有悖药性理论。对于麻黄根的止汗机制，李时珍认为其性能行周身肌表，能引诸药外至卫分而固腠理，这就是说，麻黄根止汗，实际上是固护肌表，防止汗液外泄，乃固表止汗，非收敛止汗也。所以笔者认为临床使用麻黄根，不必顾忌其收敛。

鹿茸

为脊椎动物鹿科梅花鹿或马鹿等雄鹿头上未骨化带茸毛的幼角。

鹿茸可以入散剂、丸剂、酒剂，笔者认为以入酒剂的作用最好。除了泡酒，鹿茸可以和食物炖着服用。还可取1~2片鹿茸片直接放入口中，慢慢嚼碎吞下，这样有利于有效成分的吸收。鹿茸乃是大补之品，通常以空腹服用为宜，服用后尽可能少喝茶。鹿茸温燥，不宜一次性应用过多，以免上火，伤阴。

鹿茸的壮阳作用很强，在诸多壮阳药中，主要是用于肾阳虚重证，是良好的全身强壮药，具有振奋和提高机体功能，对全身虚弱，久病之后的患者，有极好的保健作用，能促进病体康复，可以起到强壮身体，抵抗衰老的作用。

鹿角可作鹿茸的代用品，但效力较弱而价廉。可治疮疡肿毒等证。

鹿角胶功同鹿角，但稍温和而滋养力强，兼有止血作用，常作为膏滋赋形剂。笔者在熬制膏滋膏方时，对于老年人多用其收膏。

鹿角霜功同鹿角，但药力较弱，可治血弱精寒及崩漏等证。

鹿血乃治元阳不足，精血亏虚眩晕，妇人崩中漏下要药。鹿血能防止痴呆、头痛、失眠，加强记忆力等。有良好的养血作用，能恢复和增强机体抗病能力，缓解女性更年期症状，强壮性器官肌肉组织，加强性功能，也能改善肺部、胃肠功能，促进消化，改善食欲。

鹿衔草

为鹿蹄草科植物鹿蹄草或普通鹿蹄草的干燥全草。

鹿衔草又名鹿蹄草，临床多用其治疗风湿痹痛，兼有强筋骨的特点，用于肾虚腰痛，风湿痹痛，腰膝无力，因作用不强，多作辅助药物使用，常配诸如五加皮、独活、桑寄生等同用。根据现在的认识，以鹿衔草配伍芡实等，还可用于肾炎、蛋白尿。

鹿蹄草具有止血作用，用于多个部位的出血病证，如咯血、吐血、衄血以及月经过多等。《本草纲目》卷十六"鹿蹄草"谓其主治："金疮出血，捣涂即止。又涂一切蛇虫犬咬毒。"对于出血病证也是可以选用的，如外伤出血，可用鲜草捣烂外敷。

商陆

为商陆科植物商陆或垂序商陆的干燥根。

商陆是逐水作用强的药材，但较甘遂、大戟、芫花的毒性小，作用平和一些，因此较甘遂等稍多用。商陆也可以外用治疗腹水。李时珍认为商陆与大戟、甘遂异性而同功。治肿满、小便不利者，以赤根捣烂，入麝香贴于脐心，以帛束之，得小便利即肿消。笔者按照这种用法，有一定的消肿之功。

商陆苦寒性降，能通利二便而排水湿，泻下作用弱于甘遂、大戟、芫花，使用也相对安全一些，但剂量也不要太大。若商陆中毒，解救方法可用生甘草30g，生绿豆60g，捣烂，用水煎2次分服。

在峻下逐水药中，甘遂、大戟、芫花毒性强，不便于作煎剂内服，而商陆毒性要小一些。中药书籍记载商陆能通利大小便，使水湿从二便下泄，其毒性成分乃是水溶性的，通过高温煎熬的过程中，可以部分降低毒性，所以商陆适合入煎剂。

旋覆花

为菊科草本植物旋覆花的头状花序。

旋覆花主治胸胁胀满不适，尤以伏饮停留，唾如胶漆，心胁痰水病证多用，为消痰饮之常用药。现用其治疗胸膜炎、胸腔积液。根据古代医家的用药经验，多配伍香附同用。在治疗呃逆方面，则多配伍半夏同用。因主降的特点，可以治疗梅核气，即咽中有异物感，似有痰核黏滞，咽之不下，咯之不出。

旋覆花用其花，从药性理论来认识，一般花类药物质地轻，主升浮，也就是治疗上部的病证，但旋覆花不但不主升浮，反主沉降，用于气机上逆的病证，如胃气上逆的呕吐、嗳气、呃逆，肺气上逆的咳嗽、喘气等证，故有"诸花皆升，唯旋覆花独降"的说法。临床上也并非上部病证不选用旋覆花，其主沉降，临床上遇头痛难治者，也可以通过旋覆花降的特性而收效。虽云旋覆花主降，实际上治疗头痛用旋覆花还是有升的意思。

历代将旋覆花作为治疗多种呕吐的常用药，中医认为胃气以下降为顺，早在《伤寒论》中就用其治疗呕吐病证，作用很好，尤以痰浊呕吐更多用，多配伍代赭石同用，二者配伍后作用加强，但由于代赭石乃矿物药，质重沉降，其煎出来的汤液颜色不怎么耐看，故不及植物药物应用多，而临床一般常用旋覆花配伍半夏、陈皮等同用，则降逆止呕作用好。

羚羊角

为牛科动物赛加羚羊的角。

羚羊角的息风作用很强，为治疗抽搐第一品药。由于羚羊只有雄性才长角，而羚羊乃是国家保护动物，并不多用。

羚羊角药材非常坚硬，应用时要将其研末后才能使用。若煎服，宜单煎2小时以上。磨汁或研粉服，每次0.5～1g。

羚羊角主要用于肝风内动的重证，此药现在价格较贵，货源越来越少，若需要用羚羊角者，可用山羊角代之，但用量应大。若用山羊角，剂量应是羚羊角的10倍以上。

淫羊藿

为小檗科植物淫羊藿的地上部分。

淫羊藿可以治疗咳嗽气喘，多用于肾虚病证，若外寒、肺热等不宜使用。

淫羊藿具有很好的壮阳作用，主治性功能低下的病证，尤其是治疗阳痿作用好。为补益阳虚的要药，治疗阳痿，此药首选。临床配伍巴戟天后补肾壮阳作用增强。

淫羊藿的名称不太文雅，故书写处方名的时候，也用仙灵脾。现有认为，将淫羊藿或肉苁蓉与大剂量生地黄配伍同用，可以平衡阴阳，提高机体免疫力，有类似于激素样作用，对于慢性肾炎蛋白尿，面神经瘫痪急性期以及哮喘，可以提高疗效。对于风湿病痛，尤其是伴随有下肢怕冷，笔者常将淫羊藿作为首选。

淡竹叶

为禾本科草本植物淡竹叶的茎叶。

竹叶、淡竹叶虽为二物，由于功效基本相同。现临床使用一般不细分竹叶、淡竹叶。心经热邪用竹叶，小便不利用淡竹叶。二者可互相代用，作用都不强。

淡竹叶首载于《名医别录·中品》，曰："主治胸中淡（痰）热，咳逆上气。其沥，大寒，治暴中风，风痹，胸中大热，止烦闷。"《本草纲目》卷十六"淡竹叶"条李时珍云："去烦热，利小便，清心。"根据目前使用来看，淡竹叶主要还是清心，利小便，用治小便异常，多只作辅助药物使用。竹叶的使用历史较淡竹叶要悠久，早在《伤寒论》中就有竹叶石膏汤应用的实例。

淡豆豉

为豆科植物大豆的成熟种子发酵加工品。

淡豆豉药性或偏于温，或偏于寒，与炮制有关。若用麻黄、苏叶与黑大豆进行加工炮制者，药性偏温，主治风寒病证，其透发解表力量主要还是依靠麻黄、苏叶的发汗作用。用桑叶、青蒿进行发酵者药性偏寒，主治风热病证。所以对于淡豆豉的药性，各家本草记载不一即源于此。现多用桑叶、青蒿炮制者。

南方所用淡豆豉药性偏寒。其宣散风热，但解表作用很弱，多只作辅助药物使用。中药学教材中记载淡豆豉除烦，用于热病心烦，实际上这是栀子豉汤的作用，因为只有栀子才能清除胸中热邪，用于热病心烦，若单纯云淡豆豉除烦不妥。笔者认为此药药性平和，不能胜以重任，可适当加大剂

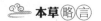

量使用。从食用来看，老年人宜多食豆豉，有云淡豆豉能防脑血栓的作用。

淡豆豉解表作用弱，在宣散风热方面，多只作辅助药物使用，如银翘散中就配伍有此物。

密蒙花

为马钱科植物密蒙花的干燥花蕾。

密蒙花善治目病，为眼科专用药，能祛燥热以润肝燥，养肝血，用于目赤肿痛、多眵、多泪、羞明畏光、目生翳障。密蒙花茶可以养护眼睛，其方便、安全、简单。密蒙花明目，配伍枸杞子作用增强，二者清补兼施，有清肝、补肝、明目之效，用于肝血虚有热所致的目昏、视物不清，取密蒙花3g，枸杞子8g，适量冰糖倒入沸水，代茶饮，坚持服用具有清肝泄热，退翳明目作用。

密蒙花在明目方面强于谷精草，从清肝热的作用来看也较谷精草稍强。二者同用作用加强。从使用方面来说，密蒙花与菊花作用也相似，但不及菊花多用。古代本草认为密蒙花有微弱的补血作用，尤其是虚损程度不是很重的情况下，若肝血虚，视物昏花，可以选用。

续断

为川续断科植物川续断的干燥根。

续断之"续"，有"三续"之义，即接续、嗣续、连续三义。①接续者，接续筋骨血脉也，主要作用是治疗跌打损伤。②嗣续者，保胎接代也，也治疗妇科疾病。通过补益肝肾又达到安胎作用的有续断、桑寄生、杜仲、菟丝子，可以治疗肝肾虚损造成的胎动不安，月经过多或崩漏。③连续者，延年葆春之义也。《本草汇言》卷三"续断"云："补续血脉之药也。""大抵所断之血脉，非此不续，所伤之筋骨，非此不养，所滞之关节，非此不利，所损之胎孕，非此不安，久服常服，能益气力，有补伤、生血之效，补而不滞，行而不泄，故女科、外科取用恒多也。"因此有续断为伤科要药之说。治疗跌打损伤为首选之品。《本草求真·温肾·续断》云："实疏通气血筋骨第一药也。"续断的特点是其气温和,气味俱厚,兼入气血,宣行百脉,通利关节,凡经络筋骨血脉诸病,无不主之,而通痹起痿,尤有特长。临床治疗跌打损伤的药物很多,但以续断最为常用,究其原因,既有疗效好,又有价格便宜,货源充足的特点。

续断作为补益药,作用并不强,临床若取其补虚多同时配伍杜仲、五加皮等补益肝肾之品,极少单独将其作为补益药使用。其补而不滞,行而不猛,疏通诸脉。续断是性质比较平和的补益肝肾之药,略有活血作用,同时又能止血,孕妇是不宜使用活血药的,但根据临床使用来看,张锡纯的寿胎丸(菟丝子、桑寄生、续断、阿胶)中配伍有本品,即活血的续断也可以安胎,是比较特殊的药材。笔者认为续断配伍杜仲以后,补益作用加强,尤其是在治疗腰腿疼痛方面,二药同用效果好,在剂量上,一般杜仲的量稍大一些更好。

琥珀

为古代松树、枫树等渗出的树脂，埋于地层下经久而成的化石样物质。

琥珀"通五淋"，其活血又利尿，治疗血淋或兼有血瘀的淋证为佳，对于泌尿道结石，精浊有较好的治疗作用，善走下焦，善消除尿道刺激症状。现用于前列腺炎、前列腺增生所致的小便淋沥、尿痛涩痛。

琥珀的安神作用主要是用于突受惊吓以后所导致的失眠病证，此乃是与其他药物在安神方面的主要区别点。若非突受惊吓所致失眠者，则用之较少。其对于心神所伤，神不守舍之惊悸失眠，健忘多梦等可收定惊安神之效，尤对于心胆虚怯，易惊、易醒，恐惧者效果更佳。若配伍生龙骨、生牡蛎定惊作用更好。对于痰热扰动、心气心血不足、心阴虚心悸易惊亦可选用。对于小儿抽动症如患儿不自主眨眼，耸肩，肢体抽动，注意力不集中，秽语等，可加用琥珀适量。

琥珀以冲服效果为佳，若入煎剂效果反而差，这是因为其药材为树脂的化石之故。也不宜直接见火，否则会燃烧。

款冬花

为菊科草本植物款冬的花蕾。

款冬花为常用止咳之品，以炙用为佳，款冬花、紫菀配伍后止咳作用更好。因药性平和，对于体弱、小儿病患者用之较多。

款冬花煎剂有显著镇咳作用，但不持久。其温而不热，辛而不燥，甘而不滞，为润肺化痰止嗽之良药。凡一切咳嗽属于肺病者，皆可施用，乃是治疗咳嗽常药。但用于肺虚，久嗽，肺寒痰多之咳嗽最为适宜，而肺热痨嗽，咯血等亦常用之。取其止咳，多蜜炙用，以增强润肺止咳作用。

《神农本草经·中品·款冬花》载能够治疗"咳逆上气，善喘"，这里就包括治疗咳嗽和喘气，用款冬花治疗咳嗽并无异议，但治疗喘证其作用并不强。《金匮要略·肺痿肺痈咳嗽上气病脉证治》射干麻黄汤中配伍有款冬花，但实际上此方用款冬花主要不在平喘，而在止咳。在后世的一些方子里面也有用其治疗喘息的，也多不是作为重点之药，由于款冬花价格较紫菀贵，所以笔者治疗咳嗽，临床更多选用紫菀。

葫芦壳

为葫芦科植物瓢瓜的干燥果皮。

葫芦作为药用是用其壳，俗称葫芦壳，以陈久者为佳，是将葫芦剖开，做瓢用后再作药用，晒干后入药，利水作用好，主要是用其治疗大腹水肿，以陈葫芦作用好，现用其治疗肝硬化腹水。

传说中的八仙各有一宝，铁拐李的宝贝就是一个大葫芦，《西游记》中八卦炉炼出的灵丹妙药，也是装在葫芦里的。寿星南极翁，济公和尚都身带葫芦，所以葫芦自古以来就是"福禄吉祥""健康长寿"的象征。中医挂牌行医看病，称为悬壶，葫芦也作为中医的代名词。古代医家，常以一只葫芦挂在门前作为开业接诊的标志，云游四方的江湖郎中，更是随身携带盛装各种膏丹丸散的葫芦，摇铃行医救民，若遇病人，便从葫芦里倒出药来，所以至今人们仍说"不知葫芦里卖的什么药"。葫芦也是药物的代名词。"悬壶济世"便成为治病救人的代名词，也是古代医家追求的人生境界。

葛花

为葛之未开放花蕾。

葛花为解酒要药，可直接将其泡水饮服，对于经常饮酒之人，为防止饮酒伤身，笔者常常将葛花单味药嘱其泡水饮服，对于因饮酒导致肝病，笔者常在处方中大剂量使用之。民间素有"千杯不醉枳椇子，万盅就用葛藤花"之说。笔者对于因实在推脱不了而要饮酒之人常推荐事先用葛花泡水饮,或边饮酒边饮葛花茶,对于解酒有良好的作用。若饮酒前15分钟泡服用,可使酒量大增,酒后泡服可促使酒精快速分解和排泄。笔者的验方葛花醒酒方(葛花20g,枳椇子15g,泽泻、猪苓、太子参、佛手、香薷、生甘草各10g,砂仁、白豆蔻、石菖蒲、薄荷各6g,丁香3g)醒酒解醉,化湿利尿,用于酒醉导致的呕吐,腹满不适,神志不清,胡言乱语,狂躁等。

《本经逢原·蔓草部·葛根》云:"花能解酒毒,葛花解醒汤用之,必兼人参。但无酒毒者不可服,服之损人天元,以大开肌肉,而发泄伤津也。"这是说葛花虽然解酒作用好,但由于有"损人"之弊,实乃减肥瘦身。从笔者多年的临床应用药物来看,尚未发现此药损人之害,而将其作为减肥瘦身之品,可作为临床用药之参考。葛花瘦身作用好,每遇需要减肥者,笔者多选用,可以单用泡水饮服,每天15g。现临床少有人用葛花减肥。葛花清热解毒,能保护肝胃,增大酒量。喝葛花茶尚有美容特点。

葛根

为豆科植物野葛的根。

葛根乃是治疗项背强痛的要药,而颈椎疾病常表现为项强,为此将葛根作为首选之品。其有扩张血管的作用,高血压者也为常用之药。笔者使用此药,若颈肩疼痛将其为常用药。上半身的风湿疼痛兼有热象者也可应用,因为《神农本草经·中品·葛根》中记载能治疗"诸痹"。其能生津,亦多用于津伤口渴病证,与天花粉配伍应用作用增强。

葛根可以扩张血管,善治脑血管疾病,亦有较强的缓解肌肉痉挛的作用。葛根在降血压、抗动脉粥样硬化、降血糖、解酒护肝等方面有效,对中年妇女和绝经期妇女养颜保健作用明显。

葛根经配伍,可用于治疗寒、热两种表证。因其性凉,能解肌热,兼能清热止渴。凡能透散肌表之邪,解除因肌表闭郁而致肌热,无汗或有汗者,可称为解肌。葛根对于寒热表证均可应用,能祛肌肉之邪,开发腠理而出汗。中医将头后方部位称为项,而将脖子前的一部分称为颈。通常所讲颈椎病,实际上是项部病变。葛根为治项背拘紧不适之专药,表实者入麻黄汤,表虚者入桂枝汤。若影响头颈转动者,不管是外感,抑或是落枕、颈椎病、高血压、强直性脊柱炎，或是受风后导致的项背部不适感，均在辨证方中加入葛根，可以明显提高疗效。

葛根善治面黑，能改善微循环，主治忧思所致面色黧黑不泽，常食葛粉能促进皮肤白皙、光润、细腻，同时中医认为药物若颜色为白色者，多有美容作用，葛根亦然。

葱白

为百合科植物葱近根部的鳞茎。

葱白一般在家庭中使用，如被雨水淋后感冒，可以葱白、生姜煎水内服有治疗和预防的作用。临床所用之葱白指的是小葱的白色部分。葱白在治疗感冒方面，因作用弱，多只作辅助药物使用。

《金匮要略·果实菜谷禁忌并治》载"生葱不可共蜜食之，杀人，独颗蒜弥忌"。在其后来的本草书中也有如此记载。葱不能与蜂蜜同食，笔者仔细检索了文献，此2味食品（也是药物）不能同时食用，古今均有如此说法，应予注意。治跌打损伤可以将葱白捣烂外敷。

葶苈子

为十字花科植物独行菜或播娘蒿的成熟种子。

笔者临床体会，葶苈子对于咳喘效果好，是治疗饮邪阻于胸膈，痰涎壅塞，肺气不利，胸闷喘咳，呼吸困难的要药。临床应用中，其与大枣配伍同用，既能达到泻肺作用，又能防止葶苈子的作用太强伤正气。治疗咳喘葶苈子为首选，用此药的剂量一般为15g，根据情况，可加大剂量。其上可泻肺，下可利水，尤以善治胸腹积水为佳，如逐水破结，治心胸水饮之大陷胸丸，现在所说的胸腹积水，如胸腔积液，渗出性胸膜炎，肝硬化腹水，当为要药。

《本草求真·泻水·葶苈》曰："葶苈辛、苦、大寒，性急不减硝黄，大泻肺中水气膹急，下行膀胱，故凡积聚癥结，伏留热气，水肿痰壅，嗽喘、经闭、便塞至极等症，诸证皆就水气停肺而言，无不当用此调。"这是说葶苈子的作用很强，药性不亚于芒硝、大黄。黄宫绣的这个说法源于李杲《医学发

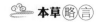

明》卷二《泄可去闭》:"盖葶苈之苦寒,气味俱厚,不减大黄,又性过于诸药,以泄阳分肺中之闭,亦能泄大便,为体轻象阳故也。"所以自李杲之后,很少有人用葶苈子治疗痰饮,咳喘,加之清代黄宫绣这样一说,就更加少用了,其实葶苈子的作用虽然强,但祛除痰饮作用极佳。

因葶苈子泻肺,能除痰,其治疗鼽证效果好。笔者对于鼽证将葶苈子作为首选之品。笔者验方葶苈止鼽汤治疗鼽证效果很好(方见牛蒡子条)。

萹蓄

为蓼科植物萹蓄的地上干燥部分。

萹蓄的特点主要是通淋,作用平和,用治湿热淋证,若小便淋沥不尽,疼痛,自觉解不尽,将其作为常用之药。笔者使用此药,认为以小便痒作用较好,因其能杀虫之故,对于皮肤瘙痒效果也很好。因能利尿,可治黄疸、湿疹。

《神农本草经·下品·萹蓄》记载具有"杀三虫"的作用。所谓三虫是指多种寄生虫,包括肠道、皮肤等部位的寄生虫,但从临床来看,萹蓄主要是用治皮肤瘙痒,可以说是杀皮肤寄生虫。相对而言,用其治疗肠道寄生虫则很少。《本草纲目》卷十六"萹蓄"条引《海上歌》谚语云:"心头急痛不能当,我有仙人海上方。萹蓄醋煎通口咽,管教时刻便安康。"讲的就是用萹蓄煎汤治疗肠道蛔虫病症。

楮实子

为桑科植物构树的干燥成熟果实。

楮实子作用颇似枸杞子,其叶、枝、茎、皮亦有药用价值。

楮实子能补益肝肾,充养肌肤,助腰膝,壮筋骨,益气力,补虚劳,悦颜色,明目,久服滑肠。有认为此乃补阴妙品,益髓神药。其具有延年益寿的作用。楮实子尤其是在治疗肾功能不佳的情况下可以选用,多与五子衍宗丸配伍同用。笔者治疗不育、不孕症常选用楮实子。

以构树叶煎水洗,可以治疗癣疾瘙痒,也可以用构树流出的乳状液体涂搽患处。

棕榈炭

为棕榈科植物棕榈树之叶鞘纤维。

棕榈炭止血作用不强，一般不作为主要的止血药物，《本草纲目》卷三十五"棕榈"条李时珍认为："棕灰性涩，若失血去多，瘀滞已尽者，用之切当，所谓涩可去脱也。与乱发同用更良。年久败棕入药尤妙。"笔者认为此药对于妇科出血病证较多用。

棕榈炭须炒炭后才能达到止血作用。若不炒用则不能达到止血之功，从临床使用来看，主要是用于妇科出血病证。亦治赤白带下。

硫黄

为天然硫矿物的提炼加工品。

硫黄因药性峻烈而有将军之名，《本草纲目》卷十一"石硫黄"条李时珍说："其含猛毒，为七十二石之将，故药品中号为将军。"硫黄为治疗疥疮之要药，单取硫黄为末，麻油调涂用，亦可用凡士林调涂。硫黄乃纯阳之品，有毒，在人体肠道内还可形成硫化氢，具有强烈的神经毒性，故内服宜制用，且不宜多服、久服，不宜与芒硝、玄明粉同服。

大黄和硫黄均因色黄而得名，一寒一热，药性峻烈，并有"将军"之名。大黄能推陈致新、勘定祸乱，硫黄能破邪归正、挺出阳精，运用得当，皆能斩将夺关，直取病灶。然亦因药性峻烈，不可妄用。

硫黄有毒，对其内服使用多持谨慎态度，外用为治疗疥疮的特效药物。对于某些因寄生虫感染导致的皮肤瘙痒病证，也可以选用外洗、外泡。

雄黄

为硫化物类矿物雄黄的矿石。

雄黄的主要成分是硫化砷，砷是提炼砒霜的主要原料，喝雄黄酒等于吃砒霜。雄黄含有较强的致癌物质，即使小剂量服用，也会对肝脏造成伤害，并具有很强的腐蚀作用。服用雄黄后极易使人中毒，轻者出现恶心，呕吐，腹泻等症状，甚至出现中枢神经系统麻痹，意识模糊，昏迷等，严重者导致死亡。由于雄黄毒性太大，不能直接内服，一般多入丸、散剂。

《本草纲目》卷九"雄黄"条李时珍云"雄黄乃治疮杀毒要药"。雄黄的主要作用是解毒杀虫，可用于两个方面，一是治疗皮肤寄生虫，如疥虫，也用于癣疾；二是用于肠道寄生虫，如蛔虫、蛲虫。

通常所云解毒多是指的解热毒，而雄黄乃辛温之品，自然不能解热毒，应该是解寒毒。从中药应用来看，解寒毒的药物很少，实际上雄黄仍然是用于热毒病证，只是在治疗热毒证方面必须配伍清热及清热解毒之品同用。在解毒方面，也用于疮痈瘰疬，疖肿疔毒，痔瘘，如《神农本草经疏》卷四"雄黄"条曰："能燥湿杀虫，故为疮家要药。"雄黄外用可以熏法来驱蚊。

在使用雄黄时，切忌火煅。若火煅后会析出砒霜（As_2O_3）及其他重金属盐，由此产生剧毒。矿物类药材因质地坚硬，不易粉碎，并且不易煎出其有效成分，故配伍前大都需要经过火制法中之煅和淬后方能粉碎，也便于有效成分煎出，雄黄见火，毒如砒霜。

紫石英

为卤化物类矿石紫石英的矿石。

《神农本草经·上品·紫石英》云："主心腹咳逆邪气，补不足，女子风寒在子宫，绝孕，十年无子。久服温中，轻身延年。"其中谈到治疗绝孕十年无子，后世根据此论述，用紫石英治疗不孕症，主要是取其温暖胞宫的作用，对于排卵功能低下者，如排卵障碍性不孕，免疫性不孕、原发性不孕以及促子宫发育都有作用。紫石英可促使排卵，调节子宫发育。张锡纯所拟温冲汤治妇人血海虚寒不孕选用本品。紫石英乃重镇温热之药，能补命火，使温热凝聚于胞宫，为暖宫要药。所以紫石英乃是治疗不孕症的要药，主要取温暖胞宫的作用，临床上笔者治疗不孕症将其作为常用之品。

紫花地丁

为堇菜科植物紫花地丁的全草。

紫花地丁乃是常用的清热解毒之品，对于热毒病证，疮疡肿毒作用佳，临床配伍蒲公英效果更好，笔者使用此药，凡痤疮、丹毒、疔疽，多用之。临床使用剂量相对较大。

《本草纲目》卷十六"紫花地丁"条李时珍认为其主治"一切痈疽发背，疔肿瘰疬，无名肿毒恶疮"。在治疗疔毒方面尤为突出，鲜紫花地丁既可捣汁内服，也可捣烂外敷，还可与其他清热解毒药如蒲公英、金银花等合用。疮疡痈疖疔毒多为热毒所致，治疗方面主要采用清热解毒之法，用紫花地丁内服，外用均可，紫花地丁亦可用治药物中毒。若毒蛇咬伤，可用鲜品捣汁内服，亦可配雄黄少许，捣烂外敷。

紫苏

为唇形科植物紫苏的叶和茎。

紫苏可用于风寒表证，为常用解表之药。虽行气宽中，但力量并不强。取其行气之功，如半夏厚朴汤中配伍有本品，原方虽用的是苏叶，笔者习惯上喜用紫苏梗。当偶感风寒时，用紫苏叶、红糖饮，也可配伍生姜同用。紫苏止呕作用弱，现中药书籍不载其止呕。笔者认为紫苏具有直接的止呕作用。

紫苏具有芳香味，有香口除臭的作用，临床若口臭，或出气臭秽，可以配伍白豆蔻、藿香等香口除臭之品同用。

紫苏子

为唇形科草本植物紫苏的成熟果实。

紫苏子治疗内伤咳嗽，根据应用来看，以痰多者常用。笔者认为三子养亲汤中三药同用作用好，而单用效果作用不强。苏子虽能降气，但降气的作用不强，苏子降气汤虽有降气作用，笔者认为是方中的其他药物在发挥降气之功，如厚朴、当归、橘皮等。

苏子的止咳作用较杏仁少用，但也是常用的止咳之品，在平喘方面则较多用，主要用于寒性病证。经配伍也用于热性病证。内伤咳喘用苏子，外感咳嗽用苏叶。

紫苏类药材的应用区别:①苏叶亦称紫苏叶,发散风寒,解鱼蟹毒。用于外感风寒之恶寒发热,无汗兼有咳嗽,痰多者,如杏苏散;鱼蟹中毒所致的腹胀,腹痛。苏叶发散风寒见长,但较麻黄、桂枝的力量弱,可用于老人、小儿以及体弱感受风寒者。②苏梗亦称紫苏梗,行气宽中,理气安胎。用于脾胃气滞,胸闷不舒,恶心呕吐;气滞所致胎气上逆、胎动不安、妊娠恶阻等证。苏梗理气作用较枳壳、香附更平和。一般将苏叶、苏梗合称紫苏,紫苏散寒气,宽中气,安胎气,化痰气。③苏子又名紫苏子,下气消痰平喘,润肠通便。苏子有黑白两种,黑者气香力厚,白者气较淡薄。苏叶主升散,疏肺气而散表邪。苏梗主横行,宽中气而利胸膈。苏子主降泄,利肺气而润肠燥。紫苏一体三药,性味虽同,功有所偏。苏叶宣而香烈,散中有降,发汗散寒。苏梗下气稍缓,顺气安胎。苏子降气开郁、消痰定喘。苏叶、苏子相合,叶芳香而宣,质轻浮而升;苏子滑润而下,性下达而消,宣降结合,散降配伍,宣达而散寒,下气而定喘,祛邪而不峻,对咳嗽痰多、风寒外袭、痰浊内蕴者疗效好。

紫河车

为健康产妇的胎盘。

紫河车具有很好的强壮作用,用于虚损病证。对于气血阴阳虚损均可选用,从补益气血阴阳来看,枸杞子也有此作用,但紫河车远不及枸杞子多用,主要是紫河车味道较难闻。使用紫河车时,一般是将其烘干后装入胶囊服用。若体质虚弱,可以选用紫河车胶囊内服。笔者对于不孕症因体虚者常选用紫河车。

紫草

为紫草科植物新疆紫草、紫草或内蒙紫草的根。

紫草善走血分,对于热入血分之证作用好,其透疹作用一般是治疗麻疹紫黑,又兼有大便秘结者。根据治疗紫黑皮疹的特点,若皮肤表现为紫暗者亦可使用。能清热解毒又能治疗疹毒者可与牛蒡子等同用。

紫草的特点是凉血不峻,活血不妄,对于血热病证尤其是兼有皮肤病变者常用,此作用类似于丹皮、赤芍,因能消斑疹,笔者认为其消除面部色素沉着有一定疗效。尤其是对于患痤疮后留下痘印可选用。笔者对于皮肤病变如颜色较深,黧斑,多用之。通过多年临床,发现此药消除老年斑有很好的效果,临床配伍凌霄花作用更好。紫草治疗水火烫伤的作用好,单用即有效。从选用药物来看,可以配伍大黄、地榆、虎杖等同用。

紫菀

为菊科多年生草本植物紫菀的根及根茎。

紫菀的止咳作用是不温燥,不滋腻,不伤阴,不助阳,以炙用为佳,配伍款冬花后作用增强,多同时选用。紫菀在治疗咳嗽方面,笔者认为关键是掌握其润肺的特点,虽止咳化痰力不强,但润肺作用较好,所以当燥咳,痰少,而又不伴随喘的情况下,使用紫菀则比较合适。除糖尿病者外,多采用炙用者。从药材来看,其柔软正符合其作用的特点,所以当燥咳,痰少,使用紫菀则比较合适。关于用紫菀通便,有建议大剂量使用有效。

蛤蚧

为壁虎科动物蛤蚧除去内脏的干燥体。

蛤蚧形似大壁虎,外表丑陋,加工蛤蚧时将鲜活的蛤蚧宰杀剖腹,除去内脏,撑开腹、足,固定在竹片上,两只蛤蚧再绑在一起,可谓生成双,死成对。其药用价值高,长于补肺益肾,尤能摄纳肾气,对于虚劳咳嗽、咳血、肾虚气喘,肺虚咳喘、阳痿、尿频等证效果好。应用时多与群药相配伍,研末或煎汤口服,或制成不同剂型的中成药等。

蛤蚧泡酒时,把捉来的活蛤蚧注入白酒,将其淹没,封闭浸泡一周即可饮用,对补肾气、祛风湿、益气力、疗挫伤等,有明显的功效。李时珍对蛤蚧十分推崇,说蛤蚧功同人参。

古今诸多医家认为蛤蚧与人参配合应用,可增强益气补虚之效。又因蛤蚧属血肉有情之物,其补肾壮阳、填精滋髓的功效十分明显。现常用于阳痿早泄，尿频遗精，羸瘦等肾虚病证，因而素与鹿茸齐名媲美。蛤蚧乃是治疗咳喘的要药，对于肾虚，肾不纳气之证具有良好的作用，以研末冲服或入胶囊应用为佳。

锁阳

为锁阳科肉质寄生草本植物锁阳的肉质茎。

锁阳补阳作用平和，其补肾，益精血，润燥养筋，善治萎弱，临床主治尿频，便秘，阳痿，早泄，腰膝酸软，失眠，脱发，疲乏无力，畏寒怕冷，宫冷带下，女子不孕，男子不育。锁阳的上述功效主要是补阳，其为补肾益精，延缓衰老的重要药物。

锁阳温肾方面主要是治疗性功能障碍，特点是不燥，不猛，不腻，不涩，尤宜于年老体弱者应用。由于肾阳不足导致的阳痿，与精血不足有密切关系，其具有补益精血的特点，所以笔者尤喜将其用于老年性疾患，也可以泡酒饮服。性功能障碍是不提倡饮酒的，但若用锁阳等泡酒饮服又是可以的。若便秘，可以用锁阳煮粥食用。

鹅不食草

为菊科植物石胡荽的干燥全草。

鹅不食草主治鼻病，无论寒热病证均可以选用，如现在所说的鼻炎、鼻窦炎，尤其是过敏性鼻炎作为常用之药，笔者常将鹅不食草、辛夷、苍耳子、细辛、白芷五药配伍同用，以加强通鼻窍的作用，尤其是当鼻塞不通时，联合使用，较单用其中某味药作用要好。鹅不食草因味道不好闻，所以使用时剂量一般不大。若临床见鼻塞，喷嚏频作，流涕，加用鹅不食草能够明显提高临床疗效，并能迅速缓解鼻病症状。

番泻叶

为豆科植物狭叶番泻或尖叶番泻的小叶。

番泻叶通导大便作用强，不宜用于习惯性便秘，因为通导大便带走大量水分，继而导致大便更加干结，只可偶尔使用。一般是将其单独泡水服。其特点是苦味不重，治疗便秘，泡水饮服较大黄多用。

有认为番泻叶减肥，由于其泻下作用强，减肥并不提倡使用之。笔者认为不宜将此药作为减肥药物使用。以番泻叶减肥，主要是通过通利二便以减少水湿及食物残渣停留，以番泻叶减肥的不良反应多见，如胃肠系统的毒副作用，引起腹痛、恶心、呕吐等，严重者可诱发上消化道出血，表现为上腹疼痛，呕吐咖啡样液体或出现柏油样便。老年患者服用番泻叶后可出现头痛及频繁呕吐，血压不稳定。番泻叶治标不治本，只适合于急性便秘，不适合于慢性、习惯性便秘，且不能长期大量服用。若治疗习惯性便秘，比较恰当的方法是选用肉苁蓉、锁阳、当归、麻仁、生地黄、生首乌等补肾，养阴，润下之品。

滑石

为硅酸盐类矿物滑石族滑石，主含含水硅酸镁。

滑石的主要特点就是通利，由于滑石入煎剂时汤液呈混浊现象，车前子与滑石的通淋作用相似，故车前子较滑石多用。滑石治疗尿路结石作用较好，尤喜用之。滑石以滑利为主，可利诸窍，其通淋作用主要是治疗石淋，因其滑利之性较强，在治疗诸如小便不利、水肿、结石方面为常用之品。

滑石外用可以治疗湿疹、湿疮、湿毒、痱子，对此作用机制，中药学教材说滑石能清热，祛湿敛疮（5版教材）。查古代本草文献，未有记载滑石具酸涩味者，谓其收敛与药性理论不符，此药不但不能收敛，尚有医家认为其发表利毛窍者，如李时珍就认为滑石上能发表，临床虽未有用滑石发表者，但其通利之功则是滑石的主要作用。滑石所以治疗湿疹、湿疮，并非收敛，实乃吸附作用。

滑石利水通淋，若谓其具收敛作用，岂不是收敛与利水相悖吗？从中药的作用途径分析，具有收敛作用的药物不能利水。说滑石收敛既与药性理论不符，又与其本身的主要功效不符，滑石的这一功效可以认为是"吸湿"。外用具吸附作用者还有煅石膏、海蛤粉、珍珠母粉等，这些药物均非收敛之品。

十三画

蒲公英

为菊科多年生草本植物蒲公英或同属数种植物的全草。

蒲公英具有良好的清热解毒作用，尤善治乳痈。笔者常喜配伍香附、橘叶、青皮等同用。凡乳房红肿热痛，蒲公英为首选。在用法方面既可以作为内服药使用，亦可将鲜品捣烂外敷。笔者治疗面部痤疮，色素沉着常选用之。

有认为蒲公英具有治疗幽门螺杆菌的作用。笔者认为，治疗胃病仍然要按照中医的辨证论治投药，因蒲公英性寒，对于寒证是不宜选用的。笔者曾治疗一胃炎患者，前医套用蒲公英杀幽门螺杆菌而连用3月，导致患者胃阳受损，诸症加重，险酿大病，不可不慎。有认为用蒲公英治疗胃病长服久服而无碍，其实这是不对的，故不可囿于"杀菌"说。现临床有用蒲公英治疗萎缩性胃炎者，此病多伴有不同程度的炎变与糜烂，甚至有溃疡形成，提示有胃痈的特点，可以按内痈治疗，故用蒲公英消痈。

蒲黄

为香蒲科植物水烛香蒲，东方香蒲或同属植物的干燥花粉。

蒲黄的止血作用较广泛，既能化瘀止血，同时因略具涩味，又有收敛止血之功。因为在服用方面不及三七、茜草方便，故不及二药多用。其止血的力度较二药弱，笔者更喜用三七止痛，茜草止血。

《金匮要略》中有蒲灰散主治小便不利，若尿血可以选用，主要是蒲黄具有止血作用。现临床有用其治疗尿路结石者，笔者遵前人经验，若结石损伤尿路血管，导致出血，加用蒲黄则作用较好。

蒲黄在化瘀方面作用不强，失笑散虽用之，但其中五灵脂活血作用强于蒲黄，治疗瘀血病证，从传统的用药来看，蒲黄并不作为首选。其作用部位应以腹部为主。蒲黄生用性滑，偏于活血消肿，若炒黑后性涩，功专止血。若取其活血应生用。在治疗瘀血方面，主要是治疗胸腹部病证。现有用蒲黄治疗胃癌、肺癌、食管癌等。

椿皮

为苦木科植物臭椿（樗）的根皮或树皮。

椿皮主要是治疗湿热为患的病证，内服可治湿热带下，痢疾，腹泻，但少用，若内服，配伍黄柏作用加强。治痢乃是用于久痢。外用治疗湿热带下、阴部瘙痒，可以将其煎水外洗，坐浴。外用时剂量应大，方能发挥作用，因为苦寒之性较重。笔者喜将其与苦楝皮、苦参、地肤子配伍同用，外用治皮肤瘙痒。

槐花

为豆科植物槐树的花蕾及花。

槐花凉血止血作用偏于治疗后阴出血证。常与地榆同用以加强作用。槐花的止血作用不强。临床上治疗便血也常选用槐角。《泊宅篇》卷八记载一则槐花止血的医话：有一位书生，舌头突然出血不止，许多医生不知何病，束手无策，医家耿隅诊后说，此病为舌衄，让病人用槐花炒熟，研为细末，敷在舌上，果然不久即愈。槐花可食，《本草纲目》卷三十五"槐"条李时珍认为将槐花"炒香频嚼，治失音及喉痹，又疗吐血衄血，崩中漏下"。

鹅掌风表现为手部掌面皮肤红斑，丘疹，疱疹，渗液，流水，结痂，伴有剧烈瘙痒，病程日久，形成苔藓样变，可以槐花 30g 以上剂量煎汤熏、泡、洗，手出水后，不用揩干，可用生猪油外搽，效果良好。此方亦治足癣。

槐角又名槐实，清热泻火、凉血止血，用于肠热便血、痔疮肿痛出血、肝热头痛眩晕、目赤肿痛。

硼砂

为天然矿物硼砂的矿石，经提炼精制而成的结晶体。

对于硼砂的使用，一般以外用为多，内服较少用，主要是味咸之故。硼砂在化痰方面作用好，但因为其味咸，口感不佳，不好饮用，所以临床将其作为内服药并不多，而主要是作为外用药使用。

《本草纲目》卷十一"蓬砂"条记载治疗"噎膈反胃，积块结瘀肉"。根据中药功效分析，应具有软坚散结作用，但临床多不将其作为散结药物使用。

雷丸

为多孔菌科真菌雷丸的菌核。

雷丸杀虫作用并不强，《神农本草经·下品·雷丸》记载"主杀三虫"，就是杀多种寄生虫，但偏于治疗绦虫，此药不入煎剂，驱虫成分主要是所含蛋白质，超过 60℃就没有什么作用了，一般是将其作为散剂使用，因此临床用之并不多。若小儿也可以单用以驱杀寄生虫。古代本草书中记载雷丸具有毒性，但临床极少见到服用雷丸以后中毒的报道，应该说其使用还是比较安全的，临床不必顾忌其毒性而限定其使用。《冷庐医话》卷五《药品》云："松之余气为茯苓，枫之余气为猪苓，竹之余气为雷丸，亦名竹苓。猪苓在《本经》中品，雷丸在下品，茯苓在上品，方药用之独多，以其得松之精英，久服可安魂养神，不饥延年也。又有橘苓，生于橘树，如薯，可治乳痈。"就是说雷丸多是寄生于竹类的根下面的菌类。这里陆以湉将此 3 种菌类在作用上进行了区别。临床可以此作为用药的依据。

雷公藤

为卫矛科植物雷公藤的根或根的木质部。

雷公藤有剧毒，为切实保证安全，在剂量上应慎重，现有成药雷公藤片剂，所以治疗痹证重证，可以选用成药，而在应用此药入煎剂时则应谨慎。雷公藤治疗蛋白尿有一定效果，因有毒，有肝损害、白细胞减少、血小板减少、胃部不适等副作用，可在汤剂中加入护胃之品，以减少雷公藤的副作用。若入煎剂宜先煎2小时后，再置入群药中煎服，可防其毒性。

雷公藤祛风湿作用很强，多用于风湿痹证中的重证，由于性寒，主治热证，但寒性病证经过配伍以后也可使用。

路路通

为金缕梅科植物枫香树的干燥成熟果序。

路路通作用平和，可以用"三通"来总结，即通经络，通小便，通乳汁。①通经络，治疗经脉不通所致的如风湿痹痛，肢体关节疼痛，《本草纲目拾遗》卷六"枫果"条记载"其性大能通十二经穴"，也就是说可以通行全身任何部位，但由于其兼有下行利水作用，主要还是通行下部病变，如腰腿痛。对于半身不遂所致的肢体活动不利，也可以选用。在通络方面，穿山甲的作用强，但由于穿山甲受价格因素和货源的影响，所以并不多用，此时就可以用路路通大剂量来代替使用。临床也有应用路路通治疗耳鸣者，方法是水煎频服。亦治疗痛经，经闭。②通小便，治疗水肿。笔者体验，若风湿痹痛，兼有下肢水肿者，作用好，诸如关节肿胀疼痛，能搜逐伏水。水伏之处，必有瘀血，滞气，所以路路通兼有行气，活血，利尿之长。笔者在临床上使用此药一般是大剂量应用。③通乳汁，治疗产后乳汁少的病证。因其利尿而走下，笔者据此又常用其来减肥瘦身，凡肥胖者多喜用之。在使用时，此药剂量可以大一些，常用量30g以上，因其药性比较平和。路路通祛风止痒，具有抗过敏作用，可治诸多变态反应性疾病，如过敏性鼻炎、接触性皮炎等。

蜈蚣

为蜈蚣科动物少棘巨蜈蚣的干燥体。

多年前，笔者初学中医时，曾治疗一风湿病人，服药5剂，并无疗效，乃求教于一年长中医老师，老师只建议笔者在原方中加用2条蜈蚣，5剂后病人高兴地告知，其作用非常好，自此笔者在治疗风湿病痛方面，若风湿日久者,乃加用蜈蚣,多能收效。蜈蚣对于顽固性风湿痹痛以疼痛较重者效果好。若风湿痹痛,病程短,病情轻则不宜轻易选用此药,以免引邪入络导致病情久久难愈。另外用蜈蚣加盐浸油,取油搽小儿秃疮,疗效颇佳。以蜈蚣加茶叶同敷患处,可治瘰疬。根据张锡纯的认识,蜈蚣对于噎膈有效。其抗癌作用比较明显。将其晒干研末,每天服2～3条,用治食管癌、乳腺癌、皮肤癌、鼻咽癌、结肠癌、宫颈癌、肝癌等,有一定疗效。

蜈蚣祛风作用强于全蝎,在治疗内风证方面,主要是用于症状更重者,所以有蜈蚣治疗急惊风之说。如果抽筋的频率快,来势急迫就用蜈蚣,抽筋的频率慢,就用全蝎。蜈蚣因其性善走窜,内通脏腑,外达肢节,玄府经脉,无处不到,故为息风止痉之要药。《神农本草经·下品》载蜈蚣主"啖诸蛇虫鱼毒"。《医学衷中参西录·药物·蜈蚣》张锡纯云:"其性能制蛇,故又治蛇症及蛇咬中毒。"古今均认为蜈蚣可以解蛇毒。

蜂房

为胡蜂科昆虫果马蜂、日本长脚胡蜂或异腹胡蜂的巢。

蜂房对多种癌肿有疗效。蜂房外形如盖,中空多窍,形与肺脏、乳腺、卵巢等相似或相近,按"取象比类"的方法用之于治疗肺癌、乳腺癌、卵巢癌等。笔者在治疗癌肿方面常选用之。

历代本草皆言蜂房有毒,个别病人用药后出现胃部烧灼感或呕吐,与甘草同用可减轻此副作用。蜂房作为外用药使用,对于顽癣瘙痒有一定作用。蜂房有血管扩张作用,可引起一时性血压下降。并有抗溃疡作用,其改善局部血液循环,抑制胃酸分泌。

蜂蜜

为蜜蜂科昆虫中华蜜蜂所酿的蜜。

蜂蜜润肺止咳,临床使用止咳药物时多蜜炙用就是取此作用。食用蜂蜜时用温开水冲服即可,不能用沸水冲,更不宜煎煮。

蜂蜜具有促进伤口愈合的作用,如皮肤创伤、溃疡、炎症、烧烫伤、冻伤等。外用蜂蜜可使皮肤细腻,光滑,消除面部皱纹,恢复皮肤弹性。对肝脏有保护作用,对脂肪肝的形成有一定的抑制作用。内服或外用蜂蜜,能有效改善营养状况,减少色素沉着,增强皮肤的活力和抗菌力,防止皮肤干燥,衰老,使肌肤柔软,洁白,细腻,并可减少皱纹和防治粉刺等皮肤疾患,达到养颜美容,润肤祛斑作用。

《金匮要略·果实菜谷禁忌并治》载"生葱不可共蜜食之,杀人,独颗蒜弥忌"。"食糖蜜后,四日内食生葱蒜,令人心痛。"《备急千金要方》卷二十六《食治》云:"食生葱即啖蜜,变作下利;食烧葱并啖蜜,壅气而死。"古今记载二者同用会导致严重后果。笔者曾在湖北老年大学讲授中医食疗课时,适班上有一学员告知,其有一朋友因误食蜂蜜、葱,一次性食用过多,最后因抢救无效而死亡,录此以示警示。

蜜蜂含有的毒素被认为是治疗风湿病的良药,当工蜂尾部毒腺刺入人体后,会使人出现一些毒性反应,而蜂毒具有抗菌、消炎、镇痛作用,刺激血液循环,可用活蜜蜂治风湿,方法是将活蜜蜂放在患者身上,让蜜蜂蜇伤,使蜜蜂毒素进入人体,虽局部会出现疼痛,肿胀,但久患风湿痹痛者能够缓解疼痛,达到治疗的目的。有常吃蜂蜜生命旺的说法。

矮地茶

为紫金牛科常绿亚灌木平地木的全株,又名紫金牛。

古代本草对矮地茶论述不多,并不被人们所认知,临床并不多用。笔者认为,矮地茶具有很好的化痰之功,凡是痰多者为常用之品,现在所说的气管炎、哮喘可选用。在利湿方面,主要是治疗黄疸,而用治黄疸型肝炎效果好。治疗黄疸可单用矮地茶水煎服。对于一般的肝炎也是常用之药。笔者用此药剂量多偏大。矮地茶化痰作用较强,对于痰多病证笔者尤喜用之。因能化痰,治疗咳嗽、喘息常用。尤其是痰涎不宜咳出者,笔者常选用此药。

蔓荆子

为马鞭草科植物单叶蔓荆或蔓荆的成熟果实。

蔓荆子治疗头痛，一般单用效果并不明显，根据古代经验，配伍沙参以后止痛作用加强。一般种子类药材多主沉降，而蔓荆子因质轻上行，偏治上部头沉昏闷疾患。笔者治疗头痛，根据赵学敏《串雅内编》卷一"治头痛"方介绍，多将蔓荆子与川芎、沙参、细辛配伍同用，尤以太阳穴头痛最好。此方治疗头痛，笔者再加当归、延胡索作用更好。

蔓荆子以治疗头目疾患为主，也兼能治疗耳鼻疾患。《本草汇言》卷十"蔓荆实"条云："蔓荆子，主头面诸风疾之药也。"治疗耳聋、耳鸣，可以蔓荆子、石菖蒲、全蝎、蜈蚣配伍应用，以升散通窍开闭。

李东垣有"头痛加蔓荆子"的认识（见《内外伤辨惑论》卷中《四时用药加减法》），《本草新编》卷四"蔓荆子"条认为其"止头痛圣药，凡有风邪在头面者，俱可用，而吾子又以为不可频用，谓其功而不补也"，"蔓荆子佐补药中，以治头痛尤效，因其体轻力薄，藉之易于上升也，倘单恃一味，欲取胜于俄顷，则不能也"。这是说蔓荆子作用虽好，但力量并不强，也不能在短期就收到明显效果。治疗头痛，笔者将蔓荆子为首选。

榧子

为红豆杉科植物榧的干燥成熟种子。

《神农本草经·中品·彼子》早就认识到榧子"去三虫"，所谓"三虫"即多种寄生虫，取其杀虫，可将榧子炒熟，勿炒焦，每日饭前吃10～15粒，也可每日每次吃 30 粒，以清晨空腹食用为好，连吃 3 日，因榧子也是食品。榧子的杀虫作用不强，一般只作辅助药物使用。取其杀虫时，不必服泻下药就能促使虫体排出体外。甘味药一般不用于蛔虫病证，但使君子、榧子是例外。有认为服榧子时，不宜食绿豆，以免影响疗效。但从临床来看，绿豆虽可解多种毒，但不影响药物的治病作用。

榧子质润多脂，在通便方面亦多用，尤其是由于其质润，肺燥证可以选用，可单用其炒熟嚼食。如妇女乳腺炎及其他原因引起的乳房胀痛，将榧子肉研细以米醋调成糊状外敷，每日换药 1 次，有很好的效果，数次后乳房的肿痛即见减轻或完全消失，也可在榧子肉中加入油菜叶和韭菜叶，一起捣烂敷。

榧子质润多脂，可单用其炒熟嚼食，当秋天燥气盛，出现口干舌燥，大便干燥可食用之。榧子中所含脂肪油气味微香略甜，改善胃肠道功能状态，起到增进食欲，健脾益气，消积化谷的作用。食用榧子又能强身健体。

槟榔

为棕榈科常绿植物槟榔的成熟种子。

槟榔具有很好的行气作用，笔者临床体会对于下腹部气胀，即想矢气而不能者，槟榔效果尤佳，临床配伍莱菔子作用更好。笔者常将二药同用以达到消胀之功。《本草蒙筌》卷四"槟榔"条云槟榔"久服则损真气，多服则泻至高之气，较诸枳壳、青皮，此尤甚也"。笔者认同此说。槟榔行气作用强，临床使用槟榔一般量不宜太大。

槟榔同时也是食品，但不宜多食。从环境卫生的观点看，因嗜食者乱吐槟榔汁，有碍观瞻及环境卫生。从健康的角度来看，食用槟榔容易形成牙结石，也容易造成牙根周围发炎，浮肿，疼痛，并使结石越结越厚实，使得牙龈受损，红肿，化脓，牙根外露等而产生牙周病变。其临床症状为张口困难，疼痛，麻木感，口腔黏膜变白及溃疡。现在认为所含槟榔素和槟榔碱具有潜在的致癌性，故不提倡嚼食槟榔。

酸枣仁

为鼠李科植物酸枣的成熟种子。

酸枣仁是治失眠的要药,《金匮要略》所载酸枣仁汤主治虚劳虚烦不得眠。当患有失眠的人可以用酸枣仁 5～10g,加白糖研和,每晚入睡前温开水调服,具有明显的治疗效果。笔者认为凡是使用酸枣仁安神,入煎剂应该大剂量应用,通常应在 30g 以上,大剂量可以用到 50～80g,或更大量,若量小则不能达到预期效果。此药性质平和,安全,基本无副作用。治疗失眠,笔者将其作为首选之品。过去认为酸枣仁生用可催醒,熟用(即炒用)可催眠。现在认为不论生用还是熟用,都有催眠作用。

生酸枣仁长于清肝宁心安神,疏利肝胆血脉,以清虚热为用;炒枣仁则补肝宁心安神,收敛津液,以补肝体为用。两者配伍使用,治疗失眠病证。生酸枣仁与熟枣仁配伍使用时,其用量比例关系通常为 1∶1。在安神药中,以酸枣仁安神作用最常用,作用也最佳。从安神力度来讲,朱砂力量最强,但由于朱砂有毒,临床上并不多用,而作用好,无副作用者当属酸枣仁。

酸枣仁具有补虚的作用,主要是治疗血虚病证,因为酸枣仁汤的主治病证就是因为肝血虚所致,从酸枣仁的颜色来看,也是符合补血之说的。笔者认为酸枣仁补益作用比较强,对于血虚、阴虚病证可以选用。在古方中也用于气虚的病证,如天王补心丹中就配伍有本品。

酸枣肉是酸的,但酸枣仁的性味如果以口来尝,并未有酸味,而在记载其性味时多云其具有酸味,这是因为酸枣仁具有止汗作用,如果不云其具有酸味,对其作用不好解释,而云其酸味,又与实际情况不符,但从实际的性味来看,并不具备酸味,根据药性理论的特点来说其具有酸味,即源于临床用药的总结。

磁石

为氧化物类矿物尖晶石族磁铁矿的矿石。

磁石虽是安神之品,但临床用磁石安神并不多用,主要是矿物药对胃有刺激,不及植物药物平稳。磁石的安神作用不及朱砂强,可用于眩晕、头痛、心悸怔忡、失眠、惊痫、惊恐,根据其安神镇静的特点,可达到宁心定志的作用,现用于心动过速。

磁石聪耳明目,若耳病将其作为常用之品,乃是治疗耳鸣、耳聋的必用之品,而耳鸣、耳聋产生的原因有实证、虚证之分,磁石对此均可选用。在中药中,一般只说此药能聪耳明目。①聪耳方面,现用于突发性耳聋,药物中毒性耳聋,故耳聋左慈丸以其配伍柴胡,六味地黄丸治疗阴亏眩晕,耳鸣耳聋,乃治疗耳鸣耳聋要药;②明目方面,现用于白内障,视网膜或视神经病变,相对而言,在明目方面用之较少。

豨莶草

为菊科植物豨莶、腺梗豨莶或毛梗豨莶的地上部分。

豨莶草的祛风湿作用不强,治疗风湿病证,并不多用。《本草图经》卷九"豨莶"条云:"入甑中,层层洒酒与蜜蒸之,又暴。如此九过,则已,气味极香美,熬捣筛,蜜丸服之。云治肝肾风气,四肢麻痹,骨蒸疼,腰膝无力者,亦能行大肠气。"苏颂还认为:"服之补虚,安五脏,生毛发,兼主风湿疮,肌肉顽痹,妇人久冷尤宜服用之。"从临床使用来看,豨莶草并无补益作用。而且临床上所使用的豨莶草一般是不蒸的,所以现并不用于虚证。古代本草认为豨莶草有补虚作用,即所谓"强壮筋骨",本草书中记载豨莶草有毒,如《新修本草》《药性论》《本草纲目》。《本草纲目》卷十五"豨莶"条李时珍曰:"生捣汁服则令人吐,故云有小毒。九蒸九暴则补人祛痹,故云无毒。生则性寒,熟则性温。"这里将豨莶草有毒或无毒进行了区别。若按照李时珍解释当有小毒。临床认识以无毒说为妥,不过剂量不能太大。又不可作为补益药持续应用。性寒的清热解毒又能祛除风湿者有忍冬藤、豨莶草,但忍冬藤更多用。

蝉蜕

为蝉科昆虫黑蚱羽化时脱落的皮壳。

蝉蜕具有良好的祛风止痒作用,皮肤瘙痒常选用之,在止痒方面,对于咽喉痒效果明显，治疗咽痒，笔者将其作为首选之药。根据现在的认识，其有抗过敏的作用。

蝉蜕为治疗声音嘶哑的要药，临床体会，配伍石菖蒲后作用更好，这是因为石菖蒲具有开九窍的作用。蝉蜕气味平和，轻清灵透，不必囿于治疗"风热"二字，对风寒、风热外感皆可应用，乃止咳要药，特别是喉痒之咳，有迅速止喉痒而愈咳嗽的作用。蝉蜕对于金实不鸣、金破不鸣之失音均有良效。所谓金实不鸣，是指肺实证，如风寒、风热之邪侵袭，致肺气不宣而声哑，声音不出者。临床可以玄麦甘桔汤加蝉蜕、石菖蒲、木蝴蝶、青果等组方，再根据寒热病邪选加药物。所谓金破不鸣，由肺气大虚，无力振动声带所致，应补益肺气，选用蝉蜕，加用开音亮声之品。

蝉蜕是治小儿夜啼的要药，婴儿夜啼，烦闹而无器质性或感染性疾病者，用蝉蜕 15～20g，水煎加糖，睡前喂服，即可安然入眠。其主治夜啼，结合现在的认识，乃是安神作用，所以现临床上有用蝉蜕治疗失眠多梦者。古人认为蝉昼鸣而夜息，根据取象比类之说，故以其开音而止夜啼。

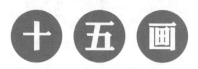

十 五 画

蕲蛇

为蝰蛇科动物尖吻蝮蛇（五步蛇）除去内脏的全体。

蕲蛇始载于《本草纲目》，源于蕲州，活体蕲蛇毒性很强，云中毒者不出五步即死，所以又称五步蛇。蕲蛇乃强有力的祛风药物，主治内风病证，特点是善行而无处不到，外达皮肤，内通经络，透骨搜风，凡人体内外风毒壅于血分之证，非此不能除，为截风要药。尤对于顽痹，肢体麻木，肌肉萎缩，筋脉拘挛效果好。同时也能治疗半身不遂，口眼歪斜，惊痫抽搐，瘾疹瘙痒。现用其治疗类风湿性关节炎、破伤风、带状疱疹、荨麻疹、半身不遂、痉挛性瘫痪、小儿麻痹后遗症，顽固性皮肤病等。根据临床应用来看，治疗带状疱疹可以白花蛇配伍冰片，按照 10：1 的比例，研细末，用麻油或菜油调为糊状，涂敷患处，效果良好。由于蕲蛇受国家保护，因此已很少用于临床，而多以银环蛇用治各种风湿病证。

蕲蛇的毒性是以活体所分泌的毒液而言，作为药材用的是其干燥体，古今临床未见记载用蕲蛇中毒者，所以有认为作为药用的蕲蛇并无毒性或毒性很小，此说可取。

樟脑

为樟科植物樟的枝、干、叶及根部，经提炼制得的颗粒状结晶。

樟脑辛味突出，有很强的透皮作用，外用方中加入樟脑，可以提高药物经皮肤的吸收效果。能改善肌肤发炎状态，若皮肤溃疡、创伤，能促进伤口愈合，改善油性肌肤及油性头皮的油脂分泌量。笔者应用外用药物

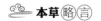

时,常常加用樟脑。若配伍冰片一起使用,作用会更好一些。通常要使药物通过皮肤被体内吸收,要使用具有透皮作用之品,最佳药物是麝香,但此药因为价格原因极少应用,而最多应用的则是樟脑。所以若外用,樟脑可以作为麝香的代用品。笔者的验方狐臭止臭方(樟脑、白蚤休、红蚤休、木香、山柰、青蒿、姜黄各等量,冰片少许)研末,外用,具有芳香除臭,运行气血的作用。

蝼蛄

为蝼蛄科昆虫华北蝼蛄(北方蝼蛄)和非洲蝼蛄(南方蝼蛄)的虫体。

蝼蛄为利水的动物药,通利之功较强,以腰以下病变为主,现用于肾炎水肿,若非身体壮实一般不选用,由于药性较猛,用量一般不宜太大。蝼蛄具有通淋之功,可以治疗石淋,现用于泌尿道结石有一定效果,但由于属于昆虫药材,病人不太容易接受,故用之并不多。

蝼蛄善于治疗水湿病证。①四肢头面水肿,伴随肿满喘促,不得眠卧,可用蝼蛄去头、足、翼,晒干研末,日2次,每次服用2g;②术后尿潴留,用于膀胱麻痹引起的尿潴留,效甚好,若小便不通,可用蝼蛄研粉,每服4g;③肝硬化腹水,蝼蛄乃是治疗肝腹水的妙药,可用蝼蛄4g,配伍生黄芪10g,土鳖5g,以此比例研极细末,分4次服,每日2次,可连续服用,此方有补有泻,气血同调,标本兼治。蝼蛄、蟋蟀同用利尿消肿,蝼蛄性寒力猛,蟋蟀性温力稍缓,体质壮实者予蝼蛄,体虚者予蟋蟀。临床上遇各类水肿,以二药并用,其效益宏。

墨旱莲

为菊科植物鳢肠的地上部分。

墨旱莲补益作用平和,配伍女贞子后作用加强,因此临床多同时应用。在熬制膏滋时,加用墨旱莲之后,出膏率高,笔者常常加用之。现用于阴虚阳亢之精液不液化证,可以将新鲜的旱莲草洗净后,用温开水浸泡片刻后捣烂取汁,加少量红糖,用开水冲服。墨旱莲止血作用也不强。取其补益作用,需久用方显疗效。

旱莲草在中医美容古方中使用频率极高,认为是乌须黑发,生长毛发的要药。《本草纲目》卷十六"鳢肠"条说其能"乌髭发,益肾阴"。《神农本草经疏》卷九"鳢肠"有"古今变白之草,当以兹为胜"之说,缪希雍认为在本草中,能使白发变黑的最佳药物就算旱莲草了。旱莲草鲜汁可治眉毛脱落,用新鲜旱莲草捣烂绞汁,涂在两侧的眉弓骨部位,并用手指沾药汁反复揩擦,以使药力渗透到眉毛的皮下。

稻芽

为禾本科植物稻的成熟果实经过发芽干燥而成。

稻芽消食作用不强,较麦芽、山楂平和,不伤胃气。临床应用多与麦芽同用。笔者认为此药是消食药中最平和者,稻芽只宜微炒,否则破坏了所含的酶,会影响疗效。

谷芽有两种,南方用的是稻谷经发芽制成的,《本草纲目》卷二十五"糵米"条李时珍云:"稻糵一名谷芽。"而北方用的是粟谷经发芽而成的,李时珍云:"粟糵一名粟芽。"《本草汇言》卷十四"糵米"条载:"糵米,粟芽、谷芽、麦芽三种通称。"并分别记载了粟芽、谷芽、麦芽。所以谈到谷芽自然指的就是稻谷芽。为了区别使用,现将稻谷芽称为稻芽,而将粟米发芽制成的称为粟谷芽,简称粟芽。现在有些中药书籍记载分别云稻芽、谷芽,显然这样一来就将谷芽限定为粟谷芽,这就与《本草纲目》《本草汇言》所载产生冲突了。其实在南方通常所用的谷芽是稻谷芽,生用偏于和中,炒用偏于消食。临床凡内伤或外感而致脾胃健运不及,脏腑功能低下者,均可配伍应用,单用能增进食欲。若大病久病之后胃气受伤,食纳不香者也可灵活随症应用。

本草书籍记载谷芽具有回乳之效,现在的大学教材无此记载,笔者认为对于授乳期的妇女最好不用谷芽,以免致乳汁分泌过少。

僵蚕

为蚕蛾科昆虫家蚕的幼虫感染(或人工接种)白僵菌而致死的干燥体。

笔者认为僵蚕内服具有美白作用，能祛斑，主治面色黯，无光泽，去粉刺，色素沉着，增白防晒，消除色素沉着，保持皮肤弹性，防瘢痕。也可以白僵蚕粉，用清水调成糊状，每晚用此敷脸，有祛除黄褐斑、老年斑、晒斑的功效。同时也能消瘢痕。外用时将生鸡蛋置于45°左右白酒中7天后取出，取蛋黄与研末之白僵蚕调后，外敷于瘢痕处，可以消除局部瘢痕。本校一学生因刀伤致前臂留下伤迹，不敢穿短袖衣服，笔者在授课中将此方法介绍后试用，结果局部不仔细观察，难以发现局部曾有伤迹。僵蚕亦治疗紫癜病证，尚有降血糖的作用。现有认为僵蚕抗凝作用强，有血小板减少、凝血功能障碍或出血倾向的患者慎用。僵蚕的祛风作用不及蜈蚣、全蝎强。

僵蚕具有丰乳作用。笔者的验方僵蚕丰胸汤（僵蚕 20g，鸡血藤、路路通 30g，当归、制首乌、葛根、橘络、刺蒺藜、香附、沙苑子、菟丝子各 15g，白芷、川芎各 10g）疏通经络，丰乳疏郁，用于乳房偏小，胸部曲线感不明显，性情乖戾。

僵蚕具有抗过敏的作用，对于过敏性鼻炎所导致的鼻内痒，连续喷嚏，鼻腔流出大量清水样鼻涕，鼻塞，嗅觉减退，伴随有眼睛痒，流泪，气道痒，喉咙痛，哮喘等有效。肺开窍于鼻，肺气平和，卫气固密，则鼻窍灵敏。特别是对于季节性过敏性鼻炎可选用之，笔者多将其配伍仙鹤草、防风、乌梅等具有抗过敏作用的药物同用。

熟地黄

为玄参科植物地黄的根茎，经加工蒸晒而成。

熟地黄具有良好的补血作用，尤对于血虚、肝肾精血不足者为宜，补血作用强于白芍。一般而言，除胶类药（阿胶、龟胶、鹿胶等）动物药补血作用佳外，而植物药中从补血作用来看，应首推熟地黄。笔者的验方补肾生发汤（女贞子、墨旱莲、山茱萸、山药、熟地黄、茯苓、当归、天麻、骨碎补、制首乌、侧柏叶各 15g，牡丹皮、泽泻各 10g）补益肝肾，祛风乌发，用于肝肾不足之脱发，头发干枯，稀疏，伴随腰膝酸软，疲倦乏力。

熟地黄是将生地黄经过多次蒸晒后而由甘寒之品为甘微温之药。熟地黄滋腻，容易损伤脾胃，导致运化功能失常，诸如食欲不振，脘腹不适等，虽明代张景岳、清代陈士铎对于熟地黄的用法另有认识，但使用时，在剂量上进行控制，以免导致不适，临床可以配伍砂仁同用，以防止滋腻碍脾。笔者在临床上使用熟地黄一般不用大剂量。

熟地黄质润，善于补益肝肾之阴，尤以滋肾阴见长。肾阴为人体阴液之根本，肾阴达于五脏则化为五脏之阴，若肾阴虚，则五脏之阴液自亏。张景岳善用熟地黄滋阴，其在《本草正·隰草·地黄》中云："诸经之阴血虚者，非熟地不可。"熟地黄对于肝肾阴液不足有良好的补益作用，是治疗阴虚要药。凡肝肾阴液亏虚，见腰膝酸软，头晕目眩，耳鸣耳聋，骨蒸潮热，手足心热，盗汗消渴，遗精等症，均有疗效，如六味地黄丸、知柏地黄丸、大补阴丸皆配伍之。

现在认为熟地黄具有降低血糖的作用，治疗糖尿病多以滋养肾阴为根本，再对症酌加补益肺、胃之阴以及清热之品。熟地黄尤善滋补肾阴。

鹤虱

为菊科植物天名精或伞形科植物野胡萝卜的干燥成熟果实。

鹤虱在治疗肠道寄生虫方面较使君子少用，现在临床研究，认为野胡萝卜种子有抗生育的特点，所以对于未育妇女应予慎用。现记载其有小毒，笔者认为此药不宜应用时间过长。

鹤虱主要是治疗蛔虫证，但很少单独使用。治蛔虫可以为末服，也可配伍苦楝根皮、槟榔、芜荑、使君肉、雷丸同用。治疗钩虫病水煎服。因鹤虱有毒，相对而言，临床使用较少。由于化虫丸（鹤虱、胡粉、槟榔、苦楝根、白矾）治疗多种寄生虫，所以就有云鹤虱治疗多种寄生虫的说法。（注：胡粉即铅粉，有毒）

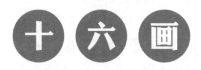

十 六 画

薤白

为百合科植物小根蒜的地下干燥鳞茎。

薤白乃是治疗胸痹的要药,单用即可,临床配伍瓜蒌作用更好。张仲景治疗胸痹首选的药物就是薤白,其组方有瓜蒌薤白白酒汤、瓜蒌薤白半夏汤、枳实薤白桂枝汤。由于薤白具有很浓的大蒜味道,在使用时一般量不宜太大。今人将薤白的功效总结为通阳泄浊开胸痹,利窍滑肠散结气。

以薤白治疗痢疾,源于《伤寒论》四逆散中的加减法:"泄利下重者,先以水五升,煮薤白三升,煮取三升,去滓,以散三方寸匕内汤中,煮取一升半。"后人据此用薤白治疗痢疾,如《汤液本草》卷下"薤白"条云:"下重者,气滞也,四逆散加此,以泄气滞。"因薤白乃是行气之品,故调气则后重自除,乃选用之。从临床来看,以薤白治疗痢疾并不多用,主要是因为气味的问题。薤白止泻的作用也比较好,用于腹泻,也可单用薤白适量,煮粥食用。

笔者认为,治疗胸痹在辨证论治的情况下,将《金匮要略》中几张治疗胸痹的方子同用较之单用效果要好。这几张方子是瓜蒌薤白白酒汤、瓜蒌薤白半夏汤、枳实薤白桂枝汤、茯苓杏仁甘草汤、橘枳姜汤。经多年应用体会,上述某单一方子效果并不理想,但诸方同用,效果确切。

薏苡仁

为禾本科植物薏苡的成熟种仁。

薏苡仁健脾作用好,药食兼用。笔者认为此药具有美容作用,对皮肤粗糙，面部黑斑，无光泽，晦黯，雀斑、痤疮、老年斑、妊娠斑、蝴蝶斑、扁平疣、脱屑、皲裂等都有良好疗效。可以保持人体皮肤光泽细腻，减少皱纹，消除色素斑点。若皮肤赘疣，不光滑者，既可单用，也可配合他药一起使用。笔者的验方薏苡仁消痤汤（薏苡仁30g，香附、桑叶、菊花、金银花、连翘各15g，板蓝根、木贼、荆芥、防风、牡丹皮、赤芍各10g）消疮止痒，祛痤解毒，用于痤疮，扁平疣，蝴蝶斑，面部疖肿等。

在治疣方面，可以取薏苡仁熬粥食用，若坚持应用可以见到效果。如果将其研细粉，用温开水调敷患处，可以治疗扁平疣、寻常疣。一般要求连续应用1周以上时间。现在认为能抗病毒，抗肿瘤，薏苡仁可以抑制癌细胞成长。实践证明，薏苡仁对胃癌、宫颈癌有一定防治作用。

使用薏苡仁需要大剂量，若量小则达不到治疗效果，有明显的量效关系。笔者使用此药，每次最少30g，大剂量可以用到100g以上，在有痰的情况下，使用薏苡仁也有效。因为痰多则湿盛，而祛除湿邪则减少痰的生成，故薏苡仁也可以用治痰证。薏苡仁以健脾、除湿为功，且除湿排毒之力胜于健脾。

薄荷

为唇形科植物薄荷的地上部分。

解表药中，温性发汗药以麻黄为甚，而寒凉性发汗药以薄荷为甚，薄荷发汗作用远胜于桑叶、菊花。故外感风热、发热无汗者可以选用，若发汗过甚，易伤正气。笔者临床体会，使用薄荷时剂量不能过大，且用药时间也不宜太长，剂量一般控制在6g左右。笔者认为薄荷具有良好的芳香化湿的作用，可以治疗暑热、吐泻的病证，如鸡苏散，但现在的中药书籍多不载此功效。

薄荷的香味随风传播，手触之香气一直萦绕在指尖，久久不散，鼻下一闻，清凉瞬间便弥漫全身，清凉淡雅。人们喜欢把盆栽薄荷放在室内或阳台，以驱走虫蚁。夏天如果身上长痱子、小疮疖，或者被蚊虫叮咬，奇痒，用新鲜薄荷捣碎后敷于患处，或擦拭，痒痛尽除，顿感清凉舒适。感冒后鼻塞不通，摘片叶子，闻之鼻子即刻通气。

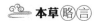

橘络

为芸香科植物橘的果皮内筋络。

橘络具有通络化痰、顺气的作用，是防治咳嗽、气滞不通的良药，食疗佳品，而且对久咳引起的胸胁疼痛不舒也有治疗作用。有防止高血压患者发生脑出血、糖尿病人发生视网膜出血的作用，吃橘子时应将橘络一起吃下。乳腺增生是由于肝郁气滞血瘀导致痰阻乳络所致，而肝气郁滞会影响胃的功能，引起肝胃不和。肝胃不和会使乳房经络受阻，导致乳腺增生。以橘络泡水喝，能有效地缓解乳腺增生，因为橘络具有行气通络的作用。若配伍刺蒺藜作用更好。临床上笔者对于女子经前乳房胀痛，胁痛，情绪不稳常选用橘络通络止痛，以其能行胸中之饮之痰，能宣通经络滞气，作用不强，但不伤正气。

笔者认为橘络乃是减肥药，曾经治疗一位感冒的病人，当时在处方中无意用了橘络，病人复诊之时，述说穿的衣服要宽松一些，当时就想，是不是方中的橘络的作用，在以后的临床中，笔者有意识地用橘络治疗肥胖，结果发现真有此作用，沿用到现在。

十七画以上

藁本

为伞形科植物藁本或辽藁本的干燥根茎及根。

笔者喜用藁本、羌活治疗上半身病变，体会是藁本作用不及羌活强。藁本善治巅顶部位头痛，有头痛圣药之谓，并有引药上行直达颅脑的特点，故头部病证常选用之。

藁本具有升散的特点，善达巅顶，故历来将其作为治疗巅顶头痛的要药。《本草汇言》卷二"藁本"条载其"上通巅顶，下达肠胃"，有认为这是一种"升阳"的特点，笔者认为这不能说成是升阳，因为具有上行作用的药物很多，不能将具有治疗外感病证的作用都理解为升阳。《医学启源》卷下《药类法象》云藁本："此太阳经风药，治寒气郁结于本经，治头痛、脑痛、齿痛……太阳头痛必用之药……顶巅痛，非此不能除。"此所云顶巅（即巅顶）痛，非此不能治，即说明藁本主治部位位于巅顶，而临床使用的确如此，将其视为要药，而作为解表药则临床极少使用。

檀香

为檀香科植物檀香的木质心材。

檀香的作用主要是治疗气滞胀痛，以胸部、上腹部病证多用，其行气兼走血分，故也治疗血瘀病证。尤以治疗心胸部位的病证较好。通常所云以行气为主，若既治气分病亦治血分病，可配伍香附、玫瑰花、延胡索、川芎、郁金等同用。檀香现用来治疗冠心病心绞痛，解除胸闷作用好，能宣散气郁。对于心胸部气滞血瘀病证笔者常选用之。

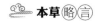

檀香木质细致，香味恒久，防虫防腐，是名贵药材，也是配制各种高档香水、香精必备的基础定香剂，被广泛应用于化妆品、日用品、宗教用品，以及保健食品和香烟加工业。是做高品质的线香、盘香及熏衣物，随身佩戴香囊的天然用料。作药用时功效与降香有些相似。

藕节

为睡莲科植物莲的根茎节部。

藕节用的是老藕节，亦名藕节疤。若炒炭则为藕节炭。取其止血多炒炭用。

藕节具有收敛止血、散血的作用，对吐血、咯血、咳血、衄血、尿血、血痢、月经过多等多种出血证均可使用。作用不强，藕节药材丰富，为常用之品。可治疗多个部位的出血病证，单用即有效验。笔者常嘱病友在家庭中备用。民间有"身体爱出血，赶快吃藕节"的说法。热证出血宜生用，鲜品捣汁用更佳。虚寒性出血宜炒炭用。唯药力较缓，作辅助止血药用。

藕不能见铁，藕节也不能见铁，否则容易使药汁变黑。《温病条辨》中治疗急性热病，发热口渴的名方五汁饮，其中就有鲜藕汁。饮用鲜藕汁对于鼻血、吐血、痰中带血以及产后出血，均有凉血止血的功效。鲜藕既能凉血止血，又能消散瘀血，所以妇女产后忌食生冷，唯独不忌莲藕。

藜芦

为百合科植物黑藜芦等的根茎。

藜芦有大毒，极少作内服药使用，在药房也是慎重保管的，外用杀虫作用好，可以用来驱杀蝇蛆。

在传统的十八反中，有"诸参辛芍叛藜芦"的说法，其实这只是理论上的认识，于临床并无多大意义，这是因为藜芦是一味大毒药，具有强烈的涌吐作用，临床上极少使用，虽有不能和诸参等同用的说法，实际上临床也不可能将其同用在一起。

藜芦为强有力的涌吐药物。可以涌吐风痰，用于中风，牙关紧闭，口吐涎沫者。若痰疟,单用藜芦研末引吐。根据藜芦的作用,可以用治多种虫证,如牙齿虫痛,用藜芦研为末,填入病齿孔中,有特效,不能吞汁。若头风白屑,甚痒,用藜芦末掺入头发中。若疥癣虫疮,用藜芦末调生油涂搽。也有灭虱功效。近用其杀灭蚊蝇及其幼虫,也作农药杀虫剂使用。

治鼻中息肉渐大,气息不通,可用藜芦、雄黄、雌黄,同研令匀,以蜜调,点于息肉上。若头痛不可忍,用藜芦为散,研末吹鼻中。

藤梨根

为猕猴桃科植物软枣猕猴桃的根。

藤梨根现临床上主要用于治疗癌肿,一般在使用时剂量偏大,但配伍菝葜后作用更好一些。由于癌肿需要长期用药,所以短期内看不到明显作用。

藤梨根对于癌细胞有抑制和清除的作用,可有效地抑制癌肿发展。现常用其治疗消化道癌,如胃癌、食管癌、肠癌等。亦用于其他肿瘤的治疗。对胃癌有近期缓解症状的作用,特别是对上腹疼痛伴有呕吐、便秘的患者有良好的止痛、止吐及通便效果,并能增进食欲。治疗大肠癌,能延长生命,提高生存质量。

藤梨根具有清热利湿的功效,可用于湿热黄疸的治疗,对于改善皮肤黄、巩膜黄、尿黄等症状有益。同时具有健胃、清热、利湿的作用,可用治消化不良,呕吐,腹泻,黄疸,风湿关节痛。笔者使用藤梨根时剂量一般在30g以上。

覆盆子

为蔷薇科植物华东覆盆子的干燥果实。

覆盆子具有起阳治痿、固精摄溺的特点,强肾而无燥热之偏,固精而无凝涩之害。此药虽有收敛特点,但收涩作用并不强,所以有的本草书中记载能益精气,治劳倦虚弱等证,据此又能使精气充足,发不白也,食之能有子,五子衍宗丸配伍之。覆盆子补肾作用不强,多只作辅助药物使用,但配伍补肾之品后作用好。另,覆盆子也可以食用。对于小便频数者笔者尤喜用之，若因前列腺问题，配伍王不留行则无收涩之弊。

《名医别录·上品·覆盆子》记载其具有"令发不白"，《本草从新》卷五"覆盆子"条载有"美颜色，乌须发"之说，从临床来看，其作用不强。乌发与具有补益肝肾作用有关，若治疗头发异常可选用之。笔者临床体会，单用效果差。

五子衍宗丸中用覆盆子治疗不孕不育症，现在认为其具有调整子宫肌肉的松紧度，增加骨盆的力量，滋补强身，帮助子宫恢复并促进乳汁分泌的作用。又因为具有助阳的特点，所以对于不育症乃是常用之品。

礞石

为绿泥石片岩或云母片岩的石块或碎粒。

礞石主治肝经之痰，现主要是使用成药礞石滚痰丸，可以治疗癫痫等。

礞石的祛痰作用强，俗称坠痰之品，由于其易伤正气，所以临床并不多用。一般临床所云坠痰，主要是针对肝经之痰而言，而所选用的药物又主要指的是礞石。

礞石入药多煅用，临床一般是不将其作为煎剂使用的，以入丸剂、散剂为宜。根据现在的用法，用治癫痫病证，笔者将礞石作为常用药，主要取其除痰的特点。

瞿麦

为石竹科植物瞿麦和石竹的地上部分。

瞿麦利尿通淋作用较强，一般是治疗湿热淋证较重者。临床验证，瞿麦的穗部利尿作用比茎部效果好，故取利尿时常选用瞿麦穗。笔者临床体会，此药通淋作用强于石韦、萹蓄、地肤子。从古代本草对其的认识来看，大多认为力猛，走血分破血，所以只用于湿热淋证较重者。若非淋证而小便艰难出者，笔者并不常用此药。瞿麦配伍萹蓄以后通淋作用加强。

瞿麦虽有活血作用，作用也较强，但临床上极少用瞿麦活血作用治疗瘀血病证，主要是因为苦寒。若前列腺炎辨证属于湿热者，笔者常选用之。

藿香

为唇形科植物广藿香的干燥地上部分。

藿香芳香而不猛烈，温煦而不燥热，善理中州湿浊，祛除阴霾湿邪，醒脾快胃，为湿困脾阳，怠倦无力，舌苔浊垢者最捷之药。若湿浊阻滞，伤及脾土清阳之气，吐泻交作，其助中州清气，化湿辟秽，振动清阳，为暑湿时令妙品。藿香的化湿作用较佳，对于湿浊为患的病证为首选，尤其是中焦湿浊病证更多用。

藿香能香口除臭，若因为湿浊内阻引起的口臭，可选用。临床以广藿香浓郁的特异清香，品质最佳，化湿和中、解暑辟秽之力尤胜。可以将藿香洗净，煎汤，时时噙漱。若口臭可以选用藿香、佩兰、砂仁、白豆蔻、厚朴花、木香适量，泡水饮或煎服。

藿香对于人们到异地而引起的水土不服，如恶心呕吐，腹痛泄泻，疲倦乏力，食欲不振，尤其有良好的效果，此药乃是治疗水土不服的要药。夏季若久久待在空调房中，很容易出现头晕头痛、咽喉疼痛、鼻塞不适、疲倦乏力、食欲不振、皮肤干燥、全身发冷、关节疼痛等症状，即所谓空调病，可服用藿香正气散（市售）。对于常见的空调综合征、暑湿感冒、热伤风等都有很好的疗效，且同时兼具防暑解暑，防治胃肠型感冒等功能。

蟾酥

为蟾蜍科动物中华大蟾蜍或黑眶蟾蜍的耳后腺及皮肤腺分泌的白色浆液，经加工干燥而成。

蟾酥有大毒，其解毒作用强，尤对于咽喉肿痛，痈疡疔疮，乳痈发背，无名肿毒效果好。作药用入丸剂，如六神丸中配伍有本品。古代本草认为蟾酥为拔疔散毒之神药，用于恶疮，瘰疬，咽喉肿痛及各种牙痛，有良好的攻毒消肿止痛作用，外用、内服皆有良效。近年用蟾酥治疗各种癌肿，有一定的攻毒抗癌，消肿止痛作用。内服或外用，均取得一定的疗效。

蟾蜍全体入药，而除去内脏的干燥皮即蟾皮，能清热解毒，利水消胀，用于痈疽疮毒、疳积腹胀、瘰疬肿瘤等，乃抗癌要药。临床上笔者更多习用蟾

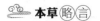

皮治疗癌肿,多入膏方中内服。蟾皮、守宫配伍应用于肿瘤病证作用更好。

鳖甲

为鳖科动物鳖的背甲。

鳖甲乃是退虚热要药,可以治疗多种原因所致的虚热,一般认为配伍青蒿以后作用则更好。同时也是散结常药,常用于肿块、癥瘕,若肿瘤患者为首选之品,使用时剂量应大,方能达到效果。治疗癥瘕肿块,笔者常以之配伍石见穿、莪薮、三棱、莪术等同用。鳖甲在治疗体内肿块方面具有突出的疗效,其机制乃是通过软坚散结达到治疗目的。用其治疗肿瘤,尤以治疗肝癌多用。

介类药材多有平肝之效,降低血压,如牡蛎、鳖甲、龟甲、石决明、珍珠母、玳瑁。前人总结"池有龟鳖,鱼不飞腾",治疗血压高,笔者喜用龟甲、鳖甲,而不太用牡蛎,主要是因为牡蛎有收敛的作用。鳖甲因有软坚的作用,尤对于血管硬化作用好。

麝香

为鹿科动物林麝、马麝或原麝的成熟雄体香囊中分泌物的干燥品。

麝香的开窍作用是最强的,所以昏迷病证常用之。其透皮作用好,使用外用药时选加麝香,可以使药物加快吸收,由于麝香价格高昂,笔者常选用樟脑、冰片作为代用品。

麝香是一种天然高级香料,如果在室内放一丁点,便会满屋清香,气味迥异。其芳香宜人,而且香味持久。若将字画封妥,置少许麝香于内可长期保存,防腐防蛀。

麝香的开窍作用非他药可以媲美,凡神志昏迷因于实证者,皆为必用。若因为实证导致昏迷,可用麝香研末,和匀灌之,有立竿见影之效。

麝香具有很强的开窍作用,可以导致胎死腹中,古代用其治疗难产、死胎,但现在由于有手术治疗,已不将其作为治疗死胎用药,因此麝香的这一作用实际上已成为临床应予注意的副作用。

57检